泌尿系统疾病的检验诊断与临床

主编　刘　成　史伟峰
孙前进　何浩明

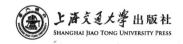
上海交通大学出版社
SHANGHAI JIAO TONG UNIVERSITY PRESS

内容提要

本书分 12 章,内容包括:泌尿系统疾病的基本知识,泌尿系统疾病的常见临床症状,临床检验诊断技术进展,尿液的一般检验,肾功能试验,尿电解质测定与血气分析,尿酶测定在泌尿系统疾病中的应用,泌尿系统疾病的免疫学检测,泌尿系统疾病的特种检验,泌尿系统疾病的影像学检查,肾穿刺活组织检查,泌尿系统疾病的检验诊断与临床。

本书适用于泌尿外科、肾病科、儿科、检验科等医师及广大临床医师参阅,同时也适用于高等医学院校医疗系、检验系等专业学生阅读参考。

图书在版编目(CIP)数据

泌尿系统疾病的检验诊断与临床/ 刘成等主编. ——
上海:上海交通大学出版社,2017
ISBN 978-7-313-17112-2

Ⅰ.①泌… Ⅱ.①刘… Ⅲ.①泌尿系统疾病—诊疗
Ⅳ.①R69

中国版本图书馆 CIP 数据核字(2017)第 100223 号

泌尿系统疾病的检验诊断与临床

主　　编:刘　成　史伟峰　孙前进　何浩明

出版发行:上海交通大学出版社　　　　　　地　　址:上海市番禺路 951 号
邮政编码:200030　　　　　　　　　　　　电　　话:021-64071208
出 版 人:郑益慧
印　　制:上海景条印刷有限公司　　　　　经　　销:全国新华书店
开　　本:787 mm×960 mm　1/16　　　　印　　张:18.25
字　　数:309 千字
版　　次:2017 年 7 月第 1 版　　　　　　印　　次:2017 年 7 月第 1 次印刷
书　　号:ISBN 978-7-313-17112-2/ R
定　　价:48.00 元

泌尿系统疾病的检验诊断与临床

主　编　刘　成　史伟峰　孙前进　何浩明
（排名不分先后）

副主编　杨海燕　周　源　张　珂　李兰亚
　　　　刘　多　孙　健　刘忠伦

刘　成　江苏省连云港市第二人民医院
史伟峰　江苏省常州市第一人民医院
孙前进　江苏省徐州市中医院
何浩明　江苏省连云港市第一人民医院
杨海燕　江苏省连云港市第一人民医院
周　源　江苏连云港市第一人民医院
张　珂　江苏省连云港市妇幼保健院
李兰亚　江苏省沭阳县中医院
刘　多　江苏省连云港市第二人民医院
孙　健　南京大学医学院附属鼓楼医院
刘忠伦　江苏省连云港市第一人民医院

前　　言

泌尿系统疾病为临床上的常见病、多发病。据不完全统计,每年每百万人群中有近百人由各种泌尿系统疾病发展到肾衰竭而危及生命。近十多年来,随着医学科学技术的迅猛发展,极大地促进和带动了医学检验技术的快速进步,新的现代化技术目前已正确地应用于泌尿系统疾病的诊断和治疗。

众所周知,正确的诊断是临床医学的重要课题,是预防和治疗疾病的关键。有鉴于此,我们从实验室诊断技术出发,撰写了《泌尿系统疾病的检验诊断与临床》一书。本书较为详细地介绍了泌尿系统疾病的实验室诊断的基本理论和方法,为临床提供十分可靠的依据,以便对患者做出明确的诊断和鉴别诊断。

全书共分 12 章,从泌尿系统的基本知识、症状学、常用检验技术及特种检验技术在泌尿系疾病的应用研究上都做出了详细的阐述,广大基层医务工作者在实践中能用得上本书,对指导临床实践能起到举足轻重的作用。

在编写本书过程中,我们参考了大量的国内外文献资料,力求以新面貌反映现代泌尿系统疾病的相关实验室的诊断方面的知识,为临床医务工作者提供一本全面的泌尿系统实验诊断的参考书,在此向有关作者表示感谢。本书可供广大的医务工作者在临床实践中作参考,同时也为高等医学院校师生提供一本有价值的参考书。

由于编者水平有限,书中存在的不妥之处,恳请广大读者批评指正。

目　　录

第一章　泌尿系统疾病的基础知识

第一节　肾脏的主要结构

呼吸系统、循环系统、消化系统、血液系统、内分泌系统、代谢系统、泌尿系统、神经系统和运动骨骼系统构成了人体九大系统。肾脏属于人体的泌尿系统,是人体的重要排泄器官,对维持人体生命和正常的生理代谢有着重要的作用。肾脏一旦发病,就会危及人体多个器官,严重者并发多种疾病,一不小心就会有性命之虞。

一、肾脏在人体中的位置

肾脏为实质性器官,外形似蚕豆、表面光滑、呈红褐色、实心而柔软。每个人都有两个肾脏,两肾的形状、大小、质量大致形同,每个肾脏长 10～12 cm,宽 5～6 cm,厚 3～4 cm,重 120～150 g,男性比同龄女性的肾脏略重一些。肾脏位于人体腹后壁脊柱两旁,左右侧面各 1 个。其上缘与第 11、12 胸椎等高,下缘可达第 2、3 腰椎。正常右侧肾脏比左侧肾脏略低 1～2 cm,这是因为右肾位于肝脏下面的缘故。由于肾脏是在横膈以下,所以能随呼吸上下移动,移动的范围为 1～2 cm。触诊检查时,由于右肾较低,有时可于肋缘下触及其下端,叩击或触压肾疾患者的这一部位可引起疼痛。

肾脏分为上下两端、内外两侧缘和前后两面。上端宽而薄、下端窄而厚。肾的前面较凸朝向前外侧,肾的后面较平、紧贴腹后壁。外侧缘凸隆,内侧缘中部凹陷,是肾血管、输尿管、神经及淋巴管出入之处,称为肾门,其排列顺序依次为:肾静脉在前、肾动脉居中、输尿管在后,该外合称为肾蒂。肾门向肾内延续为由肾实质围成的肾窦,窦内含有肾动脉、肾静脉的主要分支和属支、肾小盏、肾大盏、肾盂、脂肪组织等。在肾脏的上方左右侧各有一个很小的肾上肾的被膜自内向外可分为

3层：

（1）纤维膜：为贴于肾实质表面的一层结缔组织膜，薄而坚韧，由致密结缔组织和少数弹力纤维构成。在正常状态下，容易与肾脏实质剥离。但在某些病理情况下，由于肾实质粘连，而不易剥离。

（2）脂肪囊：位于纤维膜的外面，为肾周围呈囊状的脂肪层。脂肪囊对肾起弹性垫样保护作用。

（3）肾筋膜：位于脂肪囊的外面，有腹膜外组织发育而来。肾筋膜分前后两层，包绕肾和肾上腺。向上向外两层相互融合。向下两层相互分离，其间有输尿管通过。肾筋膜向内侧、前层延至腹主动脉和下腔静脉的前面，与大血管周围的结缔组织及对侧肾筋膜前层相续连，后层与腰大肌相融合。自肾筋膜深面还发出许多结缔组织小束，穿过脂肪囊连至纤维膜，对肾起固定作用。肾的正常位置靠多种因素来维持，如肾被膜、肾血管的邻接器官、腹内压及腹膜等都对肾起固定作用。肾的固定装置不健全时，肾可向下移位形成肾下垂或游走肾。

二、肾脏的血管分布

肾动脉左右各一，直接起于腹主动脉，走向肾门，分支入肾。肾动脉是肾的滋养器官，又是肾的功能血管，因此口径加粗。肾动脉在肾内形成2次毛细血管。第1次在肾小球内形成动脉性毛细血管，主要功能是滤过尿液；第2次是出球动脉在肾实质内形成毛细血管网，包括肾小管等结构，除滋养外，还有利于重吸收作用。最后合成肾静脉出肾门，入下腔静脉。

肾动脉在肾实质内是按节段分布的。一个收段动脉分布一定区域的肾组织，这部分肾组织称一个肾段。一般分为4个肾段，即上段、上前段、下段、后段。动脉和段的名称相同，如上段动脉分布的肾组织即为上段。肾段动脉分支之间在肾内没有吻合，故一段肾动脉发生血流障碍时，它供应的肾组织即可发生坏事。因此，肾段知识对肾血管造影及部分肾切除手术等有重要的实用意义。

三、肾脏的神经支配

肾的神经主要由交感神经和副交感神经支配。交感神经来自腹腔神经丛发出的肾丛，副交感神经来自迷走神经的分支。这些神经沿肾血管进入肾实质内，形成神经末梢网,分布于肾小球及肾小管。血管外膜有感觉神经末梢。肌层则有运动神经末梢。

四、肾的分层结构

肾为实质器官,如果把肾脏沿着肾门纵向切为前后两半,从纵剖面上可以看到,肾实质分为肾皮质和肾髓质两部分:外层为皮质,厚度为 1 cm,该层富有血管和肾小球,颜色较髓质深,为红褐色。皮质的深层为髓质,厚度约占肾实质的 2/3,切面呈条纹状,这就是肾小管。髓质由 10~15 个肾锥体组成,每 2~3 个肾锥体的尖端构成一个肾乳头,肾乳头上有 10~25 个小孔,开口于肾小盏。肾锥体另一侧向皮质伸出许多放射状条纹,称髓放线。皮质嵌锥体之间部分为肾柱。每 1~22 个肾乳头被一个漏斗状的肾小盏包饶,2~3 个肾小盏合成肾盂,相邻的肾小盏汇集成肾大盏,再汇成肾盂和输尿管相连。

五、肾单位

肾脏主要由肾小体、肾小管、集合管和肾间质这 4 个部分组成,其中肾小球与之相连的肾小管组成肾单位。每个肾脏约有 100 万个以上肾单位,是肾的结构与功能的基本单位。肾单位之间有血管和结缔组织支撑,称为肾间质。

肾单位由肾小体和肾小管两部分组成。肾小体是由肾小球和肾小囊组成的球囊结构,具有形成和滤过原尿的作用。肾小球的核心是一团球形的毛细血管网,其两端分别与入球小动脉和出球小动脉相连。肾小球的碗面覆以肾小囊,肾小囊腔与肾小管腔相通。肾小管由近端小管、细管(细段)和远端小管 3 部分组成,具有重吸收和排泄功能。远端小管最后汇入集合管,许多集合管汇合成肾乳头,肾乳头管开口在肾乳头处,与肾小盏相通。集合管不包括在肾单位内。

六、肾小球的超微结构与功能

肾小球是一团构造特殊的毛细血管网丛,包裹在肾小管中间,属于有孔型的毛细血管,又称为血管球。它的一端是入球小动脉与出球小动脉的出入处,称为肾小球血管极;与血管极相对应的另一端(与远端小管相连的)称为肾小球尿极。入球小动脉进入肾小球后分为4~6支,每支再分为若干小分支,组成襻状毛细血管小叶。各小叶的毛细血管先集合成数支,然后再与出球小动脉相连于血管端,在毛细血管小叶与毛细血管之间,存在着血管系膜区。

肾小球为血液过滤器,肾小球毛细血管壁构成过滤膜,从内到外有3层结构:

(1) 内层为内皮细胞层,为附着在肾小球基底膜内的扁平细胞,上有无数孔径大小不等的小孔,小孔有一层极薄的隔膜。

(2) 中层为肾小球基底膜,电镜下从内到外分为3层,即内疏松层、致密层及外疏松层,为控制滤过分子大小的主要部分。

(3) 外层为上皮细胞层,上皮细胞又称足细胞。其不规则突起称为足突,其间有许多狭小空隙,血液经滤膜过滤后,滤液入肾小球囊。在正常情况下,血液中绝大部分蛋白质不能滤过而保留于血液中,仅小分子的物质如尿素、葡萄糖、电解质及某些小分子蛋白能滤过。

系膜由系膜细胞及系膜基质组成,为肾小球毛细血管丛小叶间的轴心组织,并与毛细血管的内皮直接相邻,起肾小球内毛细血管间的支持作用。

系膜细胞有多种功能。该细胞中存在收缩性纤维丝,通过刺激纤维丝收缩,调节肾小球毛细血管表面,从而对肾小球血流量有所控制。系膜细胞能维护邻近基底膜及对肾小球毛细血管起支架作用。在某些中毒和疾病发生时,该细胞可被溶解,肾小球结构即被破坏,功能也丧失。系膜细胞有吞噬及清除异物的能力,如免疫复合物、异常蛋白质及其他颗粒。

七、肾小球毛细血管的特点

肾小球是一团球形的毛细血管网。入球小动脉自血管极进入肾小囊,分为5~8支,继而分成许多襻状毛细血管。这些毛细血管盘绕成5~8个毛细血管小叶或节段,小叶内的毛细血管之间有系膜组织相连接,毛细血管之间的吻合支很少。每个小叶的毛细血管再依次集中为较大的血管,然后再与其他小叶的小血管汇合为出球小动脉,从血管极离开肾小球。肾小球毛细血管与身体其他部位毛细血管相比,有两大特点:

(1) 肾小球入球小动脉平直、短而粗,出球小动脉屈曲、细而长,从而使肾小球毛细血管的内压力较一般毛细血管高出2~3倍。这一特点在肾皮质肾单位尤为明显。这种结构显然有利于肾小球毛细血管的滤过作用和原尿生成;另一方面也容易使血流中的一些特殊物质(免疫复合物、大分子物质、血细胞等)在毛细血管壁沉积而导致损伤。

(2) 肾小球毛细血管壁的结构复杂,由内皮细胞、基底膜和上皮细胞组成,从而保证了肾小球毛细血管的选择性滤过功能;另一方面也可使血流中的一些特殊物质选择性地沉淀于毛细血管壁的不同部位。

八、肾小管的组成

肾小管是肾单位的组成部分,是由近端小管、细管(细段)和远端小管3部分组成,是一条细长的单层上皮管道。其中起选择性重吸收的主要部位,也是肾小管各段中最长最粗的一段,其直径 $50\sim60\ \mu m$,长约 14 mm,约占整个肾小管总长的1/4,管壁由单层立方上皮组成,细胞界限不清晰。近端小管又可分为近端小管曲部(近曲小管)和近端小管直部(降支粗部)。近端小管的管腔面有很多刷状缘,是由许多很长的微绒毛组成,微绒毛的总面积约 $50\sim60\ m^2$,这样大的细胞面积对肾小管的重吸收十分有利。细管是肾小管的第 2 部分,分为降支细部和升支细部,连接与近端小管直部和远端小管直部之间,长约 10 mm。这段肾小管不具有主动运转的功能,即不具有主动重吸收作用,但却具有逆流倍增功能。所谓逆流倍增作用,是指能使尿液逐步浓缩的作用,而其重吸收作用却极低弱。远端小管是肾小管的第 3 部分,由远端小管直部(升支粗部)和远端小管曲部(远曲小管)组成。直部与上述细管和近端小管直部构成髓襻。远端小管直部的上皮细胞能主动转运钠离子、调节酸碱平衡,使小管液由低渗变为等渗再变为高渗。远端小管下行与集合管相连。

九、肾小球旁器的结构与功能

肾小球旁器位于肾小体血管极处,入球与出球小动脉与远曲小管毗邻的三角区,由 3 种细胞组成:

(1) 球旁细胞为入球细动脉的平滑肌细胞在进入肾小球处转变而成的。

(2) 致密斑是远端小管靠近肾小体血管极一侧的一群上皮细胞。致密斑是一个化学感受器,对小管液中钠离子的变化十分敏感,可以调节球旁细胞分泌肾素。

(3) 球外系膜细胞位于入球和出球小动脉及致密斑所形成的三角地带,并与球内系膜细胞相连。它的功能除与球内系膜细胞有相同的收缩功能外,尚可看成是包曼囊的一个关闭装置。

十、肾间质的结构功能

肾间质是分布在肾小球与肾小管以外的少量纤维结缔组织,包括血管、淋巴管及神经纤维等。间质细胞以组成纤维细胞为最多,其次为巨噬细胞。肾间质在肾实质内分布不均匀,其皮质向髓质逐渐增多,尤其是在接近肾锥体乳头部的数量更丰富,故肾间质的病变也常以肾髓质乳头部的间质为最显著。肾乳头处集合小管,肾血管之间为疏松的结缔组织,细胞间质较多,有利于渗透扩散,肾血管周围也有较多的网状纤维,具有支持作用。肾髓质中的间质细胞有分泌功能,如分泌前列腺素参与血压的调节,分泌促红细胞生成素促进红细胞的生成。肾间质细胞具有收缩功能,可促进尿液浓缩,肾间质细胞还具有吞噬功能。

(刘　成　何浩明　周　源)

第二节　肾脏的生理功能

肾脏是泌尿系统的重要器官,其生理功能主要包括以下几个方面。

一、生成尿液

肾脏是生成和排泄尿液的器官。人们饮水以后,饮入的水分经过胃肠道吸收进入血液,通过血液循环,再经过肾脏处理后形成尿液排出体外,所有尿液是直接来源于血液的。血液中除了水分以外,还有许多其他成分,如蛋白质、电解质、代谢废物等。肾小球好像是一个过滤器,当血液流经肾小球毛细血管时,血液中的水分和中、小分子的可溶物质,如盐类、葡萄糖和小分子蛋白质,都能通过肾小球基底膜过滤到肾小球囊内而形成原尿。正常成年人两侧肾脏的血流量大约是每分钟100~120 ml。但是正常人每天排出的尿液却只有1.5 L。也就是说,肾小球滤液并没有完全被排出体外,大部分又被肾小管重新吸收回去。排出的150 ml左右的尿液称为终尿。原尿的成分与血浆的成分十分接近,甚至几乎完成相同,而终尿与原尿则完全不同。如原尿中含糖,终尿中不含糖,终尿中的肌酐比原尿中的肌酐高

100 倍,这些却充分说明肾小球有吸收、分泌和排泄的功能。综上所述,尿液的生成包括 3 个过程:

（1）肾小球的滤过作用：血液流经肾小球毛细血管网时,血浆中的水分和其他物质从肾小球滤过,形成原尿。

（2）肾小管的重吸收作用：原尿经过肾小管时,99％的水分和一切有用物质,如蛋白质、葡萄糖、电解质等,全部被重吸收到血液中。

（3）肾小管和集合管的分泌作用：原尿中有相当一部分物质,是从肾小管和集合管的上皮细胞分泌或排泄到肾小管的管腔中去的。人体排出的尿液的数量和成分之所以能维持正常状态,却与以上这 3 个过程的正常进行有关。如果肾小球的通透性增加了,肾小管的重吸收的作用减弱了,肾小管和集合管的排泄功能发生了障碍,都会导致尿量和尿液成分的改变。通过对尿量的变化和对尿中的进行成分分析,可以更好地诊断和治疗肾脏疾病。

正常人在体内水分过多或过少时,都会通过肾脏自动进行调节,以保持体内水分的平衡。如夏天天气炎热,剧烈运动或劳动时出汗多了,体内的水分少了,尿量就会减少;冬天或休息时出汗少了,体内的水分多了,尿量就会增多。肾血流量占全身血流量的 1/5～1/4,肾小球滤液每分钟约生成 120 ml,一昼夜总滤液量约 170～180 L。滤液经肾小管时,99％被重吸收,故正常人每日尿量约为 1 500 ml。由此可见,几乎 99％的滤液被肾小管重吸收。而且肾小管的重吸收功能具有选择性,葡萄糖、氨基酸、维生素、多肽类物质及少量蛋白质,在近端小管几乎被全部吸收,而肌酐、尿素、尿酸及其他代谢生物,经过选择,或部分吸收,或完全排出。肾小管尚可分泌排泄药物及毒物,如酚红、对氨基马尿酸、青霉素、头孢类药物等,药物若与蛋白质结合,则可通过肾小球滤过排出。一个肾单位全长约 50 mm,两侧肾脏肾单位的总长加在一起可达 70 km 以上。正常人的肾脏平时只有一小部分的肾单位在工作,说明肾脏的储备功能很大。肾小体是肾小球肾炎的主要病变部位。

二、排出代谢废物、毒物和药物

慢性肾炎发展到后期,可以形成慢性肾衰竭,也就是尿毒症。导致尿毒症的毒素种类很多,目前公认的有尿素、尿酸、肌酐、肌酸、芳香酸、脂肪酸、胍类、酚类和吲哚类等。当这些有害的代谢产物在体内大量潴留时,会使肾脏的排泄、调节、分泌等功能发生障碍而引起慢性肾衰竭,尿素是蛋白质分解代谢的主要终末产物,也是氨在肝脏内解毒的产物。正常成年人血浆中的尿素的浓度为 3.2~7.0 mmol/L,而每日尿中排出的尿素可有 10~30 g。摄入的蛋白质越多,尿中排出的尿素也越多。因此,排泄尿素是肾脏的主要功能之一。

为了维持肾脏的正常排泄功能,肾血流量一般保持在恒定范围内,肾小球滤过率每分钟约 120 ml。肾脏的自身调节功能,通过管球反馈,肾神经及血管活性物质等环节调节肾血浆流量,肾小球滤过率维持在一定的范围内。肾小球滤过率受毛细血管内压、肾血浆流量、动脉血白蛋白浓度及滤过膜的通透系数的影响,当血压过低、肾血浆流量减少,血浆胶体渗透压过高,或通透系数下降时,肾小球滤过率显著降低或停止。肾小球滤过膜对大分子物质具有屏障作用,滤过膜的屏障由两部分组成:一是机械屏障,与滤过膜上的孔径大小及构型有关;二是电荷屏障,肾小球滤过膜带负电荷,可以阻止带负电荷的白蛋白滤出。在某些病理状态下,滤过膜上的负电荷消失,使大量的白蛋白经滤过膜滤出,形成蛋白尿。

尿素、肌酸、肌酐为主要的含氨代谢产物,有肾小球滤过排泄,而马尿酸、苯甲酸以及各种胺类等有机酸则经过肾小管排泄。主要通过肾小管上皮细胞向管腔内分泌的途径来排泄代谢废物,以肾小管近端排泄为主,除排泄有机酸外,还排出许多进入体内的药物,如庆大霉素、头孢霉素等也从近端肾小管排出。

正常成年人血浆中尿酸的浓度为 178~488 μmol/L,其中大约 25% 与血浆蛋白结合,大部分以游离的钠盐溶解在血浆中,它可以自由地滤过肾小球,但 98%~99% 会被近端小管重吸收。近端小管还能主动分泌尿酸,但大部分也在排泄过程中被重吸收。通过重吸收—分泌—重吸收的过程,经终尿排出的尿酸占肾小球滤过量的 6%~10%,每日尿中所含的尿酸 0.1~1.0 g。肌酸及肌酐也是可以通过肾小球滤过的小分子物质,滤过后在近端小管中可全部重吸收,故正常成年人尿中没有肌酸排出。肌酐主要由肌酸通过脱水反应在肌肉中缓慢的形成,再释放到血液中,随尿液排出。因此,肌酐的排泄量不容易受饮食的影响,但临床上判断肾功能时,常以血清肌酐、血尿素氮及血尿酸的客观指标为标准来进行分析,其中以肌酐的指标最为重要。

三、调节体内水和渗透压

肾具有强大的根据机体需要调节水排泄的能力,以维持体内体液渗透压浓度的稳定。调节人体水及渗透压平衡的部位主要在肾小管。近曲小管为等渗性再吸收,为吸收钠离子及分泌氢离子的重要场所。

在近曲小管中,葡萄糖及氨基酸被完全回收,碳酸氢根回收 70%～80%,水及钠回收 65%～70%。滤液进入髓襻后进一步浓缩,约 25%氯化钠和 15%水被重吸收。远曲小管及集合小管不透水,但能吸收部分钠盐,因之液体维持在低渗状态。肾对尿液的稀释和浓缩主要发生在集合管。滤液进入髓襻后,通过逆流倍增机制而被浓缩。肾脏自皮质到髓质、组织间液的渗透浓度逐渐升高,到肾乳突处最高。髓襻各段通透性不同,髓襻降支对水容易透过,尿素较难,而氯化钠则极少能渗透,故水分不断向组织间透出,管腔内氯化钠浓度不断升高,而髓襻升支细段对钠离子有高度的通透性,对尿素有中度通透性,但水则不易通过。因此,在升支管腔中,钠浓度逐渐降低,而尿素浓度则有升高。总之,调节人体水及渗透压平衡的部位主要在肾小管。在肾功能严重衰退、滤过率极度减少时,肾小球也可影响水的排泄。影响肾稀释浓缩功能的因素很多,如抗利尿激素、慢性肾功能不全、利尿剂等。

四、调节电解质浓度

肾小球滤液中含有多种电解质,当进入肾小管后,钠、钾、钙、镁、碳酸氢、氯及磷酸离子等大部分被吸收,按人体的需要,由神经-内分泌及体液因素调节其吸收量。

五、调节酸碱平衡

通过排泄尿液,将人体新陈代谢过程中所产生的一些酸性物质排出体外,并可控制酸性物质和碱性物质排出的比例,从而保持体内的酸碱平衡。肾对酸碱平衡的调节包括以下:

(1)排泄氢离子、重新合成碳酸根,主要在远端肾单位完成。

(2)排出酸性阴离子,如硫酸根、磷酸根等。

(3)重吸收滤过的碳酸根。

六、内分泌功能

肾脏不仅是排泄器官,也是重要的内分泌器官,它能分泌许多激素来调节人体的正常生理活动。如分泌的肾素能通过肾素-血管紧张素系统调节血压,分泌的促红细胞生成素能刺激骨髓干细胞的造血功能,分泌的前列腺素及高活性的维生素D对调节人体血压和钙磷代谢、促进成骨,也有十分重要的作用。

总之,肾脏是通过排泄代谢废物,调节体液,分泌内分泌激素,以维持体内内环境稳定,使新陈代谢正常地进行。

(史伟峰　孙前进)

第三节　肾脏的发病因素

肾脏病的病因相当复杂,概括起来可分为外感因素、内伤因素、病理产物因素和药邪致病等4类。

一、外感因素

包括风、寒、暑、湿、燥、火六淫及疠疫之气。由于人生活在自然界里,任何疾病的发生均会受到自然界各种气候的影响。上述外邪侵犯人体同时亦可造成或诱发肾病的发生。

如《素问·水热穴论》说:"勇而劳甚则肾汗出,肾汗出逢于风,内不得入于脏腑,外不得越于皮肤,客于玄府,行于皮里,传为胕肿,本之于肾,名曰风水。"《医学入门》指出:"阳水多外因,涉水冒雨,或兼风寒暑气。"从临床来看,急性肾炎、慢性肾炎、急性肾盂肾炎等肾病的发生或诱发加重,与这些外感因素的侵袭均由密切关系。外邪致病,可单独致病,亦可相兼为患,但临床的两种或两种以上致病因素联合作用为多见。如急性肾炎的发病,常见有感受风热,或风寒,或风寒湿等外邪的病史。中医学认为,外邪一般是在人体正气虚弱的情况下才能侵袭人力致病。外邪伤肾可分直中或递传两种形式。因肾居下焦,位于人体较深层次,故外邪伤肾。多首先侵袭肺部肌膜等浅表层次,由表入里,由上而下。因此,外邪直接侵及肾脏者较少,大多经标本倾移,脏腑传授,逐渐涉及肾。

二、内伤因素

内伤致病是指排除近期外邪干扰的情况下,由于机体的内在原因而导致的疾病。同外邪致病相比,内伤致病有两大特征:一为复杂性,即其发病多非单一因素造成,而是若干因素相互作用,交结而成。其发病后,病理机制也较为复杂,病位多为数脏同病,病性多为虚实复杂。二为潜发性,即内伤致病,多难指出明确的发病时间,实际上当患者觉察病情时,其病理机制早已暗成。内伤致病的原因很多,主要包括先天不足、七情内伤、饮食不节、久病过劳等。总结如下:

(1)先天不足:先天禀赋不足,阴阳偏颇是肾病形成的重要因素,常由精气禀赋不足和妊娠调养失宜所引起。先天禀赋不足,如后天喂养得法,用后天饮食水谷之精,补齐先天精气之不足,不至于造成肾病;如后天失调,脏腑失养,意为外邪侵袭,甚则生长发育迟缓,以至产生筋骨痿软、鸡胸、龟背、遗尿等肾病的病症。先天禀赋不足,与肾气的强弱和肾中阴阳的偏盛偏衰密切相关。此一关系又构成肾脏致病的病理基础。如有的人禀赋阴盛阳衰,其致病多形成肾阳不足,虚寒内盛的病理征型;反之则易形成阴虚内热之症。

(2)七情内伤:七情是指喜、怒、忧、思、悲、恐、惊7种情志活动,是人类的精神意识对外界事务或自身活动的情感反应。一般情况下,七情属正常生理活动范畴,并不致病。但这些情志活动过于强烈、持久或失调,即可因脏腑失调、气血混乱而致病。实际上人类的各种情志活动,均以肾精为物质基础,七情过用,必引致肾精的过耗,从而导致肾病。另外,七情还可通过其他脏腑,间接导致肾损伤,如悲可伤肺、金不生水等。情志失调不仅是一些肾病的一个因素,也是诱发肾病趋向严重的原因。如遗精、阳痿这些性功能不全的患者中,由于精神紧张,常常导致病情反复不愈,甚至日趋严重。慢性肾衰竭患者,若遇情志失调,亦常致病情恶化加重。

(3)饮食不节:饮食失宜包括过饥、过饱及五味偏嗜等情况。过饥指摄食不足,体内所需营养得不到充分供应,气血生化之源则匮乏,后天之精无以濡养先天之精,久必先天之精亦不足,从而导致肾精的虚亏。过饱指饮食过量,超过了体内的正常需要,发生营养过剩。这种过剩的营养,常转化为脂肪,存积于体内,久之则引起气衰、痰湿内生、阻滞气血、遏伤阳气,从而导致肾阳不节、百脉不畅,产生诸多肾虚之症。另一方面,摄食无度、暴饮暴食,还可损伤脾、胃,进而及肾。五味偏嗜,恣食膏粱厚味、辛燥刺激食物,不但可使某些脏气偏盛偏衰,亦可造成肾中积热,消谷耗液,五脏之阴液失其滋养。

(4)劳倦过度:劳倦包括房劳和形劳,前者是指色欲过度,后者是指运动过极,过分消耗体力。人的一切运动能力皆以元气为动力,而元气又由肾精所化生,如体力过用,扰伤筋骨,则必耗精伤气、内损及肾;而房事过度,不但耗精,而且伤神,而神亦以精为之守。在临床上,劳倦伤肾,多以虚症为主。一般常可见到神疲乏力、腰膝酸软、眩晕遗精等肾气亏虚之证。但由于人的体质不同,又有阴虚、阳虚之分,阴虚者可兼见潮热、盗汗、梦遗、口干、舌红等虚热之象;阳虚者可兼有畏寒、肢冷、滑精、阳痿、舌淡等虚寒之症。女人劳倦,还可损及任冲,引起月经不调、崩漏带下、流产不孕等症。

三、病理产物因素

指因脏腑功能失调所产生的病理产物,主要指水湿、淤血。这些因素可成为肾病加重、恶化的病因。近年来,病理产物颇受广大肾脏病研究工作者关注。如急慢性肾炎、肾病综合征,由于肺、脾、肾功能失调,致使水湿内生。这些水湿又可影响肾脏功能,如湿邪困脾,可使脾气进一步的虚弱,进而及肾,致使水肿愈重;湿邪滞内,又可阻碍气机,可致机体气机升降失常,气血逆流。水湿亦可阻碍血液运行,形成血淤,使血肿进一步的加重。淤血是许多肾脏病,如肾肿瘤、肾动脉粥样硬化症、肾静脉血栓形成等的重要病因和病理产物,亦存在于多种肾脏病,如急性慢性肾炎、慢性肾盂肾炎、紫癜性肾炎、狼疮性肾炎等的病发过程中。现代医学证明,肾脏局部或弥漫性淤血,可引起肾血流量的减少,继发性肾小球滤过性的降低,临床在辨证的基础上使用活血祛淤药,可取得更好的疗效。淤血的形成可因脏腑功能障碍而致气滞血淤,或气虚血淤,或脉络损伤,血出离经而导致血淤,或因湿热愈久不解导致血淤。

四、药邪致病因素

肾病的发生与发展,药邪致病是一个重要因素。这种药邪伤肾一般多因误治或用药不当所致。如误用或过量使用对肾有毒副作用的药物(氨基苷类、镇痛剂、雷公藤、关木通等),常可引起肾功能不全、间质性肾炎等肾病的发生,又如过用苦药,日久可致肾阴不足;过用药寒,日久可伤及肾阳。或以温补药治愈肾阴虚证,以养阴清热药治疗肾阳虚证,这种由误治导致的病邪,于病无益,反而加剧原来的病情发展。另外,现代医学治疗肾病而运用的抗生素、激素、免疫抑制剂等药物,常克伐真阴,助生湿热,形成阴虚内热或湿热内蕴之症,并使原来肾病病情加重或迁延难治,此已引起广大医务工作者的注意和重视。

（刘　成　杨海燕）

第二章 泌尿系统疾病的常见临床症状

第一节 尿量异常

一、少尿无尿

正常成人 24 h 尿量平均约 1 500 ml。在尿形成过程中,肾小球滤过率和肾小管重吸收量起重要作用。两者维持一定比例关系,称为球-管平衡。通过这种调节,使每日排出的尿量,能保持在正常范围。24 h 尿量少于 400 ml 或每小时尿量持续少于 17 ml,称为少尿;24 h 尿量少于 100 ml 或 12 h 内完全无尿,称为无尿。

肾小球滤过率取决于肾血流量、肾小球滤过膜的通透性及面积、肾小球囊内压力、血浆胶体渗透压等因素。尿液浓缩和尿量多少,主要取决于肾小管功能的完整性,特别是远曲肾小管远端和集合管抗利尿激素和醛固酮的作用,肾小管中液体的溶质浓度、肾小管阻塞情况等。若某种病理因素破坏了球-管平衡,则会产生少尿甚至无尿,临床上可分为肾前性、肾性和肾后性。

1. 肾前性

严重脱水,电解质紊乱、休克、低血压、心功能不全、肾动脉狭窄或肾血管栓塞、重症肝病、重度低蛋白血症,都可使有效血循环量减少、肾血液灌流量不足、肾小球滤过率下降。同时伴有醛固酮和抗利尿素分泌增多,使肾小管重吸收水分增多,加重少尿。

2. 肾性

多种肾脏疾病均可引起少尿或无尿,常见的有:① 急性肾小球肾病,因肾小球受损,而肾小管影响较轻,造成球-管失衡,其临床特征为高渗性少尿。② 慢性肾病引起肾功能衰竭期,包括慢性肾炎、慢性肾盂肾炎、多囊肾、肾结石、肾结核、高血压性肾病、肾肿瘤等引起少尿,甚至无尿,常伴高血压、贫血等,特征为低渗性少尿。③ 急性肾小球坏死,多为肾皮质严重缺血、肾小球入球小动脉痉挛、肾小球囊内压增高导致肾小球滤过率降低。另外,肾小管上皮细胞坏死,管腔阻塞等使原尿排出困难,这些综合因素导致低渗性少尿情况出现。④ 急性血管内溶血,如血型不合的输血、误输低渗液、毒潭中毒、蚕豆病等。由于血红蛋白堵塞肾小管所致(常伴有肾缺血、肾血流量降低)。⑤ 恶性肾硬化,肾小叶间动脉和入球小动脉的管壁明显增厚,血供减少,拒不变性坏死,肾小球滤过率严重下降,产生少(无)尿。⑥ 肾移植后急性排斥反应,主要是排斥免疫反应引起肾小球滤过率降低产生少尿。⑦ 其他,如急进性肾炎综合征、慢性肾炎综合征急性发作、急性肾小管-间质炎症等均可引起少尿。

3. 肾后性

肾后性少尿或无尿主要是由尿路梗阻所致,常见因素有肾盂或输尿管因结石、血块、脓块、乳糜块阻塞、膀胱肿瘤、腹腔巨大肿瘤;偶有妊娠子宫压迫双侧输尿管,以及因各种原因导致水肿、瘢痕、狭窄等引起输尿管梗阻。肾下垂、肾扭转、反射性肾血管痉挛,如输尿管插管术术后引起输尿管膀胱出口处黏膜水肿或肾血管痉挛等。

根据病史、体征以及有关辅助检查,少尿或无尿病因的诊断并不难。但在确定少尿前,应首先排除机械性下尿路梗阻或膀胱功能障碍所致的膀胱尿潴留。

二、多尿

24 h 尿量持续超过 2 500 ml 称为多尿。正常人可因摄入过多水分或食用含水分多的食物,可引起生理性多尿。尿量增多通常是由于肾小管再吸收、浓缩、稀释功能障碍及肾小球滤液渗透压增高所致。按临床可分为 4 种类型。

1. 内分泌代谢障碍性疾病

(1) 尿崩症,因原发性或继发性下丘脑-神经垂体功能减退、抗利尿激素分泌减少,导致远曲小管远端和集合管对水冲吸收功能降低产生多尿。

(2) 原发性醛固酮增多症,引起潴钠排钾作用、血清低钾引起性失钾性肾炎,影响肾小管上皮细胞功能紊乱,尿浓缩功能降低,产生多尿。另外,血钙增高刺激下视丘口渴中枢,致多饮性多尿。

(3) 糖尿病,由于肾小球滤糖增多,肾小管腔内的渗透压增高,减少水分的再吸收,形成多尿。

(4) 原发性甲状腺功能亢进,因血钙、尿钙过多而顽渴,多饮并引起肾髓质组织间隙的钙沉积,影响肾小管的浓缩功能,产生多尿。

2. 肾脏疾病

(1) 多种原发或继发肾脏小管-间质疾病,引起肾小管功能不全均可导致多尿。如继发性慢性肾盂肾炎、慢性间质性肾炎、失钾性肾炎、多囊肾、高钙型肾病、先天性肾畸形等。

(2) 由于远端肾小管的先天性缺陷或因疾病影响肾小管上皮细胞对抗利尿激素(ADH)的反应降低或无反应,使水的重吸收功能减弱,水分从尿中大量排出,造成多尿。这种多尿称肾性尿崩症。肾小管功能不全性多尿尚见于肾小管性酸中毒,引起多尿的原因是近曲小管重吸收碳酸氢盐的功能障碍,或者是远曲小管泌氢、产氨、排铵功能有障碍,导致钠、钾、钙、磷等离子从尿中排出增多,产生多尿。

(3) 急性肾小管坏死的多尿期和慢性肾功能不全氮质血症期多尿,除氮质过多造成溶质性利尿外,也有肾小管功能不全的因素。此外,肾性糖尿、氨基酸尿等肾小管功能异常的疾病,以及药物、重金属对小管的损害均可引起多尿。

三、精神因素

如精神性多饮多尿。

四、排水性多尿

当体内有过剩的水分需排出时会产生多尿,属暂时性,一旦体内多余水分排出,尿量即正常。

(刘　成　杨海燕　周　源)

第二节　排尿异常

一、膀胱和尿路刺激症状

1. 尿频

指排尿次数较正常增多,而 24 h 尿量正常。如 24 h 尿量明显增多,则称为多尿。后者多见于饮水过多,糖尿病、尿崩症、急性肾衰竭多尿期、醛固酮增多症等。引起尿频的常见原因有:① 炎症性与机械性刺激,见于尿路及邻近器官感染,如膀胱炎、肾盂肾炎、肾结核、阑尾炎、前列腺炎、盆腔炎及滞留导尿等;② 排尿障碍,如尿道结石、肿瘤前列腺增生及膀胱壁挛缩等;③ 膀胱容量减少,膀胱内占位性病变或旁观外肿块压迫及膀胱部分切除后;④ 精神神经因素,如癔症、神经源性膀胱、尿道综合征等。根据其症状、体征和实验室检查,一般可明确诊断。如尿频伴尿急、尿痛和脓尿或菌尿者,可考虑尿路感染。如有结核的全身中毒症状,细菌培养阴性,尤其有肺结核患者,可考虑泌尿系结核。如尿频伴有肉眼血尿者,应考虑结石、肿瘤等。泌尿系结石常伴有单侧肾区或腹部阵发性绞痛或尿流中断等症状。B超、腹部 X 线平片、膀胱或肾盂造影等特殊检查,可明确诊断。如尿频与应用药物有关,则应考虑化学性膀胱炎。如尿频与接受膀胱区放疗有关,则应考虑放射性膀胱炎。如尿频合并盆腔炎症,而尿常规又正常者,应考虑盆腔疾患,而非尿路感染。如尿频与精神因素有关,而无尿急、尿痛,尿常规又正常者,应考虑癔症等。

2. 尿急

指有尿意时迫不及待地要排尿。常伴有尿频,但尿频不一定有尿急。尿急伴尿痛者常见于泌尿系炎症,特别是膀胱三角区、后尿道等部位的急性炎症,也可见于膀胱结石和异物的刺激,尿急不伴尿痛者常与精神因素有关。

3. 尿痛

指排尿时膀胱区及尿道内疼痛,常伴有尿频、尿急、血尿、脓尿,主要由下尿路炎症引起。非炎症性尿痛常见于尿道结石、异物、肿瘤、前列腺肥大等尿路阻塞性疾患。重度血尿或尿酸过多也可引起尿痛,癔症有时也会表现为尿痛。根据尿痛出现的时间和合并症,可初步了解发病的部位。一般认为排尿初期尿痛多见于前尿道炎,排尿终末期尿痛多见于膀胱炎、后尿道炎和前列腺炎。尿痛合并排尿困难,病变多在尿道,典型的尿道刺激症状,病变躲在膀胱。但尿痛的诊断需靠详细的检查才能明确病因。

二、尿失禁

尿失禁是指由于某种原因而丧失排尿自检能力,使尿液不自主地流出,根据其病因和发病机制不同,分为 5 种类型。

1. 真性尿失禁

由于膀胱逼尿肌持续性张力增高及尿道括约肌过度松弛,以致尿液不自主地从尿道流出。常见于下列疾病:① 膀胱及尿道病变,如炎症、结石、结核、肿瘤等;② 神经病变,如脊髓损伤、昏迷、神经源性膀胱等;③ 尿道括约肌松弛,如分娩、会阴部手术、外伤、前列腺切除术后、骨盆骨折等引起尿道括约肌损伤;④ 上尿道梗阻,如输尿管结石、外来压迫等。

2. 假性尿失禁

由于多种原因使膀胱内压力增加,使尿液溢出,又称充盈性或溢出性尿失禁。常见于下列疾病:① 下尿路梗阻,如尿道狭窄、前列腺肥大或肿瘤等;② 神经病变,如脊髓肿瘤、损伤等;③ 膀胱挛缩,常见于老年人。

3. 压力性尿失禁

尿道括约肌松弛,在腹内压增高时(如咳嗽、打喷嚏、举重时等)尿液外溢,又称应力性尿失禁,常见于妊娠、难产分娩、绝经期妇女或巨大盆腔肿瘤或盆腔手术后引起的尿道括约肌损伤。

4. 强迫性尿失禁

膀胱内病变或上运动神经元疾患等导致尿意紧迫而不自主地排尿,常见于急性膀胱炎或无抵制性膀胱,亦偶见于精神紧张时。膀胱阴道瘘、输尿管异位开口等。

尿失禁主要需与遗尿鉴别。遗尿为夜间入睡时不自觉地排尿,但在白天或夜间未睡熟时则排尿正常,多见于儿童。尿失禁诊断明确后,一般根据病史、体征和实验室检查可明确临床类型和病因。

三、尿潴留

尿潴留指尿液潴留于膀胱内,尿不能排除。常常由排尿困难发展而来,易并发尿道感染和结石。根据排尿的程度,分为完全性尿潴留(尿完全不能排出)和部分尿潴留(指排尿后膀胱内仍残留 10 ml 以上尿液)。根据病前的缓急,分为急性和慢性尿潴留。

1. 急性尿潴留

发病突然,膀胱胀痛,滴尿不出,呈完全性尿潴留,患者非常痛苦,常见于:① 外伤或手术,如尿道或骨盆损伤、腹部盆腔、会阴部手术;② 炎症,如尿道、前列腺炎症等;③ 梗阻,如尿道结石等;④ 解痉药物,如阿托品、溴丙胺太林(普鲁本辛)等;⑤ 腰椎麻醉。

　　2. 慢性尿潴留

　　起病缓慢、膀胱胀满,但无明显胀痛,患者无明显痛苦感,常有少量排尿呈部分尿潴留或呈假性尿失禁。常见于:① 尿道梗阻性疾病,如肿瘤、前列腺增生、尿道狭窄等;② 神经元性膀胱等;③ 膀胱输尿道反流等。

　　发现膀胱胀满不排尿,即可诊断尿潴留,根据病史和检查可进一步地明确诊断:如尿道狭窄除有膀胱胀满外,多有尿道不适,通过尿道插管或造影可明确诊断。前列腺疾患通过直肠指检可证实。若尿潴留伴有尿路刺激症状,则可考虑膀胱病变,膀胱结石多表现为尿流突然中毒,X 线片或膀胱造影有助于诊断。

四、尿流异常

　　尿流异常是指排尿时尿流迟缓,甚至间隙中断,射尿乏力,尿流细小、分叉,以及排尿后又有尿液流出,可由下列疾病引起。

　　1. 尿道病变

　　如尿道炎症、结石、外伤、肿瘤、畸形等,使尿道变窄。主要表现为尿流迟缓细小、分叉及中断等。

　　2. 前列腺病变

　　如前列腺炎症、肥大和肿瘤压迫等,主要表现为尿流细小、分叉及尿后又滴等。

　　3. 膀胱病变

　　如膀胱结石、肿瘤、炎症等,主要表现为尿流中断、变细、滴尿等。

　　4. 神经精神性

　　如神经元性膀胱炎。

　　尿流异常的诊断较容易,但明确诊断后,应根据病史、体征及各种检查,进一步查找原因。

五、遗尿

　　遗尿是指 3 岁以上的人入睡时不自觉地排尿于床上,统称"尿床"。多数属功能性,好发于无任何泌尿或神经系统疾病的儿童,少数属器质性,主要由泌尿系统疾病和神经系统疾病所致,如癫痫、脑肿瘤、包茎、包皮、龟头炎、尿路梗阻和泌尿系感染等。

(张 珂 刘 多)

第三节 肾 性 水 肿

当肾脏罹有疾病时,其排水除钠功能减退,造成体内水、钠潴留而形成水肿,称为肾性水肿。根据水肿程度不同可分为:① 隐形水肿,仅有体重增加,无水肿可见;② 轻度水肿,晨起眼睑水肿及其他组织疏松处的肿胀,坐立久后的是背部水肿等;③ 重度水肿,为全身性水肿,可延及球结膜、会阴部、胸腹壁,甚至出现胸腔积液、腹水。

一、肾性水肿发病机制

肾性水肿发病机制主要是以下几种情况:

(1) 低蛋白血症:常见于肾病综合征,由于大量的蛋白质从尿内损失,主要是白蛋白,引起血浆蛋白浓度下降,胶体渗透在降低,液体从血浆中渗透到组织间隙,产生水肿。此外,由于有效血容量的减少,刺激血管内容量感受器,激活了肾素-血管紧张素-醛固酮系统,抗利尿激素分泌增加而利尿激素分泌减少,以及肾小管重吸收钠增多,从而更加重了钠、水在体内的潴留,使水肿加重。

(2) "球-管失衡"和肾小球滤过分数(肾小球滤过率/肾血浆流量)下降,是肾炎性水肿的主要原因。当急性肾小球肾炎时,由于免疫反应使肾小球受到损害,其滤过率下降,滤出的钠和水明显减少,而肾小管无明显损害,重吸收功能基本正常,致使水、钠潴留,引起尿少,尿钠滤过分数减少,产生水肿。与肾小球水肿不同的是,血管内容量不是减少而是扩张。从而反馈地抑制了肾素-血管紧张素-醛固酮系统,肾素和醛固酮分泌减少,使肾小管重吸收钠减少,以恢复钠平衡。

二、肾性水肿临床诊断与鉴别

临床上可通过体重的测量确定是否为隐性或轻度水肿,若体重增加超过了

3 kg,说明已有水钠潴留。肾性水肿与其他系统疾病引起的全身性水肿的鉴别是:肾性水肿常伴有肾脏病的其他表现,如尿常规实验室检查有蛋白、红细胞、管型,同时可有高血压、肾功能异常、贫血等表现。而继发性水肿有各自疾病的特点,如心力衰竭、肝硬化体征等。肾性水肿多从眼睑、颜面开始,而心力衰竭多从下肢开始,肝硬化常有腹水等。肾性水肿中有肾小球疾病性水肿和肾小管-间质性水肿。前者尿检异常,有高血压、肾功能损害等,肾炎水肿较轻,肾病水肿较重;后者有肾缺血、过敏、中毒等明显的病因,水肿一般较轻,尿蛋白较少(<2 g/24 h 尿中)。对肾后梗阻性的水肿,因常有明显的梗阻性特征表现出来,故不难诊断。

(刘忠伦 李兰亚)

第四节 肾性高血压

肾性高血压是指由肾实质病变和肾血管病变所引起的高血压。其发病机制为:① 水钠潴留;② 肾素分泌增加;③ 肾脏分泌降压物质减少;④ 外周血管阻力增加。根据其主要发病机制,分为容量依赖性高血压和肾素依赖性高血压。肾性高血压比较常见。根据发病部位不同,临床上又分为肾实质高血压和肾血管性高血压。

一、肾实质性高血压

肾实质性高血压是指单侧或双侧肾实质病变引起的高血压,常见病因:① 肾小球疾病,急性或慢性肾小球肾炎、急进性肾炎、糖尿病、肾病、痛风性肾病、狼疮性肾炎等;② 肾间质疾病,慢性肾盂肾炎、药物、放射等原因引起的各种间质性肾病;③ 反流性肾病,常伴发高血压,儿童多见,可累及单或双侧肾;④ 其他疾病,先天性多囊肾、肾移植术后等。其中最常见的是急慢性肾小球肾炎等原发性肾小球疾病。

此类高血压的出现和发展与原发病对肾功能损害程度密切相关,如尿毒症时高血压的发生率约 90%,其临床特点表现为:发病年龄较早,无高血压家庭史,多有肾脏病变史,如血尿蛋白尿、水肿、尿路刺激征等,尿常规异常先于高血压之前或同时出现,多有贫血和低蛋白血症。肾功能损害出现早,程度重,血管病变较轻。

肾实质性高血压主要应与原发性高血压伴肾脏病变者鉴别。后者多见于中年以上有高血压家庭病史,高血压先于尿常规异常出现。水肿、贫血不明显、肾功能损害出现晚且程度轻,但血管病变明显。

二、肾血管性高血压

肾血管性高血压是指由肾动脉血管壁的阻塞性病变导致肾动脉狭窄而引起的高血压。最常见的病因为大动脉炎,其次为动脉粥样硬化。此外,最常见于先天性肾动脉发育异常、内膜纤维增生等各种原因导致肾动脉压迫,肾动脉血栓形成或栓塞等。病变多见于一侧,也可发生于两侧。好发于 30 岁以内的年轻人。其临床特点常为恶性高血压,表现为严重的头痛、恶心、呕吐、视物模糊、突然失明等。可在上腹部脐周、侧腹部、背部及肋脊角等处听到高音调、连续性血管杂音。血压常在 195 mmHg～120 mmHg(26 kPa/16 kPa)以上,多有眼底血管病变。凡是在 30 岁以下,尤其是女性高血压患者以及 55 岁以上突然发生恶性高血压,或以往有高血压,突然恶化者,尤其是腹部或肋腹部又血管杂音者,应高度怀疑肾血管性高血压,进一步进行筛选行检查(如快速连续静脉尿路造影、同位素肾图、肾扫描等)和确诊性检查(如肾动脉造影、肾静脉肾素测定、分侧肾功能检查等),以明确诊断。

(李兰亚　刘　多)

第五节　肾　病　贫　血

肾性贫血是指由于肾脏疾病所引起的周围血液单位体积内血红蛋白量、红细胞数或血红细胞比容低于正常。其发病机制为:① 红细胞生成素相对或绝对减少;② 红细胞寿命缩短,破坏增加;③ 营养不良;④ 失血。其临床表现主要为有较长的肾脏病史,几乎均伴有肾功能不全,少数肾髓质囊性变及部分膜增值性肾炎可无氮质血症而贫血。贫血通常是缓慢加重的,即使有些患者血红蛋白已降到 50 g/L以下,亦可无任何明显的不适,故患者耐受性较好,多为常型正色性贫血。其程度可轻可重,通常与肾功能损害程度呈明显正相关。肾功能改善或经充分透析后,贫血可望好转,根据肾脏病史及有关检查,肾性贫血不难诊断。

由于肾病患者伴有滤血机制的紊乱,肾小管内有大量微血栓形成,纤维蛋白原多肽成分可增加毛细血管通透性,从而导致肾小球内血液动力学的改变,引起充血的发生。

(周　源　何浩明)

第六节　肾　肿　大

各种原因导致肾脏肿大称为"肾肿大"。正常肾脏一般不能触及,但体型瘦长的人有时体检时能触及到右肾下极。肾下垂或游离肾由于肾脏移动范围大,直立或侧卧时较易触及,检查时常被误认为肾肿大,或被误诊为腹腔内肿块。在肾肿大时,用双手触诊法常能粗略触知肾外形表面情况,硬度和有无压痛。根据病因,肾肿大可分为单侧性和双侧性肾肿大。

一、单侧性肾肿大

常见于肾盂积水、肾肿瘤、肾囊肿、肾包囊虫病、马蹄肾、肾静脉血栓形成,黄色肉芽肿性肾盂肾炎,或见于双侧肾严重病变引起,健侧肾代偿性的肥大。

二、双侧性肾肿大

常见于先天性多囊肾、双侧肾盂积水、一侧肾肿瘤对侧代偿性肥大、急性或急进性肾小球肾炎、肾病综合征、淀粉样肾病、肾畸形(蹄铁肾、肾异位融合)等。诊断肾脏有无肿大及其病因,应详细询问病史,认真做好腹部触诊及有关实验室和器械检查,包括尿常规、肾功能、超声波、放射线和放射性核素扫描或CT检查。腹部触诊时,巨大的肾盂积水多肾囊、包囊虫病等均可以在腰、腹部触及明显的肿块,应及时注意肿块的大小、部位、硬度及活动度。肾肿瘤所致的肾肿大,特别是位于下极的肾肿瘤较易触及,炎性所引起的肾肿大常伴有较明显的肾区胀痛,尿路刺激征和尿中白细胞计数增多。较大的肾积水为表面光滑、有囊性感,有时甚至可超过腹部正中线。位于肾下极的肾囊肿易被触及,位于上极的囊肿不易触及。多囊肾往往为双侧性,表面有囊性结节,有时可在腹部两侧摸到巨大的肾脏,腹部触诊虽然简单易行,但精确度差。触及病肾的可能性依赖于肾肿大的程度、患者肥胖程度与腹肌松弛与否,如肾有无外形改变,单凭触及肾脏有时很难判断,所以肾脏触诊通常只是一项初步检查,对可疑病例必须进行更深入的检查。静脉肾盂造影有助于了解肾脏的位置、形状和排泄功能,尿中脱落细胞检查对诊断肾脏、肾盂肿瘤有帮助,肾区超声检查可确定有无肾盂积液、肾内囊性病变(如先天性多囊肾),能显示肿大肾脏的形状和位置。放射性核素肾图、肾扫描对诊断肾肿大亦有帮助,必要时也可做肾血管造影,以确定肾肿大的部位、性质和范围。

第七节　肾 区 痛

肾区痛是指自我感觉或检查发现肾区部位的疼痛,根据疼痛的性质和方式,分为以下 4 种。

一、为慢性可忍受的一种隐痛

可见于一侧或两侧,常局限于腰部的脊肋角处,多为持续性,常伴有肾区轻度叩击痛,而无明显的发热等症状,多见于非感染性肾脏病,如梗阻性肾病、多囊肾、肾肿病、肾盂积液等。

二、肾区胀痛

为一呈持续性的剧烈疼痛,常伴有明显的全身症状和肾区叩击痛,多见于肾及其周围组织急性感染性疾病,如肾脓肿、肾周围炎、急性肾盂肾炎等。

三、肾绞痛

指肾盂与输尿管连接部或输尿管阻塞,内压增高而引起痉挛性疼痛。临床表现为突然发作的间歇性腹部剧烈疼痛,常放射到下腹部、会阴部,甚至大腿侧。多表现为坐立不安、脸色苍白、大汗淋漓、伴恶心、呕吐,甚至可以出现虚脱。出现不同程度的血尿是肾绞痛诊断的主要依据,若合并尿路感染,常有寒战、发热及尿路刺激症状。肾绞痛常见于：① 肾、输尿管被结石、血块、坏死组织等堵塞引起的尿路梗阻；② 肾下垂或游离肾引起的肾蒂血管或输尿管扭曲；③ 肾血管主干或其他分支发生栓塞或血栓形成。

四、肾区叩痛或压痛

肾区叩痛是指用左手掌平贴于患者的肾区，然后用右手叩击左掌背面一起的肾区疼痛。肾区压痛是指用手指按压肾区所引起的疼痛。常见于肾脏及周围组织炎症、肾结石或肿瘤、肾盂积液等。一般的肾区痛主要应与脊柱、腰肌病变所引起的腰痛相区别，而绞痛主要是应与各种急腹症相区别，后者多有明显的腹部阳性体征，尿中红细胞没有或少量；前者腹部体征很少，而有明显血尿。

（刘　成　杨海燕）

第八节　肾性骨关节痛和肾性佝偻病

肾性关节痛和肾性佝偻病是慢性肾衰竭或某些肾小管功能障碍疾病所引起的临床表现之一，一般于疾病的后期出现。肾性关节通的特征是全身性的骨或关节顽固性隐痛，但以下半身持重骨和关节为甚，特别是在用力和负重时疼痛加剧。此外，在伴有低钾时患者有肌无力。皮肤有顽固性瘙痒症。骨骼 X 线改变呈骨质疏松、骨软化、纤维性股炎、骨硬化等。成人可见脊椎压缩、胸廓、骨盆畸形、对称性假性骨折或病理性骨折。儿童则呈肾性佝偻病，生长发育停滞，矮小，两髋、膝、踝呈内翻或外翻畸形。

一、病因及发病机理

肾性关节痛和肾性佝偻病的病因及发病机制如下所述。

1. 各种慢性肾病引起肾衰竭而导致肾性骨营养不良

其发生机制一致认为是：钙、磷代谢障碍引起的高血磷低血钙。继发性甲状旁腺功能亢进，分泌甲状腺素增多，增加破骨细胞活性，骨质吸收增多。同时甲状旁腺素还可以刺激成骨细胞活性，骨质增生。肾脏合成 $1.25(OH)_2D_3$ 减少，骨质矿物化作用减弱。降钙素的作用。慢性代谢性酸中毒可引起负钙平衡等。这些因素共同引起肾性骨病(尿毒症软骨病、骨质疏松症、纤维性骨炎、骨质硬化症),或软组织钙化导致关节疼痛或关节周围炎。

2. 某些肾小管功能障碍性疾病所致的肾性骨病

如肾小管酸中毒、抗维生素 D 佝偻病、Fanconi 综合征、特发性尿钙综合征等。其发病机制因病而异,主要是因为肾小管重吸收钙障碍(肾小管酸中毒,持发性尿钙增多症)及重吸收磷酸盐障碍(抗维生素 D 佝偻病,Fanconi 综合征),造成低钙血症或低磷血症而引起肾性骨病。

3. 透析性骨病

持续性透析可发生骨病,其发病机制为:继发性甲状腺功能亢进,透析液中含钙、含镁浓度不适当,透析液中铅含量高致骨软化症,淀粉样变由于 β_2-微球蛋白(β_2-MG)不能满意清除,血透时将血中的骨刺激因子清除出去。透析性骨病的类型有纤维性骨炎、骨软化症、再生障碍性骨病、混合性骨病、骨硬化。

二、诊断

根据肾性关节并和肾性佝偻病的临床特征,结合病史,一般诊断不难。但须与继发性肾病伴有骨关节损害的疾病相区别,如系统性红斑狼疮(SLE)、类风湿关节炎、多发性骨髓瘤、痛风等。肾性佝偻病需与维生素 D 缺乏、侏儒症、营养不良等疾病相区别。

(孙 健 刘忠伦)

第九节 尿液异常

一、尿色异常

正常尿液呈淡黄色。尿色来自尿黄素,机体新陈代谢时,尿色素排出量与体内代谢率相平衡。在正常情况下,尿的颜色受尿量、酸碱度、某些食物或药物的影响,尿量增多时尿色呈浅淡或无色,尿液浓缩减少时则呈深黄或浓茶样。尿为酸性时尿色加深,碱性时尿色变浅,如进食大量胡萝卜、服用维生素 B_2、山道年时,尿液呈亮黄色或橙黄色,服用呋喃唑酮(痢特灵)、大黄时尿呈深黄或棕褐色。尿色异常是指尿液色泽与正常尿色有显著差异,在病理状态下使尿色异常的原因很多,常见的如血尿、血红蛋白尿、肌红蛋白尿、卟啉尿、脓尿、乳糜尿等,少见的如尿黑酸尿、黑色素尿、绿素尿和蓝色尿等。

常见异常尿色如下:

(1)浅淡或无色:常见原因是尿液稀释或正常尿色素减少,如大量饮水、尿崩症、糖尿病等。

(2)黄色至橙黄色尿:系尿液浓缩,正常代谢的尿色素增加或药物所致。常见于:饮水少,食用大量胡萝卜或其他食物染料等。服用维生素 B_2、阿的平、呋喃妥英(呋喃坦丁)、山道年、苦味酸等。病理性尿色素增加多见于发热、失水或代谢增高如甲状腺功能亢进等。

(3)黄褐色、黄绿色至棕绿色尿:原因为尿胆素、胆红素或胆绿素增加,以及药物色素引起。常见于:肝细胞性、阻塞性或溶血性黄疸。服用大黄、番泻叶等在尿液呈酸性时也可以形成。

(4)棕色至棕黑色尿:常见于:尿路出血且尿液呈酸性时产生的正铁血红素。尿黑酸尿、黑素瘤及伴有黑素沉着的疾病。如慢性肾上腺皮质功能减退症、黑色素斑、胃肠息肉瘤等。酸中毒时尿中氢醌与儿茶酚增多。药物色素所致如左旋多巴、焦没食子酸、硝酸、甲酚(来苏尔)、甲酚苯肼等。

(5)淡红、粉红、红色、棕红色、紫红色尿:多见于各种原因所致的血尿、血红蛋白尿、肌红蛋白尿、血卟啉病及其他继发性尿卟啉增多的疾病。食物色素所致如食用甜菜、某些食物染料色素等。药物色素如酚红、酚酞、磺溴酞、刚果红、氨基比林、大黄、山道年、番泻叶和利福平等。

(6)暗绿色或蓝色尿:蓝色尿多见于:试剂、染料色素如亚甲蓝、靛卡红等。某些药物引起,如木溜油、水杨酸苯酯、雷锁辛、石炭酸黄素衍生物等。尿蓝母、靛蓝生成过多,如小肠梗阻、霍乱、伤寒、腹膜炎引起肠蠕动障碍,或胃疾病如慢性胃炎、胃癌、胃酸分泌过少,肠内蛋白质腐败分解增加时,先天性肾性中性氨基酸尿、蓝尿布综合征等。而阻塞性黄疸所致的胆绿素在尿中增多呈暗绿色。

(7)乳白色尿:多见于丝虫病或其他病因所致尿路乳糜瘘而引起的乳糜尿,泌尿生殖系化脓性感染而形成的脓尿,在骨折、糖尿病、磷中毒、砷中毒、CO 中毒时或肾病综合征出现的脂肪尿,大量盐尿如磷酸盐、尿酸盐或碳酸盐尿。

(8)尿黑酸尿:是由于络氨酸代谢障碍引起的疾病,机体如缺乏尿黑酸氧化酶,使尿黑酸储积增加,从尿中排出。含尿黑酸的尿液排出体外,放置后可变为黑色,若在碱性中则变黑速度加快。

(9) 黑色素尿:是由于黑色素由尿中排泄引起。慢性肾上腺皮质功能减退症,广泛恶心黑色素瘤慢性肠梗阻伴有明显的色素沉着或其他伴有黑色素沉着的患者,尿呈黑色,特别是在酸性尿中明显。

二、血尿

1. 血尿的概念

血尿指离心尿沉渣镜检(尿 10 ml 沉淀 5 min,转速 1 500 次/min),每高倍视野红细胞>3 个或不沉淀尿涂片镜检每 2～3 个高倍视野中红细胞数>1 个,或 12 h Addis 红细胞计数>50 万个;或收集 3 h 清洁尿,计算 1 h 尿红细胞排泄率>6 万。血尿为光镜下所见者称"镜下血尿",肉眼可见者称"肉眼血尿"(尿中含血量>1 ml/L)。引起血尿常见的原因有:① 泌尿系统疾病,原发性和继发性多系统疾病,如 IgA 肾病、狼疮性肾炎。感染性疾病,如链球菌感染后肾炎、感染性心内膜炎。遗传性疾病,如 Alport 综合征、Fabry 综合征。肾血管和小管间质性疾病,泌尿系肿瘤、结石、炎症、外伤及药物损害等。② 全身性疾病,血液病、感染性疾病、免疫性疾病、心血管疾病、内分泌-代谢性疾病等。③ 邻近器官疾病,急性阑尾炎、盆腔炎、子宫阴道炎、直肠、结肠、宫颈、卵巢等恶性肿瘤。④ 其他,特发性血尿、肾下垂、运动性血尿等。

2. 血尿的诊断

临床上血尿约 98% 来自泌尿系统疾病,因此,血尿诊断首先要排除假性血尿和泌尿系以外疾病引起的血尿,然后再确定泌尿系出血部位和原因。

(1) 排除假性血尿和泌尿系以外疾病引起的血尿。假性血尿常见以下 4 种情况,其镜检中均无红细胞:① 食物和药物性红色尿;② 血红蛋白尿;③ 肌红蛋白尿;④ 血紫质尿。另外,要注意排除月经、子宫、阴道、直肠或内痔出血及其他因素污染尿液。泌尿系以外的疾病都各有其临床特点,易于排除。泌尿系疾病引起的血尿是指由于各种原发性或继发性肾小球疾病所引起的血尿,常伴有大量蛋白尿或红细胞和颗粒管型尿,尿中红细胞与白细胞比例远远超过外周血的比率。非肾小球性血尿是指肾小球以外的病变,如尿路感染、结石、肿瘤、畸形等病因所引起的血尿。通常仅伴有少量蛋白尿。可伴有脓细胞和脓细胞管型。尿中红细胞和白细胞的比例与外周比率相仿。近年来,临床上采用相差显微镜、扫描电镜、普通显微镜、油镜,观察尿红细胞的大小、形态,以及应用红细胞容积分布曲线,比较准确地区分这两类血尿。对于非肾小球性血尿,可以通过病史、体检和各种实验室检查,明确出血部位和原因。

(2) 明确泌尿系出血部位和原因。临床表现:① 年龄和性别,儿童镜下血尿多见于急性肾炎,15～40 岁男性最常见于肾炎、结石,女性多见于尿路感染。40 岁以上应考虑肿瘤或肾血管疾病。男性也常见于前列腺病变。② 血尿的临床特性及其伴随症状和体征,初段血尿多为前尿道病变,终端血尿可见于后尿道膀胱或前列腺病变,全程血尿常见于膀胱、输尿管或肾脏病变。肾区疼痛常见于肾结石、肿瘤或感染性血尿。输尿管部位疼痛,多与输尿管结石有关。排尿时疼痛常为急性膀胱炎和前尿道结石、炎症。老年人无痛性血尿应首先考虑肿瘤。伴尿路刺激症状常见于尿路感染。伴水肿高血压者多见于肾炎。扪及肿大肾脏可能为多囊肾、肾肿瘤或肾盂积液。伴有耳聋或眼病症,尤其有肾炎家族史者,应考虑遗传性肾炎。伴生殖系结核者则提示泌尿系结核。伴乳糜尿者应考虑丝虫病;实验室及辅助检查,根据患者的临床表现做相应的检查。尿细胞学和细菌学检查对泌尿系感染、结核、肿瘤等有确诊意义。腹部 X 线片、静脉肾盂造影,有助于泌尿系结石、肾钙化、萎缩肾、肾结石、肿瘤、畸形、位置异常等确诊。体层 X 线片或 CT 检查,对肾肿瘤或肾囊有鉴别诊断价值。彩色多普勒超声检查或肾血管造影,有助于肾血管疾病的诊断。膀胱镜检查对膀胱以下病变有直视诊断,同时也确定血尿来自膀胱还是肾脏(单侧或双侧)。经多种详细检查后,仍有 5% 左右的患者血尿原因不明,应定期随访、追踪观察 2～3 年,有些患者随之病情的发展,会得到明确的诊断,也有少数患者的血尿会自然消失,仍应随访 1 年。

三、血红蛋白尿和肌红蛋白尿

血红蛋白尿主要是由于血管内溶血造成血浆中血红蛋白浓度剧增导致尿内含有游离血红蛋白,正常人血浆中含有少量血红蛋白与亲血色蛋白结合不能从正常的肾小球滤过,只有当血管内溶血、血浆中出现大量的游离血红蛋白(150～250 mg/L)时才会出现血红蛋白尿。其常见的病因是泌尿系溶血和血管内溶血。主要表现为血色尿,其颜色的深浅取决于血红蛋白量及排出尿停留时间的长短,如新鲜尿呈红色或深褐色,储存时间长则呈棕红色。镜检无红细胞或仅有少数红细胞;联苯胺试验阳性,据此可与血尿和卟啉尿区别,但血红蛋白尿需与肌红蛋白区别。

肌红蛋白尿是由各种原因的肌肉组织破坏(变性、炎症创伤或代谢紊乱等),产生大量的肌红蛋白,从尿中排出所致。尿呈红棕色,联苯胺实验也呈阳性,常伴有肌肉肿胀、疼痛和肌无力。肌红蛋白不与亲血色蛋白结合,易从尿中排出,因此,其血浆中含量不高,血清外观、胆红质、网织细胞计数均正常;尿稀释于 80% 的硫酸溶液时肌红蛋白仍呈溶解状态,而血红蛋白尿时肌肉正常,血清外观粉红色或红色,血清胆红质升高,网织红细胞计数升高;尿稀释于 80% 硫酸溶液时,血红蛋白完全沉淀。

血红蛋白尿确定后,需查找原因,首先需排除外泌尿系溶血,如肾梗死等。它与血管内溶血的主要区别在于血浆内游离血红蛋白与亲血色蛋白含量均正常。

四、脓尿

尿中含有大量的脓细胞,称为脓尿。所谓脓细胞是指已变性的白细胞。正常成人尿中只有少量白细胞,新鲜清洁的中段尿,经离心沉淀后镜检,通常 <3~5 个/高倍镜视野或者不离心均匀尿液,每 3~5 个高倍视野 <1 个。确定脓尿的白细胞数有下列指标:① 新鲜清洁中段尿离心沉淀镜检,白细胞计数 >5 个/高倍视野为脓尿。有时白细胞数少于 5 个/高倍视野,但视野中可见到成堆的白细胞也可称为脓尿;② 12 h 尿白细胞计数(Addis 计数)>100 万个;③ 1 h 尿白细胞排泄率,收集 3 h 清洁尿,计算 1 h 尿白细胞数 <20 万者为正常。20 万~30 万为可疑,>30 万为脓尿。国内报告认为,男性正常值 <7 万/h,女性 <14 万/h。Addis 计数和 1 h 尿白细胞排泄率主要用于尿常规正常或处于临界值的病例,结果比较准确可靠。

脓尿程度按尿中含白细胞数量而定,一般可分为"镜下脓尿"和"肉眼脓尿"。前者白细胞含量较少,仅于显微镜下发现;后者含有大量的白细胞,肉眼即见尿浑浊或乳白色,甚至出现脓块。

尿中含白细胞的多少除与病变的严重程度有关外,还受下列因素影响:① 尿呈碱性 pH >6.8 时,尿内白细胞被破坏;pH >8.4 时,大多数白细胞可在几分钟内消失。② 尿稀释或尿渗透压低使尿中白细胞解体,白细胞数相对减少,如尿浓缩、尿中白细胞数相对增多。③ 尿标本放置温度高的环境或放置时间过长,使白细胞破坏,结果不准确。脓尿亦可呈间歇性,故在检查和分析结果时,应注意这些因素的影响。

1. 病因

脓尿可以是泌尿道内感染、肿瘤过敏性炎症,以及异物、有害物质刺激或创伤的结果,也可继发于邻近泌尿道脏器的炎症性疾病,病原体多为普通致病菌,如结核分枝杆菌、病毒、真菌等,少数为淋菌、梅毒、螺旋体、寄生虫等。

2. 诊断步骤

(1) 确定真性脓尿或假性脓尿:假性脓尿是由于女性白带或其他化脓性疾病的脓性分泌物污染尿液所致。因此,留尿前应冲洗外阴,留取中段尿,以减少污染的机会。真性脓尿是由于泌尿生殖系统感染或泌尿生殖系统邻近组织器官感染所致。另外"肉眼脓尿"呈混浊乳白色时,则需与乳糜尿及尿酸盐尿区别,前者加乙醚振荡后澄清,后者加热加酸后即澄清。

(2) 判断脓尿的病变部位和性质:① 三杯试验,了解病变的部位,尿的前段有脓尿而后段阴性者,病变在尿道;终末脓尿而前段阴性者,病变位于后尿道、前列腺、膀胱三角区及颈部;全程脓尿者,病变位于膀胱颈以上尿路。② 伴随症状,伴膀胱刺激症者首先考虑泌尿道感染,特别是下泌尿道感染。有寒战、发热、腰痛者,可能为肾盂肾炎;伴肾绞痛者多提示位于肾盂或输尿管,是由结石、血块或合并感染所致;如排尿不畅、尿道灼痛、脓尿时隐时现者,则可疑为前列腺炎;下腹部疼痛伴局部肌紧张,则考虑腹腔内部邻近组织病变(阑尾、卵巢或输尿管炎症)。③ 尿液检查,如尿中含有较多的蛋白质和管型,则病变在肾脏;如尿中有较少蛋白质而无管型者,则肾脏以下部位的病变可能性大。④ 特殊检查,经上述步骤仍未能明确诊断者,则进行有关的特殊检查,如尿细菌培养、膀胱镜检查、静脉肾盂造影、X线腹部平片、肾超声波检查等。

五、乳糜尿

尿中含有乳糜液称乳糜尿,是由于肠道吸收的乳糜液,未能按正常的淋巴引流系统引流到血液循环,而逆流到泌尿系统淋巴管中,使其内压增高、管壁破裂、乳糜液溢入尿中所致。乳糜内含有脂肪、白蛋白、卵磷脂、胆固醇、纤维蛋白原及皂等,最主要的成分为甘油酸酯。典型的乳糜尿静置后可分为 3 层:上层为脂肪;中层为乳白色或色泽较清的液体,有小凝块混悬其中;下层为红色或粉红色沉淀物,内含有红细胞、白细胞等。如含有血液较多,尿液呈粉红色或深红色,往往有凝块随同排出,称为乳糜血尿。如合并泌尿生殖系统感染,可混有脓液,称乳糜脓尿。乳糜尿的严重程度与脂肪摄入量、运动强度、饮水量、淋巴管破裂程度密切相关。高脂肪饮食、剧烈运动、妊娠使程度加重、大量饮水使其稀释。乳糜尿多数呈间歇性出现,可持续数天至数月。

1. 病因

乳糜尿病因分为寄生虫性和非寄生虫性两大类。我国绝大部分由斑氏丝虫病引起,少数是由结核、肿瘤、胸腹部创伤或手术原发性淋巴管系统疾病(包括先天性畸形)等所致,偶见于妊娠、肾盂肾炎、色虫病和疟疾等。

2. 发病机理

(1)广泛的腹部淋巴引流系统阻塞:正常从肠道吸收的乳糜液经肠道淋巴管到达腹主动脉前淋巴结而至乳糜池。如肠道淋巴管或腹主动脉前淋巴结阻塞时,则乳糜液不能到达乳糜池而通过腹主动脉前淋巴结与腹主腺旁淋巴结之间的通道,流入腰干淋巴管而至乳糜池。当腰干淋巴管同时阻塞时,则乳糜液逆流到泌尿系淋巴管,使其内压增高、曲张、劈裂,从而产生乳糜尿。

(2)胸导管阻塞:由于胸导管阻塞,乳糜池内的乳糜液不能流入血液,以致乳糜池内压增高,乳糜液经腰干淋巴管逆流到泌尿系统淋巴管,使其内压增高、破裂,产生乳糜尿。

3. 诊断步骤

(1)确定是否为乳糜尿:乳样浑浊的尿液如镜检无脂肪球,加乙醚于其中,用力振摇,如由浑浊转清,为乳糜尿阳性。取乙醚层置于蒸发皿中隔水蒸干,能见到油状残留,再加苏丹Ⅲ染液于油状残渣中混匀,镜检可见到红色的脂肪微粒,更能证明为乳糜尿。乳糜尿临床上需与以下情况相区别:① 脂尿:血浆中脂质从肾小球滤过,几乎全部被肾小管重吸收,故正常尿不含脂质。引起脂尿的原因有:高脂血症,脂质从肾小球滤出过多,脂肪成分与血浆相似。脂尿常见于各种原因引起的肾病综合征,也见于 Fabry 病等。这种脂尿需进行分类类度检查及化学分析法才能确定;脱落的肾小管上皮细胞、肿瘤细胞及渗出的白细胞发生脂肪变性,这种脂尿实际上为假性脂尿,其特点是镜下可见多量内含双折光的脂滴细胞或脂肪管型。临床上见于各种肾小管退行性变以及泌尿道肿瘤。② 脓尿:可使尿浑浊,甚至呈乳白色,镜检有大量脓细胞,加碱溶液变清。③ 磷酸盐尿:磷酸盐排出体外后,经冷却可析出过饱和的磷酸盐,而使尿混浊。加热加醋酸后可使转清,镜检见大量磷酸盐结晶析出。

（2）定位诊断：包括淋巴引流系统阻塞病变部位及泌尿系统淋巴管破裂部位。如只有乳糜尿而无伴发症状，则难以判断乳糜尿的来源。如患者伴有全过程血尿，镜检有管型乳肾绞痛，则应考虑乳糜尿来自肾脏，可做膀胱检查研究来自何侧肾。淋巴管造影检查能观察到肾内、肾周、腹腔、盆腔的淋巴管和淋巴结，乳糜池和胸导管，肾盂、肾盏、输尿管等部位淋巴流通情况，对淋巴系统病变及瘘道形成的定位诊断有价值。

六、卟啉尿

1. 定义
因机体卟啉代谢紊乱，卟啉产生过多，从尿中排出而引起的尿液异常。

2. 机理
卟啉是血红蛋白及细胞色素的前质，为一种四吡咯色素，如 δ-氨基乙酰丙酸（δ - ALA）、卟胆元（PBG）、尿卟啉Ⅰ、Ⅱ及类卟啉Ⅲ等均属此类物质。正常人尿液中不含或含微量卟啉，但尿中含有大量卟啉时，可使尿液呈红色而形成卟啉尿。

3. 与卟啉尿有关的疾病
（1）血卟啉病：有3种类型：① 急性间歇性肝性血卟啉病，较为常见，病中卟啉成分有 PBG、δ - ALA 类卟啉Ⅰ型或尿卟啉，尿色多为红色，或在排尿时尿色正常，但尿液经放置、暴露阳光后变成红色或紫红色；② 红细胞生成的血卟啉病，尿中以尿卟啉Ⅰ型为主，含有少量类卟啉Ⅰ、尿色为粉红色或紫红色；③ 迟发性皮肤性肝性卟啉病中为尿卟啉Ⅰ型及类卟啉Ⅰ型，尿液为红色。

（2）症状性卟啉尿：肝脏疾病如肝癌、肝硬化、慢性活动性肝炎等和血液病如再生障碍性贫血、溶血性贫血、恶性贫血、红细胞增多症、白血病淋巴网状细胞瘤、血色病等，均可导致卟啉代谢紊乱而引起卟啉尿。

（3）化学品及药物中毒：如砷、铅、磷、硒、磺胺、巴比妥类、甲磺丁脲、甲丙氨酯（眠尔通）、格鲁米特（导眠能）、苯妥英钠、氯霉素等均可引发卟啉尿。

（4）其他：糙皮病或各种原因导致发热也可引起卟啉尿的发生。

4. 诊断与鉴别诊断
尿液中可检查的胆色素有直接胆红素、尿胆原和尿胆素，临床上称为尿三胆。尿三胆的检查有助于黄疸的诊断和鉴别诊断。检查尿胆红素是诊断阻塞性黄疸和肝早期实质性损伤较简便的实验方法。结合尿胆原实验，肝细胞性黄疸时，尿中胆红素和尿胆原均为阳性;完全阻塞性黄疸时,尿中只有胆红素,而无尿胆原;部分阻塞性黄疸时,除胆红素阳性外,还有少量尿胆原。而溶血性黄疸患者中尿胆原阳性,胆红素实验则为阴性。尿胆素的检测意义与尿胆原相同。

七、尿气味异常

正常人新鲜尿液由于含有挥发性芳香酸而有一定的气味,放置久后因尿素分解可产生氨气味。如新鲜尿液含有异常气味常为尿潴留合并尿路感染的结果。尿液带苹果味常为酮尿症的表现;尿带粪臭或腐臭味则应想到病理性瘘道的可能,如膀胱直肠瘘或膀胱阴道瘘;有机磷中毒患者的尿呈蒜臭味。此外,食物或其他药物均可影响尿气味,如头孢菌素、二羟基丙醇、缬草制剂等,均可带有相应气味。

八、气尿

气尿在临床上较为少见,它是指排尿时尿内有成串的气泡,有时可听到细水声,患者可以此为主诉,也有的是医务人员在导尿过程中发现,但应与尿道口混入的空气以及尿液撞击容器或液体产生的气泡相区别,必要时做膀胱区 X 线片检查或超声波检查,加以确诊。它可发生于:尿路产气菌感染,如大肠杆菌、产气杆菌、酵母菌等尿路感染,使尿中的某些物质发酵而产生气体,随尿排出。这一症状偶见于年老体弱的糖尿病患者。病理性瘘道:由外伤、手术、肿瘤、炎症,或先天性畸形致尿路肠道瘘、膀胱阴道瘘时,由肠道或阴道的气体进入尿路引起气尿,这时往往尿中带有臭味。导尿或作下尿路器械检查时可将气体带入膀胱,随尿排出。

（刘　成　孙　健）

第三章　临床检验诊断技术进展

第一节　免疫学诊断技术

利于抗原抗体反应这一免疫学基本原理检测患者体内相应的抗原或抗体,以确定患者的病原诊断,是免疫学最早用于临床的典范,也是免疫学建立和发展的基础。近年来,随着免疫学技术的迅速发展,各种特异而敏感的检测方法相继问世,使过去难以诊断的疾病也能得到较早诊断。下面介绍几种主要的免疫学诊断技术。

一、间接血凝技术

间接血凝试验(IHA)是从凝集反应发展起来的一种免疫学检测方法。直接凝集反应是抗原和相应抗体直接起反应,如肥达反应。间接凝集反应是将可溶性抗原吸附到无关的载体颗粒上,使之成为致敏载体,再与相应抗体结合而出现凝集现象。间接凝集反应的载体可以是人或羊的红细胞也可以是聚苯乙烯乳胶、皂土、细菌、酵母菌及药用炭等。以红细胞作为吸附抗原载体的凝集反应称为"间接血凝试验"。该法为定性试验,根据凝集现象出现与否判定阳性或阴性结果,也可将标本进行系列倍比稀释后做半定量检测。

间接血凝试验的原理如下:绵羊或人 O 型红细胞经醛化后在蛋白结合剂作用下,吸附预先制备的特异性抗原,使它成为致敏红细胞,在与相应抗体结合后,红细胞被动凝集,呈肉眼可见的凝集现象,故又称"被动血凝试验"(PHA)用新鲜红细胞做间接血凝试验,敏感性好,但不易保存,需临用时致敏,极不方便,且批次差异较大。醛化红细胞保存时间长,且不失其原来吸附抗原的特性,敏感性与新鲜红细胞无异,在真空冻干后可长期保存,因而提高了其临床实用价值。

红细胞的醛化可用甲醛、戊二醛、丙酮醛或双醛(丙酮醛＋甲醛或丙酮醛＋戊二醛)。醛化后的红细胞并不影响细胞表面化学基团对抗原或抗体的吸附,但与新鲜红细胞一样,不能直接吸附蛋白质抗原或抗体,蛋白质抗原或抗体经蛋白质结合剂处理后可结合或吸附于红细胞表面。目前已有多种方法,如鞣酸法、联苯胺法、金属阳离子法、铬鞣法等,可使蛋白质抗原或抗体吸附于红细胞表面,也可采用直接法使双醛化红细胞致敏。

反向被动血凝试验(RPHA)的载体红细胞吸附的是抗体,用以检测标本中的相应抗原。因与传统的以红细胞吸附抗原检测抗体的方法相反而得名,其基本原理与间接血凝相同。

间接血凝抑制试验(IHIA)和反向间接血凝试验都是由间接血凝试验衍生而来的,是在待检标本中先加入已知的抗原或抗体,再加入致敏红细胞。由于标本中抗原或抗体已先行结合,所以抑制了血凝现象的产生。其特点是阳性结果时不出现细胞凝集现象,阴性结果时细胞凝集。目前,该试验已在临床上得到广泛的应用,如乙肝病毒表面抗原、抗体、各种类型的细菌性痢疾、流行性脑膜炎、丝虫病、囊虫病、梅毒抗体等的检测。间接血凝抑制试验的最大特点是快速、灵敏、简便,它是目前国内仍在应用的方法,特别适合于基层实验室开展有关项目的检测。

二、免疫扩散和免疫电泳技术

免疫扩散和免疫电泳技术是沉淀反应的应用和发展。

1. 琼脂免疫扩散试验

这是沉淀反应中最早和最基本的试验,分为单扩散和双扩散两个基本类型,可在试管、平皿和玻片上进行。该试验可对某单一的或多个的抗原-抗体系统进行定性和定量分析。用于扩散的载体常用的是琼脂、琼脂糖、明胶和聚苯酰胺等。单扩散法是将一定量的抗血清均匀混于已溶化的琼脂内,倾注于玻片或平板上,打一系列孔洞,孔中加待检抗原标本。在一定的温度和时间内,抗原呈单辐射状单项扩散,在抗原、抗体比例适当的区域两者结合形成沉淀圈,可以根据沉淀圈的大小,半定量测定被检抗原的含量。双扩散法是在琼脂平板的对应孔中分别放置抗原和抗体,使抗原、抗体相对扩散,在比例合适的区域内形成沉淀线,根据沉淀线的有无、位置、形态,判断被检抗原或抗体的性质、比例关系及相对含量。此法可以按需设计打孔的形式,同时鉴定一种以上抗原或抗体的性质。

2. 对流免疫电泳技术

该技术是由免疫扩散技术发展而来的,需时短(45～60 min 即可完成),亦称"加快的免疫扩散",它利用了蛋白质可带电荷且在电场中可随电流泳动这一基本原理。在碱性溶液中,抗原蛋白质随电流向正极泳动,但抗体蛋白质多为 γ-球蛋白,其相对分子质量大,等电点高,极性基因暴露极少,在上述溶液中泳动很慢甚至不泳动,又由于溶液的电渗作用,使之向电泳相反方向移动,流向负极。抗原与抗体"对流"形成肉眼可见的特异的沉淀线。该实验受抗体本身所带电荷、电场强度、溶液 pH、相对分子质量、黏度、电渗等因素所影响。近年来该实验中又引入酶标记技术,建立了酶标记对流免疫电泳(ELACIE)和双向酶标记对流免疫电泳(TD-ELACIE)技术,可分别或同时检测标本中相应的抗原和抗体。由于已知的抗原或抗体已事先与辣根过氧化物酶结合,再与待检的特异性抗原或抗体相遇,形成免疫复合物,在相应底物(如联苯胺)处理下,由于酶的催化作用,使无色底物产生氧化反应,呈现棕红色线条,可目测结果。

3. 火箭免疫电泳

火箭免疫电泳是单扩散与电泳技术相结合的技术,其方法简单、出结果迅速、能定量、重复性好。其原理是在电场作用下,抗原通过含有抗体的琼脂凝胶时,与相应的抗体形成抗原抗体复合物,在两者比例恰当的部位沉淀下来。此法中抗体在琼脂凝胶中基本不移动,抗原则随电泳向前移动,两者形成锥形沉淀峰,因形状如火箭而得名。因在抗体浓度不变的情况下,沉淀峰的高低与抗原含量成正比,故可作为抗原定量的检测。但在检测前,应预先试验抗原与抗体的最佳比例,并注意载体的质量、电泳时间、电压、电流等影响因素。目前,该项目主要用于检测免疫球蛋白,如 IgG、IgA、IgM 的含量及分型,各种急性期反应蛋白的含量及甲胎蛋白(AFP)定量等。

三、免疫标记技术

免疫标记技术是标记技术与抗原抗体反应相结合的一类检测技术,即在抗原或抗体上某种物质标记,可检出极微量的标记物,因而大大提高了免疫分析的灵敏度,常用免疫标记技术有荧光素标记的免疫分析技术、放射性标记的免疫分析技术及酶标记的分析技术等,其共同的特点是快速、灵敏、特异,即可定性、定量及定位。标记免疫分析技术需具备 4 个基本要素:高特异性和高亲和力的抗体、高比活性的标志物、高纯度的标准品及高质量的检测仪器,前两个要素尤为重要。

1. 荧光免疫分析技术

荧光免疫分析技术的原理是将荧光色素,如常用的异硫氰酸盐荧光黄(绿色荧光)或四甲基异硫氰酸罗达明(橙色荧光)与特异性的血清抗体(免疫球蛋白)经化学方法结合起来,但不影响该血清抗体的免疫特性,然后将此荧光的标记抗体作为一个试剂在特定的条件下浸染标本,使其与标本中相应的抗原发生结核反应。这个反应的结果是含有荧光标记的抗体与抗原结合物可用荧光显微镜来观察,常用的方法有直接荧光抗体法和间接荧光抗体法两种。

直接荧光抗体法是利用荧光色素标记的特异性抗体直接与相应抗原结合起来检测未知抗原,其优点是方法简便、快速、特异性好,但只能检测抗原,不能检测抗体,且须具备多种特异荧光标记抗体。

间接荧光抗体法是应用抗球蛋白试验的原理,用荧光色素标记球蛋白抗体,检测未知抗原或未知抗体。其操作分两步:先将已知抗体加进未知抗原标本或将未知抗体加到已知抗原上,使抗原抗体特异结合;一定时间后洗去未结合的抗体,再加入荧光标记的抗球蛋白抗体。如果第1步抗原抗体特异结合,抗球蛋白就会和已结合的抗体发生反应,从而推知抗原(或抗体)的存在。一般称第1步中未标记的抗原为"第一抗体",荧光素标记的抗球蛋白抗为"第二抗体",第一抗体相对第二抗体就是抗原。因此,间接荧光法又称"双抗体法"。此法的优点是既可查抗原,也可查抗体,同一种荧光标记抗球蛋白抗体可检测多种球蛋白抗体的复合物,灵敏度较直接法高5~10倍,不足之处是非特异性反应较直接法多,须设多种对照,比较费时。

免疫荧光抗体检测几乎可以快速鉴定全部传染病的病原体,在细菌方面可以快速鉴定乙型溶血性链球菌、脑膜炎双球菌、致病性大肠杆菌、痢疾杆菌等,对螺旋体、病毒、寄生虫等均可采用此法。该技术虽然具有快速、应用范围广、能将特异性和形态学进行结合等优点,但也有不足之处:只能看到细胞的荧光,不能对组织进行细微观察;荧光易消退,难以得到永久性标本;非特异性的干扰较多,结果判断的客观性差;需高精密度的荧光显微镜设备等,这些使其的应用受到一定限制。

2. 放射免疫分析技术

放射免疫分析技术(RIA)是利用放射性核素的特点和免疫学技术相结合的一种检测方法。免疫分析的本质是抗原抗体反应,抗原如标记上放射性核素等,就可成为标记抗原,但仍可以与相应抗体起特异的抗原抗体反应。当只有抗原和特异的抗体时,只产生抗原抗体复合物,并可保持可逆的动态平衡。例如,在反应液中同时加入未标记抗原,则标记抗原抗体复合物的形成受未标记抗原含量的影响。加入未标记抗原的量越多,对标记抗原抗体复合物形成的抑制程度越明显,产生的标记抗原抗体复合物就越少,这种抑制的数量关系就是放射免疫分析的定量基础。在上述反应过程中,如果标记抗原和抗体的含量比例适当,两者就可结合形成标记性抗原抗体复合物,但必然有少量的标记抗原或抗体未被结合而呈游离状态。在检测时,应将结合的标记抗原抗体复合物和游离的标记抗原分开,才能得出确切的结论。分离的方法有双抗体法和硫酸铵法。通常使抗原抗体复合物沉淀,而游离的标记抗原仍溶解于血清中,最后通过检测沉淀中的放射性强度,就可以计算出待检物的含量。

免疫放射分析技术(IRMA)与放射免疫分析技术(RIA)不同的是,前者采用标记抗体,观察抗原与过量抗体的非竞争反应。以往由于纯化抗体供应困难,从而限制了本方法的发展。近年来,单克隆抗体的问世为制备大量的纯化抗体提供了可能,从而大大地推动了本法的应用。

具体方法如下:

(1)直接法:抗原与过量标记抗体作用后,用抗原免疫吸附剂除去剩余的标记抗体,上清液中标记抗原抗体复合物的放射性就代表了抗原的含量。

(2)间接法:抗原与过量抗体作用后,用固相抗原除去剩余抗体,加入标记的第二抗体,测定的抗原双抗体复合物的放射性即代表抗原含量。

(3)夹心法:先将抗体包被在固相多孔板上,然后与抗原反应,最后加入标记抗体孵育,洗去剩余的标记抗体后,测定固相多孔板上的放射性。目前,放射免疫分析技术已在临床上广泛应用。放射性标记的特点:一是灵敏度高,可检出 $10^{-12} \sim 10^{-9}$ g 的蛋白质,体内极微量的生物活性物质均可检测,可以测定体内各种激素的含量,也可检测乙肝两对半等抗原、抗体的含量,其应用范围已随单克隆抗体的发展而日益广泛;二是特异性强,采用单克隆抗体后其分辨能力更好,应用范围广,操作简便。但放射性核素对人体有一定的损害,须注意个人防护,并要有一定的设备。因此,不宜在设备不足的单位应用。

3. 酶联免疫分析技术

酶联免疫分析技术(ELISA)是继荧光免疫分析技术、放射免疫分析技术之后发展起来的一项灵敏、特异、快速且可实现自动化的新技术。由于具有安全、稳定、容易观察等优点,该技术在近几年来发展得十分迅速。此实验的基础是:抗原或抗体结合到固相载体表面后,能保持其免疫活性,而抗原或抗体与酶结合后也能保持免疫学和酶的活性。酶结合物与相应抗原或抗体形成复合物,在底物的催化下发生显色反应,可根据加入酶底物溶液后的显色深浅,判定有无相应的免疫反应及测定抗原或抗体的含量。

具体方法如下:

(1)间接法。首先将抗原吸附于固相支架聚苯乙烯微孔板上(致敏载体),加待检血清(抗体)到致敏载体上,经孵育、洗涤剩余血清;再加酶标记抗球蛋白,使酶标记抗球蛋白与抗原抗体复合物结合在一起;最后加底物显色,根据显色强度可测定抗原的含量。

(2)竞争抑制法。将特异性抗体吸附于固相载体上,加上特异性抗原,孵育后冲洗,同时加入待检血清(抗体)和酶标记特异抗体,两者竞争抗原,洗涤后底物显色。若待检血清中含特异抗体,则其与特异抗原结合,酶标记抗体被冲洗掉,加底物后显色浅(呈阳性反应);若待检血清中不含特异抗体,则酶结合抗体与特异抗原结合,加底物后显色深(呈阴性反应)。

酶联免疫分析技术除要求有高纯度的抗体外,对所使用的酶也要求很高,一种使用的酶必须具备以下条件:纯度高、特异性强、稳定、可溶,与抗体结合后保持活性、与底物显色易观察,测定方法简便而快捷、价廉等。碱性磷酸酶、辣根过氧化物酶、葡萄糖氧化酶和半乳糖甘氨酸酶均符合以上条件,国内较常用的是辣根过氧化物酶。酶联免疫吸附试验在临床上已得到广泛应用,在传染病学方面,如乙型肝炎、细菌感染、真菌感染、螺旋体感染等,均可用此法进行检测,因而其具有十分广阔的应用前景。

4. 化学发光免疫分析技术

化学发光免疫分析技术的原理是:应用某种化学物质标记抗体,在反应中加入触发剂后,化学发光物质立即以光子形式释放出能量。其优点是反应速度快,但发光持续时间短,同时还存在信号强度弱、易受干扰、本底高、操作烦琐等问题。近年来,通过不断的改进,全自动的分析仪已经问世。该仪器具有反应时间快、信号强、发光时间长等优点,克服了易干扰和本底高等问题,已经在经济发达地区得到了普遍的推广和应用。

另外,国内也已有增强化学发光酶免分析仪、电化学发光分析仪等仪器问世。它们各有利弊,相信在不久的将来,定能在我国得到广泛的应用。

5. 各种标记免疫分析技术的评价

(1)放射免疫分析技术:放射免疫分析技术泛指应用放射性核素示踪的免疫学分析技术。它的最大特点是灵敏度高,稳定的测定范围 $10^{-12}\sim10^{-9}$ g,使过去一些无法分析的极微量物质得以精确定量。由于抗原物质提取纯度高,制备的抗原抗体特异性高、在体液复杂的环境下可准确识别靶抗原、无交叉结合反应、特异性强,因而保证了测定结果的准确性。此外,体外测定过程简单、安全、迅速,标本用量少,易于规范化,同时应用范围非常广泛,尤其是免疫放射分析(IRMA)的应用,使测定结果的准确度进一步提高,重复性好,便于进一步的推广应用。但放射免疫分析也存在不足之处,主要是测定的自动化程度难以达到规范要求,且放射性核素或多或少会对工作人员和环境造成一定的辐射。有的核素半衰期短,标记物不能久放,否则会对结果造成一定的影响。此外,放射免疫分析技术的质量控制难以达到国家的规范化要求。因受多种因素的影响,目前对病毒或细菌抗原的标记还存在一定的困难,故这些抗原难以得到纯品供应。

(2) 荧光免疫分析技术:荧光免疫分析技术是标记免疫分析技术中发展较早的一种。1958年,Riggs成功合成异硫氰酸荧光素,使得这一技术成为简便、稳定和可靠的实验方法。近年来,利用现代化电子和激光技术研制成功的流式细胞仪更使这一基本方法的适用范围由原来的固定标本检验扩大为活细胞的分类检测,成为目前应用较为普遍的荧光抗体技术。其基本原理是将合适的荧光素以化学方法与特异性抗体通过共价键牢靠结合,此结合的荧光素抗体不仅保留原有的特异性反应,而且具有示踪作用,即当其与特异性抗原结合后,可使后者显示荧光。例如,原先在一般组织切片或涂片中难以查到的细菌、病毒和其他抗原成分,若经荧光抗体处理,抗原成分会迅速显示在荧光显微镜下,在黑暗的环境下,呈现明亮的特异荧光,抗原定位和特异性鉴定可一次完成。荧光分析存在的不足之处为:经荧光染色的标本必须当天镜检,不宜存放,镜下观察的时间也不宜太长(特别是紫外激发);因荧光会逐渐消退,故标本宜用缓冲甘油和盖玻片封埋,并采用无荧光镜油;荧光显微镜检查必须在通风良好的暗室中进行,透射试照明适用于低倍观察,而落射式照明可用于高倍观察。

(3) 酶联免疫分析技术(ELISA):酶联免疫分析技术是以酶标记的抗体或抗原作为主要试剂的免疫检测方法,是标记免疫分析技术的一种。酶联免疫分析技术具有高度的特异性和敏感性,几乎所有的抗原抗体系统均可检测,它的最小测定值可达纳克(ng)水平。与放射免疫分析相比,酶联免疫分析技术的优点是标记分析试剂稳定,无放射性危害。因此,酶联免疫测定在临床上发展得很快,目前应用较广的有双抗体夹心法及享有盛誉的生物素-亲和素酶联免疫吸附测定法——将生物素和亲和素结合(特异性强、亲和力大),两者一经结合便极为稳定,因此,把生物素和亲和素系统与 ELISA 偶联起来,就可以大大地提高 ELISA 的灵敏度。1987 年,Burnet 建立了酶联免疫电转移印迹法,该法具有高度的特异性和敏感性,是一种有效的分析手段,在蛋白质化学方面应用广泛。它不仅用于分析抗原组分及其免疫活性,还可用于疾病的诊断。酶联免疫分析技术也存在不足之处,如测定步骤复杂、质量较高的试剂制备较为困难,只有应用符合要求的试剂和标准化操作,才能获得满意的结果。另外,定量测定需要在酶标仪上进行。ELISA 的准确性还与 ELISA 板的平整度与透明度、比色计的质量有关。

(4)化学发光免疫分析技术:化学发光免疫分析技术最大的优点是反应速度快。但化学发光免疫分析也有明显的不足之处,如仪器昂贵、试剂均需进口、成本高等。目前,该技术只在国内少数大医院推广应用,而在基层医院难以推广。

(何浩明　孙前进)

第二节　分子生物学诊断技术

一、分子杂交技术

分子杂交技术包括核酸探针标记及分子杂交两个过程。该项技术的基本原理是根据核苷酸链碱基严格互补配对的特征,用放射性或非放射性物质标记的已知核酸探针通过放射自显影或非放射性监测系统(酶促显色反应和荧光检测体系)检测体液组织细胞及染色体中特定的 DNA 或 RNA。目前,该技术已用于传染病、寄生虫病的诊断,人和哺乳类动物的基因定位,外源性基因在染色体上的整合部位、肿瘤基因定位及基因表达的研究。

1. 核酸探针标记

选择合适的标记物对于提高核酸探针的质量至关重要。理想的标志物至少应具备以下几个条件:标志物易于同核酸牢固结合,并能产生容易检测的较强信号;标志物不影响探针与其互补核酸的杂交复性;在杂交过程中升高温度时,标志物仍能保持其固有的稳定性。目前采用的标志物有放射性和非放射性 2 类,前者应用得最多的是核素 ^{32}P、^{125}I、^{35}S,这类标志物的经典标记方法为缺口翻译法。该方法是一种酶促反应,将单链 DNA 与标记有核素的六聚核苷酸混合在一起,使之随机配对,或先将探针 DNA 克隆化、单链植入载体 M_{13} 噬菌体中再进行拷贝。采用这种方法获得的探针为单链DNA,可避免杂交时互补DNA(cDNA)与探针互相竞争样品的DNA,将进一步提高探针的敏感性与特异性。放射性核素标记探针最大的优点是灵敏性高,如用^{32}P标记探针可检出5×10^{-18} mol的核酸。但也有其无法克服的缺陷,主要是半衰期短,标记的探针难以长期保存;放射性自显影所需时间长,不利于快速诊断;易致环境放射性污染等。由于上述原因,近年来有专家在积极开发非放射性核素凝集探针,常用的非放射性标记物有生物素、酶、荧光素及地高辛等。这类探针的灵敏性虽略逊于放射性核素标记探针,但具有性能稳定、可长期保存、检测周期短等优点,且无环境污染。非放射性核素探针的标记方法分直接法和间接法两种,直接标记法适用于辣根过氧化物酶,碱性磷酸酶和荧光素,通过偶联剂或某些化学反应使之以共价键与核酸相连。例如,碘化盐可使辣根过氧化物酶表面部分糖分子氧化生成醛基,与DNA上加层的脱氧胸腺嘧啶发生反应,从而达到与DNA相连接的目的。最简单的间接标记方法是,先制备抗核酸杂交体的特异性抗体,然后用带有标记的第二抗体对核酸杂交体-抗体复合物进行检测。另一种间接标记法是在DNA分子上连接1/2抗原,然后再接上能同该抗原特异结合而带有标记的蛋白,常用的半抗原有生物素、地高辛和三硝基苯等。

2. 分子杂交类型

杂交过程是指2条有力互补的多核苷酸链,其中1条带有标记物,在一定温度、离子强度和pH等条件下,按碱基配对的原则结合成双链核酸。可有DNA与DNA、DNA与RNA以及寡核苷酸探针与DNA或RNA杂交等,常用的分子杂交技术有5种。

(1) 斑点杂交:斑点杂交又称"打点杂交",其过程是将适量的标本,如血清、细胞或组织匀浆提取物在抽滤状态下直接点在固相材料硝酸纤维素膜或尼龙膜上,经变性、中和、固定后与液相中经变性处理的标记探针进行杂交,通过放射自显影或酶显色反应判定结果。该方法简便、快速,敏感性可达1 pg水平,检测标本中如存在大量蛋白质、多糖等大分子物质,可引起非特异性反应,降低检测的敏感性。因此,宜在杂交前将样品进行抽取核酸处理,以消除一些干扰因素。

(2) 原位杂交:原位杂交是指在甲醛(福尔马林)固定的石蜡切片、冷冻切片组织或无损伤单层细胞涂片上进行分子杂交,主要用于检测组织细胞中的特异性核酸。通过特殊处理使细胞或组织既保留供探针杂交用的DNA,又不破坏细胞的整体形态,以便确定特异性核酸存在的位置。原位杂交有如下特点:可快速特异地检测细胞中的病毒核酸,特别是对至今体外培养尚未成功的病毒更有实际意义;由于是检测细胞内的核酸片段,所以保留细胞的形态结构和组织的立体构型,从细胞及亚微结构水平上分析,克服了斑点杂交的缺点,适用于核酸定位和分布的研究,对于阐明病毒的致病机制有独特的作用。原位杂交方法比其他杂交方法敏感,可在1‰受感染细胞中检出病毒核酸序列,而其他杂交方法要经过核酸抽提,且会被感染的宿主细胞的正常核酸稀释,难以检出如此微量的感染细胞。原位杂交目前主要用于病毒性疾病的研究,在各型病毒性肝炎的研究中应用尤为广泛。

(3) 转印杂交(印迹技术):转印杂交包括检测 DNA 分子的印迹技术,其过程是先通过酚/氯仿抽提标本中的核酸,再经限制性内切酶消化,通过琼脂糖凝胶电泳,再将 DNA 或 RNA 转印到纤维素膜上与探针杂交,用于各种组织的抽取物和重组 DNA 的分析与鉴定。转印杂交的最大优点是可判断检测 DNA 或 RNA 相对分子质量大小及其存在的状态,但操作步骤较繁杂,且需要的标本量大。

(4) 菌落杂交:菌落杂交类似于原位杂交,将培养分离的菌落或菌落肉汤混悬液抽滤固定在滤膜上,通过酶或强碱处理使 DNA 释放,再与探针杂交。这种方法可免去菌落生化检验和细菌株再接种等步骤,缩短杂交时间,广泛用于细菌尤其是生长缓慢细菌的鉴定与诊断。

(5) "三明治"杂交:"三明治"杂交是采用 2 种衍生于目的 DNA 上的两处相邻但非重叠的单链核酸片段作为检测试剂,其中一个片段先固定在滤膜上,另一片段加以标记作为液相探针,液相中存在的目的 DNA 同时与固定在滤膜上的 DNA 片段和探针发生杂交,形成"三明治"杂交体。该方法最大优点是敏感性高,但需要 2 个核酸片段作为反应剂,且操作较繁杂,目前尚未得到广泛应用。

3. 探针种类及应用

(1) 细菌性探针:这类探针用于弯曲菌属、肠毒性大肠埃希菌、军团菌、肺炎支原体、淋球菌、铜绿假单胞菌、沙门菌属、志贺菌属、弧菌属等的鉴定与诊断。

(2) 病毒性探针:这类探针可用于腺病毒、巨细胞病毒、肠病毒、EB 病毒、HAV、HBV、HCV、HDV、HIV、HSV 及水痘病毒等的诊断。

(3) 寄生虫与真菌探针:这类探针可用于马来丝虫、利什曼原虫、克鲁斯锥体虫、曲霉菌属及白色假丝酵母菌(白色念珠菌)等的诊断。

二、聚合酶链反应

聚合酶链反应(PCR)又称"体外 DNA 扩增技术",由美国 Cetus 公司和加利福尼亚大学与 1958 年联合发明。该技术由于敏感性高、特异性强、方法日臻完善,在传染病、遗传性疾病及肿瘤检测等领域里已得到广泛应用。

1. 基本原理

所谓"PCR",本质上是模拟天然 DNA 的复制过程,在体外进行特异性 DNA 扩增,在试管中经过 30～40 次循环,靶序列可被扩增上百万倍,因而大大地提高了灵敏度。过去要几天、几周或数月才能完成的工作,通过 PCR 扩增技术几小时就可完成,对待检标本要求也不太严格,用 1 个细胞、1 根头发、1 滴血、1 块精斑乃至上万年前的尸骨残骸就可以进行检测。因此,有人称 PCR 技术为"分子生物学上的一次革命",是体外"分子克隆"或"无细胞系克隆"。理论上,只要有一段高度保守的 DNA 或 RNA 片段,就可以作为靶序列设计引物进行 PCR。PCR 扩增的特异性依赖 2 个寡核苷酸引物,这对引物位于靶 DNA 两侧并分别与对应的 DNA 形成互补。PCR 包括 3 个基本步骤,即 DNA 热变性,加热使靶 DNA 双链解离;引物复性(又称"退火"),当温度降低时,两个引物分别与模板 DNA 两条链的 3′末端杂交;引物延伸,在 DNA 聚合酶的催化下,引物沿着模板 DNA 的 3′末端向 5′末端方向延伸,合成一条与模板 DNA 完全互补的新链。新合成的 DNA 双链经变性解离后又可作为模板与剩余引物杂交,在 DNA 聚合酶的催化下引导合成新的靶 DNA 链,完成第二轮循环,如此重复上述变性、复性及延伸过程,使靶 DNA 量不断增加。被扩增的 DNA 片段长度由两个引物 5′末端 DNA 靶序列限定。PCR 扩增倍数为 $(1+X)^n$,其中,X 为每次循环中模板与引物的结合率,一般为 $70\%\sim100\%$,n 为循环次数。如循环 30 次,靶 DNA 可被扩增 $10^6\sim10^7$ 倍。PCR 的体外扩增过程遵循酶的催化动力学原理,靶 DNA 片段的扩增最初表现为直线上升,随着靶 DNA 片段的逐渐积累,当引物-模板-DNA 聚合链达到一定比例时,酶的催化反应趋于饱和,此时靶 DNA 产物不再增加,即出现所谓的"平台效应期"。达到平台期所需 PCR 循环次数取决于起始底物拷贝数(copies)、PCR 扩增效率及 DNA 聚合酶种类等因素。起始靶 DNA 的拷贝数越多,PCR 扩增效率越高,达到 PCR 平台期所需循环次数就越少。

2. 基本条件及方法

进行 PCR 需要耐热的 DNA 聚合酶、特异性引物、靶 DNA 片段、4 种 dNTP 底物及适当的反应条件。

(1) 耐热的 DNA 聚合酶:尽管有人使用大肠埃希菌克林诺酶或 T₄ 聚合酶进行 PCR,但每次循环后由于热变性时酶被灭活,核苷酸错配发生率较高,进行下一循环时需要追加酶,所以,需要酶的量较大,操作也不方便,使得 PCR 这一技术难以进入实用阶段。目前,这类酶已被耐热 DNA 聚合酶(Taq-DNA)所取代,大大地简化了 PCR 的操作,提高了特异性,使 PCR 成为简便可行的实用技术。Taq-DNA 聚合酶是从嗜热性细菌中分离出来的,具有类似大肠埃希菌克林诺酶的 DNA 聚合酶活性,可耐受高达 95℃ 的高温且活性不受影响,适合于反复加热变性模板、结合引物及延伸合成新链的反应环境。

(2) 引物:进行 PCR 的必要条件是 2 条具有 3′羧基末端的人工合成脱氧寡聚合苷酸片段,分别与目的基因片段双链 DNA 的 3′末端高度同源互补。为获得全长扩增,引物最好位于待扩增片段模板链的两端,长度最好大于 20 bp,引物太短则与模板结合不牢固。

(3) 待扩增的 DNA 模板:根据目的不同,可以扩增各种标本 DNA 或 cDNA。引物的高度特异性决定 PCR 对扩增产物的高度特异性,不受反应体系中无关 DNA 及 RNA 的影响。因此,PCR 对所扩增 DNA 的纯度要求不严,模板 DNA 不必经过特别纯化处理。

鉴于 PCR 灵敏度极高,样品或试剂中污染及微量的模板 DNA 即可造成假阳性。为了防止假阳性的出现,必须采取有力的措施,如设置不加模板的阴性对照等。重组质粒是实验室污染的主要来源,可合成与质粒载体部分互补的引物进行对照试验。PCR 操作中应防止其他非质粒来源物如 PCR 产物或游离病毒等的污染,准备工作与扩增工作应分室进行。

3. 临床应用

(1) 艾滋病(AIDS):PCR 问世后不久即被用于 AIDS 的诊断。目前,AIDS 的诊断主要采用血清学方法检测特异性抗体。虽然血清学试验可以确定是否接触过人类免疫缺陷病毒(HIV),但不能肯定是否存在 HIV 感染。要确定 HIV 感染,必须从血清抗体阳性患者体内分离 HIV。因为 HIV 感染者的外周血淋巴细胞(PBL)中仅万分之一白细胞含有病毒 RNA,所以需要采用体内培养使 HIV 增殖(细胞依赖性扩增),但这种方法往往需要 3~4 周,而且结果不稳定。如果采用 PCR 技术扩增 HIV 核酸的保守序列(非细胞依赖性扩增),然后用寡糖核苷酸限制方法鉴定,则不仅使诊断的敏感性大为提高,而且将诊断的时间缩短到了 3 d 以内。有研究者应用这种方法从 11 例 HIV 抗体阳性但 HIV 培养阴性的血标本中仅检测出 7 例病毒核苷酸阳性,检出率为 64%。还有研究者同时应用寡糖核苷酸限制 PCR 方法(PCR-OR)和 Southern 印迹技术检测 HIV 病毒,结果用 PCR-OR 法从 19 例有反转录酶活性的细胞 DNA 标本中鉴定出 17 例标本有 HIV 病毒核酸，而用 PCR-OR 方法从 18 例反转录酶阳性细胞的 DNA 标本中只鉴定出 11 例有毒 DNA，而且用 PCR-OR 方法还从 41 例反转录阴性细胞 DNA 样品中鉴定出 9 例含有 HIV 核酸序列。通常认为，如果培养细胞系的反转录酶活性为阴性，即表明 HIV 阴性。PCR 的应用纠正了这种看法，提高了检测的敏感性。

（2）病毒性肝炎：HIV 感染是应用 PCR 最成功的范例之一。随着 PCR 用于 HBVDNA 检测结果的积累，这项技术大大地丰富和更新了人们对 HBV 感染的认识。HbsAg 阴性肝病患者 HBVDNA 的检测：怀疑 HbsAg 阴性肝病的患者，可用分子杂交技术从血清或肝组织中检出 HBVDNA，但其敏感性低，难以评价 HbsAg 阴性者 HBV 感染的真实状态。应用 PCR 技术可以发现低水平 HBV 感染者。有学者应与 PCR 检测 HbsAg 阴性的慢性活动性感染，发现 67% 的病例 HBVDNA 呈阳性，进一步分析发现，单项抗-HBc 或抗-HBs 阳性及 HBV 标志物均阴性的慢性活动性感染者 HBVDNA 的检出率分别为 92%、44% 和 60%，显著高于正常人群。还有学者采用 PCR 检测原发性肝癌合并慢性肝炎患者肝组织中 HBVDNA，在血清抗 HBs 阳性和 HBV 标志物全部阴性的患者中，同样也有多数病例可以检出 HBVDNA。这些结果提示，HbsAg 阴性的慢性肝病患者仍以 HBV 感染为主，持续病毒复制是肝脏病变活动的主要原因。

（3）重新评价 HBV 感染的自然史和 HBV 标志物的意义：临床上常通过测定 HBV 的抗原和抗体来判断 HBV 感染的不同阶段。一般认为，感染最早出现 HbsAg，随后出现 HbeAg 和抗-HBc，表示患者处在病毒复制的活跃阶段；当 HbeAg 转为抗-Hbe 时，提示 HBV 复制停止；当 HbsAg 转阴后伴随抗-HBs 产生，预示 HBV 感染的结束。但有文献报道，PCR 检测出 88.9% 的抗 Hbe 阳性患者血清中存在 HBVDNA，提示 e 系统血清转换后，HBVDNA 并非完全消失，甚至 50% 的抗 HBs 阳性慢性肝病患者的血清 HBVDNA 呈阳性。因此，从 PCR 检测 HBVDNA 结果来看，以 s 系统和 e 系统持续来评价 HBV 自然感染史、划分病毒复制和非复制阶段、分析肝炎是否活动等，均存在一定的局限性。

（4）病毒复制和表达的研究：有学者应用 PCR 检测 28 例 HbsAg 阴性的原发性肝癌患者肝组织，发现 17 例 HBVDNA 阳性，其中 8 例血清抗-HBs 或抗-HBc 阳性，9 例血清 HBV 标志物为阴性，抽提其中 5 例肝组织 RNA，经反转录合成 cDNA。然后用 PCR 扩增 S 区片段，发现 4 例阳性，提示 HBV 感染标志物阴性的肝癌组织中有 HBVDNA 存在，其基因转录活跃但翻译缺陷，说明 HBV 可能存在表达缺陷型。Ulrich 等对 1 例 HbsAg 和抗- HBc 阳性面而 HbeAg 阴性的重症肝病患者用 PCR 扩增前 C 区片段,将扩增的 DNA 片段克隆后转染 HepG-2 细胞,转染后 HepG-2 细胞质中有病毒核心颗粒,且可分泌 HbcAg,但不分泌 HbeAg,提示 HbeAg 的表达并非病毒复制所必需,同时说明 HbeAg 不是免疫细胞致肝细胞受攻击的重要靶抗原。

(5) HBV 变异株的研究:应用 PCR 可选择性扩增 HBVDNA 的某一片段,将扩增产物纯化后,进行克隆和序列分析。此法不需建立基因文库、筛选目的基因和克隆等体外扩增步骤,只需几小时扩增反应制备模板即可用于病理分析,既简便快速,又节省人力和物力。借助于 PCR 技术,已陆续发现了前 S、S、前 C 和 P 区基因突变的 HBV 变异体,其中前 C 区基因突变备受重视。Okamoto 等系统地研究了 3 例无症状 HbsAg 携带者 HbeAg 阳性转为抗- Hbe 阳性过程中的基因变化,通过 PCR 扩增后进行病例分析,发现当携带者 HbeAg 阳性时,几乎无前 C 区第 28 位突变终止密码,当携带者为抗- Hbe 阳性时,约 97% 的 HBV 克隆有突变株。Gerken 等把 1 例肝癌患者血清用 PCR 扩增前 S 片段后进行序列分析,发现前 S 基因有缺损,提示同一患者体内可有多种形式的前 S 区基因突变,推测前 S 区突变可能与免疫消除 HBV 障碍有关,从而导致 HBV 持续感染。采用反转录 PCR 或近期建立的套式 PCR 方法检测病毒 RNA 在 HCV 感染的诊断中开始得到有效应用。由于抗- HCV 出现晚(一般在病人感染 HCV 后 15~21.9 周),血浆及感染肝细胞中 HCVRNA 含量甚微,采用印迹技术也不易检出,而使用 PCR 技术,可早至感染 HCV 后 1 周就可检测到 HCVRNA,这对于丙型肝炎的早期诊断及献血员的筛选具有重要意义。PCR 用于 HAV 和 HDV 感染的诊断还处在探索阶段,其确切意义尚待进一步验证。

4. 巨细胞病毒感染

巨细胞病毒(CMV)通常被认为是一种机会致病性病毒,当人体免疫功能降低时才引起疾病。血清抗体检测仅能明确既往有过 CMV 感染,并不能明确体内有无 CMV 存在。有学者对 28 例组织培养 CMV 阳性标本用 PCR 检测 CMVDNA,发现均为阳性,27 例 AIDS 患者用此法检测有 14 例 CMVDNA 阳性。PCR 检测较组织培养敏感,且所需时间短,适用于快速诊断。用 PCR 检测 CMVDNA,其敏感性可达 0.15 fg 水平,相当于 6 个拷贝基因,用该法直接对尿液标本检测 CMVDNA,阳性率明显高于 ELISA、分子杂交和病毒分离。

5. 单纯疱疹病毒感染

PCR 技术用于单纯疱疹病毒(HSV)感染诊断的病例不多,但从有限的检测结果分析,该法具有较好的特异性。对 11 例皮肤活检的石蜡包埋切片用 PCR 检测 HSVDNA,其中 7 例病理改变为 HSV 所致,HSVDNA 均为阴性,而 1 例水痘带状疱疹病毒感染病人皮肤活检的石蜡包埋切片和 3 例正常切片 HSVDNA 为阴性。有人用 PCR 检测单纯疱疹病毒脑炎脑脊液(CSF)中的 HSVDNA,4 例该病患者的 CSF 上清液 HSVDNA 为阳性,6 例其他脑炎患者 HSVDNA 阴性。

6. 人乳头瘤样病毒感染

目前对人乳头瘤样病毒(HPV)感染的诊断主要依靠细胞培养,所需时间长且阳性率低,难以在临床上应用。用 PCR 检测可以确定有无 HPV 感染。有学者对 102 例正常妇女的宫颈及阴道上皮细胞用 PCR 法检测 HPVDNA,发现有 43 例(42.2%)阳性,12 例宫颈癌患者癌组织的 HPVDNA 为阳性。这说明宫颈癌和 HPV 感染有关。Melchers 等用 PCR 法对 17 例男性尖锐湿疣患者的尿液检测 HPVDNA,发现 15 例(88%)HPVDNA 阳性,而 14 例健康男性无一例阳性,这说明尖锐湿疣和 HPV 关系密切。Shibata 等抽取石蜡包埋的切片组织 DNA,应用 PCR 扩增及 cDNA 探针杂交,只需 1 片厚 5 μm 的组织切片即可作出诊断,结果特异、快速(24 h 以内)、敏感,存在 20 个拷贝的病毒即可被检出。

7. 其他感染性疾病

肺炎支原体是呼吸道系统疾病的常见病原体,主要引起支原体性非典型肺炎。目前应用培养分离病毒和血清学检查均不能达到快速诊断的要求。尽管已有 DNA 探针可用于诊断,但其敏感性差,仍有漏诊。Berent 等成功地将 PCR 技术用于支原体 DNA 检测,初步研究结果证实,PCR 检测支原体 DNA 具有安全、方便、快速等特点,可作为常规方法应用。钩端螺旋体感染的早期诊断对指导治疗极为重要。目前钩端螺旋体病缺乏快速实用的早期诊断方法。Vaneys 等用 PCR 检测了 21 例牛尿标本的钩端螺旋体 DNA,同时与其他标本进行比较,发现有 10 例血清抗体阳性,PCR 法检测结果也均为阳性;11 例血清抗体阴性标本中,PCR 法检出了 3 例阳性,而快速印迹法仅发现 2 例阳性。PCR 用于检测钩端螺旋体 DNA 时,其敏感性和特异性均较佳且检测速度快,尤其适用于钩端螺旋体病的流行病学调查早期诊断。此外,还有少量文献报道 PCR 在肾病综合征、出血热、结核病、疟疾及伤寒等传染病诊断中的应用,由于病例较少。方法不统一,所以过渡到临床还需要一个过程。

三、DNA 指纹图谱分析

DNA 指纹图谱分析是 DNA 分子的限制性核酸内切酶酶切位点排列顺序分析,因而也被称为"限制性核酸内切酶图谱分析",主要用于细菌种系和菌株的鉴定。指纹图谱的测定方法有多种,其中以部分酶切法和 2 种不同专一性的限制性核酸内切酶交叉组合应用的酶切法最为常用。

1. 部分酶切法

首先用多种限制性核酸内切酶完全水解 DNA,然后测定完全酶解后的片段数目和每个片段的相对分子质量。选择合适浓度的琼脂糖凝胶或聚丙烯酰胺凝胶作为载体进行电泳,把绝大多数酶切片段分开。这些片段的相对分子质量以泳动的距离来判断。在合适的条件下,DNA 片段泳动的距离与该片段的相对分子质量对数成正比。一般是将完全酶解片段与标准片段(如人 DNA 的 HindⅢ/EcoRⅠ的酶切片段)一起电泳,以标准片段的泳动距离对它们的相对分子质量对数作图并得到一条曲线,然后根据待测片段的泳动距离从标准曲线上查出该片段的相对分子质量。如果 DNA 片段是放射性核素^{32}P 标记的,那么也可以从每个片段的放射性占整个 DNA 分子放射性的百分比来推算出其片段的相对分子质量。完成第 1 条测定后,再将 DNA 用限制性核酸内切酶进行部分酶切,并测定这些酶切片段的相对分子质量,将这些片段相对分子质量和完全酶切片段相对分子质量进行比较,便可推测哪些完全酶切片段是相邻的。

2. 交叉酶切法

该法是顺序地交叉地用两种限制性核酸内切酶水解底物 DNA,然后分析这些酶解产物,从而确定这两种酶切点的关系。利用这种方法不仅可以得到 2 种或多种限制性核酸内切酶指纹图谱,而且可以相互比较,使结果更加可靠。一般先建立产生片段较少的限制性核酸内切酶的指纹图谱,然后再在这个基础上建立产生片段较多的限制性核酸内切酶的指纹图谱。

3. 改进的部分酶切法

如果 DNA 片段上的酶切点太多,这时部分酶切片段的数目要远多于完全酶切片段的数目,会给分离带来很多的困难。目前有一种改进的部分酶切法,可使测定方法简化。该法首先将待测的 DNA 分子用放射性核素^{32}P 进行 5′末端标记,然后进行部分酶切后电泳,做放射性自显影,只有这样,带放射性标记的片段才能出现在放射性自显影图谱上。谱线的数目相当于完全酶切的片段数目，相邻的碱基对数目之差就是两个邻点之间 DNA 片段的大小。

（刘忠伦　孙前进）

第三节　单克隆抗体诊断技术

"克隆"一词是英文 clone 音译而来，意为"无性繁殖细胞系"，指由一个祖先细胞分裂而形成的一个细胞群体。机体经抗原刺激后，体内 B 细胞呈克隆增殖，不同 B 细胞克隆可产生不同特异性抗体，但即使是单一抗体，由于它本身具有多个不同抗原决定簇（一个抗原决定簇激活一个 B 细胞），所以可激活许多个 B 细胞，产生许多特异性和亲和力不同的抗体。因此，血清中的抗体常呈高度异源性，用普通制备抗血清的方法得不到高度特异、均一的抗体。早年单一免疫球蛋白的唯一来源是多发性骨髓瘤患者的血清。多发性骨髓瘤患者由于骨髓内浆细胞的恶性增殖，分泌大量单一的某种免疫球蛋白或其片段，常是单克隆，但来源有限。采用实验方法选出具有合成和分泌某种特异性抗体能力的 B 细胞，并令其增殖为一株淋巴细胞系即为"单克隆"，它所合成的抗体即"单克隆抗体"（McAb）。

单克隆抗体杂交瘤技术是 1975 年 Kohler 和 Milstein 首先报道的一种产生 McAb 的技术。该技术先利用肿瘤细胞的高度增值率和 B 细胞合成抗体的功能，凭借融合剂的作用将两个细胞融合成新的杂交细胞，即"杂交瘤细胞"。它既具备瘤细胞能在体外培养传代的特点，又保留浆细胞分泌特异性抗体的功能。产生 McAb 的杂交瘤为 B 细胞杂交瘤，由脾细胞中 B 细胞与骨髓瘤细胞融合而成，多数是小鼠-小鼠杂交瘤，这种细胞融合技术称为"杂交瘤技术"或"单克隆抗体技术"。

一、杂交瘤技术的具基本原理

骨髓瘤细胞和脾细胞的融合形成除了有骨髓瘤细胞-脾细胞外，尚可有骨髓瘤细胞-骨髓瘤细胞、脾细胞-脾细胞间的融合。另外，还有一些未融合的以单细胞形式存在的骨髓瘤细胞和脾细胞。从这些细胞中选取骨髓瘤细胞-脾细胞融合的杂交瘤细胞，主要是依靠选择性培养基来完成。含有次黄嘌呤（H）、氨基蝶呤（A）和胸腺嘧啶（T）的细胞培养基称"HAT 培养基"。

细胞合成 DNA 有 2 个途径,当细胞内鸟嘌呤核苷的主要途径被叶酸拮抗剂——氨基蝶呤阻断时,细胞需依赖"补救"酶——次黄嘌呤-鸟嘌呤磷酸核糖转移酶或胸腺嘧啶核苷激酶(TK)的作用来合成 DNA。缺乏其中之一,DNA 合成即终止。任何细胞若缺乏次黄嘌呤磷酸核糖转移酶(HGPRT),在 HAT 培养基中主要合成 DNA 的途径就被切断,又不能利用次黄嘌呤和胸腺嘧啶经旁路合成 DNA,此细胞就将死亡。目前,适合融合的骨髓瘤细胞系如 NS-1,SP2/0 等皆为 HGPRT 缺陷型突变株,在 HAT 培养基中不能生长,融合骨髓瘤细胞-骨髓瘤细胞及单个骨髓瘤细胞均要死亡。脾细胞含有 HGPRT,但在体外难以生长繁殖,一般在 2 周内自然死亡,唯有与 HGPRT 阳性的供体脾细胞融合而获得 HGPRT 补充的杂交瘤细胞可利用补救途径在 HAT 培养基中繁殖生长,然后借助敏感的检测技术,从诸多杂交瘤细胞中筛选出能够产生特异性抗体的杂交瘤细胞。

二、杂交瘤技术实施中的原则

产生单克隆抗体的杂交瘤技术包括一系列实验步骤和操作流程,如动物免疫、细胞培养、细胞融合和杂交瘤选择。杂交瘤细胞系克隆和再克隆、抗体检测和扩增及杂交瘤细胞株的冷冻保存和复苏。几乎每一个步骤都可采用不同的技术方案,而下述一些原则是发挥或保证杂交瘤技术成功的关键。

1. 淋巴细胞(脾细胞)供体动物的选择

小鼠和大鼠是迄今最常用的免疫亲代淋巴细胞(脾细胞)供体动物。小鼠通常是首选的供体动物,因为其来源方便,易于饲养,尤其是已有许多适宜作融合对象的小鼠骨髓瘤细胞株可供选择。目前,用于杂交瘤技术的小鼠骨髓瘤细胞株均来源于 BALB/c 鼠系,故 BALB/c 小鼠应被首选为免疫亲代淋巴细胞的供体动物,其所产生的杂交瘤也可在 BALB/c 小鼠体内生长,有利于抗体的扩增。

一般应选择与提供骨髓瘤细胞株的动物同一品系的供体动物,避免因组织相容性抗原不相配等原因而不能获得稳定的杂交瘤细胞株,或因无法扩增得不到相应的、足够应用的抗体。

除小鼠-小鼠杂交瘤以外,已有大鼠-大鼠、大鼠-小鼠、人-鼠、人-人等杂交瘤技术的报道,其中,人源性单克隆抗体的制备最引人注目,它为标本技术应用于临床实践开辟了一条新途径,只是其技术难度大,极难获得稳定而又高分泌的杂交瘤细胞株,采用 EB 病毒转化人 B 细胞与小鼠骨髓瘤细胞杂交技术应有较好的应用前景。

2. 融合用骨髓瘤细胞株的基本要求

骨髓瘤是一种抗体生成细胞肿瘤,通常被称为"浆细胞瘤"或"骨髓瘤",可合成瘤细胞本身的重链和轻链特异性免疫球蛋白,在杂交瘤中必然会产生大量的与骨髓瘤重链或轻链组成的不能结合特异性抗原的混合分子,使目标特异性抗体的滴度大大降低。为充分发挥杂交瘤技术潜力,要求这些骨髓瘤细胞系至少满足 2 个基本要求,即本身不产生骨髓瘤特异性免疫球蛋白,但不妨碍杂交后免疫亲代供体特异性抗体的产生;本身次黄嘌呤-鸟嘌呤磷酸核糖转移酶缺陷或对 HAT 选择性培养基敏感,使未形成杂交瘤的瘤细胞迅速凋亡,以免淹没杂交瘤细胞,影响其生长。目前已有一系列适合融合的小鼠系骨髓瘤细胞株可供选择,皆来自 BALB/c 小鼠。

3. 免疫亲代供体动物的免疫

免疫亲代供体动物的免疫方法可能是决定抗原特异性抗体形成细胞数量和适合融合的分化阶段的重要因素。无论采用何种免疫方法,其免疫程序应包括预免疫和加强免疫 2 个步骤。预免疫虽可刺激动物产生抗体,并可作为检测是否产生特异性反应的指标,但更重要的目的在于增加抗原特异性,记忆状态的 B 细胞数量,宜以小剂量、间隔时间长、多次给药为宜,加强免疫则宜在细胞融合前 3 天以较大剂量抗原从静脉给予,使活化记忆细胞群呈同步化状态(即母细胞化)而适合融合(即与骨髓瘤融合的 B 细胞应处在利于融合的分化状态,不要已形成分泌抗体的成熟浆细胞)。

4. 细胞融合

使骨髓瘤细胞和免疫亲代脾细胞互相融合成杂交瘤细胞是本项技术的关键步骤。目前用于细胞融合的促进剂是聚乙二醇(PEG),相对分子质量为 1 000～6 000。应注意的是,PEG 的浓度以 40%～50% 为宜。PEG 浓度在 30% 以下,细胞融合率低;PEG 浓度超过 50%,则毒性过大。pH8.0～pH8.2 时细胞融合率最高。细胞融合时间与 PEG 浓度密切相关,若 PEG 浓度为 50%,则作用时间不超过 2 min。此外,温度、细胞数量、脾细胞与骨髓瘤细胞比例等都直接影响细胞融合的成功率。至今未能解决从一次或多次细胞融合中筛选出能分泌目标特异性单克隆抗体的杂交瘤细胞株的随机性,不能根本改变杂交瘤技术的异型细胞融合率低这一固有的局限性。

5. 杂交瘤克隆化

早期克隆和反复再克隆是获得稳定杂交瘤细胞系的重要保证,在选择杂交瘤过程中,一旦细胞培养板一侧有阳性生长孔,就应尽快进行克隆化操作,目的是保证杂交瘤细胞培养的单克隆性,确保其所分泌的抗体是单克隆,保证分泌目标抗体的单克隆杂交瘤细胞株的稳定性。目前,进行克隆化大多应用有限稀释法,克隆化操作至少进行 2 次,以保证所得的产物是单克隆,并减少细胞株因染色体丢失而成为抗体分泌变异株。

6. 筛选特异性目标单克隆抗体

筛选特异性目标单克隆抗体,应采用一种简便、快捷、敏感、稳定而又特异的检测方法,以便能在较短时间内对上百份标本(杂交瘤培养上清)进行特异性鉴定。ELISA 因能满足绝大多数目标抗体的筛选要求,已在杂交瘤技术的初筛和再克隆中得到广泛应用。

三、单克隆抗体在传染病学中的应用

单克隆抗体技术问世已 40 多年,显示出了强大的生命力,几乎渗透到生物医学的各个领域,推动着医学科学向前发展。在传染病范围内,单克隆抗体技术亦同样得到了广泛应用,并日益发挥其不可估量的作用。现就其在传染病的病原学、发病机制、诊断、治疗及预防等方面取得的成就介绍如下。

1. 在病原学和发病机制上的应用

单克隆抗体技术使几乎所有的抗原物质可以采用技术获得针对某一抗原决定簇的单克隆抗体,解决了过去采用多克隆抗体(血清)的手段因异质性和效价低等原因而达不到目的的问题,如可以确定某些病毒病原体的变异性、病原体的结构特点及发病机制等。有些病毒如狂犬病毒、腮腺炎病毒一向被认定较为稳定、抗原化单一,经用 McAb 检测后,不但揭示了它们本身抗原性方面存在差异,而且因发现狂犬病毒株和制备疫苗的固定毒株之间存在明显的抗原差异、缺乏足够的交叉保护,阐明了过去由于疫苗质量或注射时间太晚使其保护作用不好的原因。流感病毒可发生变异,采用 McAb 研究其变异性时发现,它们的变异均发生在血凝素多肽 N 端的单个氨基酸上,提示氨基酸的替换与抗原改变之间的关系。在研究抗原结构和特性上,应用 McAb 技术发现,霍乱弧菌肠毒素是一个有 A 亚单位和 B 亚单位以非共价键结合的寡聚体。A 亚单位有 A1 和 A2 两个片段,B 亚单位有 5～6 个相同的多肽聚合而成。McAb 技术不仅能更精确可靠地证实疟原虫在红细胞内不同发育阶段的变化,并能证实其中相对分子质量为 25×10^4 的蛋白具有保护功能(与裂殖子的侵入功能有关),在诱导和表达免疫反应中起重要作用。2 种或数种不同来源的抗原若能与某一种 McAb 发生反应,表示它们存在共同的抗原决定簇,可用作病原进化亲缘关系的调查。在发病机制方面,用 McAb 可观察到单纯疱疹病毒在裸鼠耳郭上繁殖后,沿神经途径扩散到神经节、脊髓、脑和肾上腺的情况。

2. 在诊断上的应用

正是由于 McAb 具备 PcAb 所缺乏的特异性、匀质性、敏感性、精确性和可重复性,所以它在传染病诊断中已得到了广泛的应用。目前,McAb 诊断试剂已替代绝大多数常规抗血清。McAb 可直接检测临床标本并能快速鉴定,从而解决了病原学的早期诊断问题;McAb 还解决了同属异种病毒间的交叉反应问题,如流行性乙型脑炎病毒和登革病毒两种病毒同属虫媒病毒,存在明显的交叉反应,在两种病毒同时存在一个地区可造成诊断和流行病学监测上的困难。上述两种病毒 McAb 的获得只需用免疫荧光法就可以区分。McAb 还可用来观察机体内某些抗原、抗体消长的情况,典型的例子是乙型肝炎病毒曾被认为 HbsAg 和抗- HBs 间有一"窗口",即 HbsAg 消失后抗- HBs 出现前,血清既查不到 HbsAg,也没有抗-HBs,使用 McAb"转阴"的血清又可检出 HbsAg,直到抗- HBs 出现。这是因为 McAb 敏感性高,提高了 HbsAg 的检出率,更重要的是,它可以检测已形成 HbsAg 抗- HBs 复合物中的 HbsAg。

3. 在治疗学上的应用

目前,将 McAb 用于治疗仍处于实验探索阶段,但已有不少动物实验证实应用 HSV-1McAb 可保护感染 HSV-1 24 h 的小鼠不发生脑炎并全部存活,对照组则有 50%死亡,使用流行性乙型脑炎病毒 McAb 皮下注射治疗感染该病毒 24~48 h 的小鼠,治疗率分别为 60%~100%和 60%~84%。McAb 也可作为载体(生物导弹)使有效药物直接作用于靶抗原,既避免全身反应,又可发挥最大的效力。McAb 用于临床治疗,需要注意防止异种 McAb 引起的过敏反应,应尽可能使用人源 McAb,也可采用木瓜酶处理小鼠 McAb,从中分离 Fab,以减少异种动物抗体的副作用。人源 McAb 用于被动免疫治疗白喉等疾病。McAb 纯度高、特异性强,具有疗效好、安全等优点,将逐步取代抗血清。

4. 在预防医学上的应用

在传染病的预防中,McAb 的作用包括:直接用于免疫预防,如狂犬病、破伤风、病毒性肝炎等;用于流行病学鉴定和监测许多病原体抗原性的漂移和变异;及时预防疾病的流行并指导制备相应的变异株疫苗;筛选病原体中具有保护功能的抗原,制备亚单位疫苗。

(孙　健　刘忠伦)

第四章 尿液的一般检查

第一节 尿液的生成及主要成分

一、尿液的生成

尿液由肾生成，通过输尿管、膀胱及尿道排出体外。肾单位是肾泌尿活动的基本功能单位。肾单位包括肾小体与肾小管两部分，肾单位与集合管共同完成泌尿功能。当体内血液流经肾小球毛细血管时，其中的细胞、大分子蛋白质和脂类等胶体被截留，其余成分则经半透膜滤过，进入肾小囊腔形成原尿。原尿通过肾小管时，约大部分水分、电解质、葡萄糖、氨基酸、乳酸及肌酸、部分硫酸盐、尿酸等物质又重新被吸收回血；肾小管也分泌一些物质加入尿中；肾小管滤过的原尿经过曲小管和集合管的重吸收和排泌、浓缩与稀释作用成为终尿排出体外。因此尿液的生成，包括肾小球滤过、肾小管的重吸收和排泌3个过程。

在感染、代谢异常、肾血管病变、变态反应性疾患、毒素或药物刺激情况下。泌尿道的病理产物或血液中的异常成分，可随尿排出。尿液的性状和组成，可反映机体的代谢情况。

二、尿液的主要成分

正常尿含水分96%～97%，固体物3%～4%，正常成人每天由尿中排出总固体约60 g，其中无机盐约25 g，有机物约35 g。无机盐中约一半是钠和氯离子；有机物中主要是尿素（每天可排出约30 g），其次是少量的糖类、蛋白质、酶、性激素和抗体及种类繁多的代谢产物。

第二节　尿液一般检查的适应证

一、用于对泌尿系统疾病的诊断与疗效观察

泌尿系统的炎症、结石、肿瘤、血管病变及肾移植术后发生排异反应时,各种病变产物直接进入尿中,引起尿液成分变化。因此,尿液分析是泌尿系统诊断与疗效观察的首选项目。

二、用于对其他系统疾病的诊断

尿液来自血液,其成分又与机体代谢有密切关系,任何系统疾病的病变影响血液成分改变时,均能引起尿液成分的变化。如糖尿病时进行尿糖检查、急性胰腺炎时进行尿淀粉酶检查、急性黄疸型病毒性肝炎时做尿液胆色素检查等,均有助于上述疾病的诊断。

三、用于安全用药的监测指标

某些药物如庆大霉素、卡那霉素、多黏菌素 B 与磺胺类药等常可引起肾损害,用药前及用药过程中需观察尿液的变化,以确保用药安全。

四、对人体健康状态的评估

用于预防普查,如对人群进行尿液分析,筛查有无肾、肝、胆疾病和糖尿病等,以达到早期诊断及预防疾病的目的。

（张　珂　杨海燕）

第三节 尿液标本采集及保存

一、尿液标本采集

为保证尿液检查结果的准确性,必须正确留取标本:① 避免阴道分泌物、月经血、粪便污染;② 无干扰化学物质(如表面活性剂、消毒剂)混入;③ 尿标本收集后及时送检及检查(2 h内),以免发生细菌繁殖、蛋白变性、细胞溶解等;④ 尿标本采集后应避免强光照射,以免尿胆原等物质因光照分解或氧化而减少。

二、尿标本的种类

1. 晨尿

即清晨起床后的第 1 次尿标本,未经浓缩和酸化的标本,血细胞、上皮细胞及管型等有形成分相对集中且保存得较好,适用于可疑或已知泌尿系统疾病的形态观察及早期妊娠试验等。但由于晨尿在膀胱内停留时间过长易发生变化,门诊患者携带不方便已采用清晨第 2 次尿标本来取代晨尿。

2. 随机尿(随意 1 次尿)

即留取任何时间的尿液,使用于门诊、急诊患者。本法留取方便,但易受饮食、运动、用药等影响,可致使低浓度或病理临界浓度的物质和有形成分漏检,也可能出现饮食性糖尿或药物如维生素 C 等的干扰。

3. 餐后尿

通常于午餐后 2 h 收集患者尿液,此标本对病理性糖尿和蛋白尿的检出更为敏感,用餐后增加了负载,使已降低阈值的肾不能承受。此外由于餐后肝分泌旺盛,促进尿胆原的肠肝循环,而餐后机体出现的"减潮"状态也有利于尿胆原的排出。因此,餐后尿适用于尿糖、尿蛋白、尿胆原等检查。

4. 3 h 尿

收集上午 3 h(如 6:00～9:00)尿液,测定尿液有形成分,如白细胞排出率等。

5. 12 h 尿

晚 20:00 排空膀胱并弃去此次的尿液后,留取次日晨 8:00 夜尿,作为 12 h 尿有形成分计数,如 Addis 计数。

6. 24 h 尿

尿液中的一些溶质(肌酐、总蛋白质、糖、尿素、电解质及激素等)在一天的不同时间内其排泄浓度不同,为了准确定量,必须收集 24 h 尿液。于第 1 天晨 8:00 排空膀胱弃去此次尿液,再收集至次日晨 8:00 全部尿液,用于化学成分的定量。

7. 其他

包括中段尿、导尿、耻骨上膀胱穿刺尿等。

三、尿液标本的保存

1. 冷藏于 4℃

尿液置 4℃ 冰箱中冷藏可防止一般细菌生长及维持较恒定的弱酸性。但有些标本冷藏后,由于磷酸盐及尿酸盐析出与沉淀,妨碍对有形成分的观察。

2. 加入化学防腐剂

大多数防腐剂的作用是抑制细菌生长和维持酸性,常用的有以下几种:

(1) 甲醛(福尔马林 400 g/L)每升尿中加入 5 ml(或按 1 滴/30 ml 尿液比例加入),用于尿管型、细菌防腐,适用于 Addis 计数。注意甲醛为还原性物质可致班氏尿糖定性检查出现假阳性。当甲醛过量时可与尿素产生沉淀物,干扰显微镜检查。

(2) 甲苯每升尿中加入 5 ml,用于尿糖、尿蛋白等定量检查。

(3) 麝香草酚每升尿中小于 1 g,既能抑制细菌生长,又能较好地保存尿中有形成分,可用于化学成分检查及防腐,但如过量可使尿蛋白定性试验(加热乙酸法)出现假阳性,还能干扰尿胆色素的检出。

(4) 浓盐酸每升尿中加入 10 ml,用于尿中 17 酮、17 羟类固醇、儿茶酚胺、Ca^{2+}、肾上腺素、去甲肾上腺素、香草扁桃酸(VMA)等。

(5) 冰乙酸每升尿中加入 10 ml,用于尿中醛固酮。每升尿中加入 25 ml,可用于 5-羟色胺的测定。

(6) 碳酸钠每升尿中加入 10 g,用于尿中卟啉的测定。

(张　珂　何浩明)

第四节　尿液的理学检验

一、尿量

尿量主要取决于肾小球的滤过率、肾小管重吸收和浓缩与稀释功能。此外,尿量变化还与外界因素如每日饮水量、食物种类、周围环境(气温、湿度)、排汗量、年龄、精神因素、活动量等有关。正常成人 24 h 内排尿为 1～1.5 L/24 h。

24 h 尿量＞2.5 L 为多尿,可由饮水过多,特别饮用咖啡、茶、失眠及使用利尿药或静脉输液过多时。病理性多尿常因肾小管重吸收和浓缩功能减退如尿崩症、糖尿病、肾功能不全、慢性肾盂肾炎等。

24 h 尿量＜0.4 L 为少尿,可因机体缺水或出汗。病理性少尿主要见于脱水、血浓缩、急性肾小球肾炎、各种慢性肾衰竭、肾移植术后急性排异反应、休克、心功能不全、尿路结石、损伤、肿瘤、尿路先天畸形等。

尿量不增多而仅排尿次数增加为尿频。见于膀胱炎、前列腺液、尿道炎、肾盂肾炎、体质性神经衰弱、泌尿生殖系统处于激惹状态、磷酸盐尿症、碳酸盐尿症等。

二、外观

尿液外观包括颜色及透明度。正常人新鲜的尿液呈淡黄色至橘黄色透明,影响尿液颜色的主要物质为尿色素、尿胆原、尿胆素及卟啉等。此外,尿色还受酸碱度、摄入食物或药物的影响。

浑浊度可分为清晰、雾状、云雾状浑浊、明显浑浊几个等级。浑浊的程度根据尿中含混悬物质种类及量而定。正常尿浑浊的主要原因是因含有结晶和上皮细胞所致。病理性浑浊可因尿中含有白细胞、红细胞及细菌所致。放置过久而有轻度浑浊可因尿液酸碱度变化,尿内黏蛋白、核蛋白析出所致。淋巴管破裂产生的乳糜尿也可引起浑浊。在流行性出血热低血压期,尿中可出现蛋白、红细胞、上皮细胞等混合的凝固物,称"膜状物"。常见的外观改变有以下几种。

1. 血尿

尿内含有一定量的红细胞时称为血尿。由于出血量的不同可呈淡红色云雾状,淡洗肉水样或鲜血样,甚至混有凝血块。每升尿内含血量超过 1 ml 可出现淡红色,称为肉眼血尿。主要见于各种原因所致的泌尿系统出血,如肾结石或泌尿系统结石、肾结核、肾肿瘤及某些菌株所致的泌尿系统感染等。洗肉水样外观常见于急性肾小球肾炎。血尿还可由出血性疾病引起,见于血友病和特发性血小板减少性紫癜。镜下血尿指尿液外观变化不明显,而离心沉淀后进行镜检时能看到超过正常数量的红细胞者称镜下血尿。

2. 血红蛋白尿

当发生血管内溶血,血浆中血红蛋白含量增高,超过肝珠蛋白所能结合的量时,未结合的游离血红蛋白便可通过肾小球滤膜而形成血红蛋白尿。在酸性尿中血红蛋白可氧化成为铁血红蛋白而呈棕色,如含量甚多则呈棕黑色酱油样外观。隐血试验呈强阳性反应,但离心沉淀后上清液颜色不变,镜检时不见红细胞或偶见溶解红细胞之碎屑,可与血尿相区别。卟啉尿症患者,尿液呈红葡萄酒色,碱性尿液中如存在酚红、番茄汁、芦荟等物质;酸性尿液中如存在氨基比林、磺胺等药物也可有不同程度的红色。血红蛋白尿见于蚕豆黄、血型不合的输血反应、严重烧伤及阵发性睡眠性血红蛋白尿症等。

3. 胆红素尿

当尿中含有大量的结合胆红素,外观呈深黄色,振荡后泡沫亦呈黄色,若在空气中久置可因胆红素被氧化为胆绿素而使尿液外观呈棕绿色。胆红素见于阻塞性黄疸和肝细胞性黄疸。服用痢特灵、维生素 B_2(核黄素)、呋喃唑酮后尿液亦可呈黄色,但胆红素定性阴性。服用大剂量熊胆粉、牛黄类药物时尿液可呈深黄色。

4. 乳糜尿

外观呈不同程度的乳白色,严重者似乳汁。因淋巴循环受阻,从肠道吸收的乳糜液未能经淋巴管引流入血而逆流进入肾,致使肾盂、输尿管处的淋巴管破裂,淋巴液进入尿液中所致。其主要成分为脂肪微粒及卵磷脂、胆固醇、少许纤维蛋白原和白蛋白等。乳糜尿多见于丝虫病,少数可由结核、肿瘤、腹部创伤或手术引起。乳糜尿离心沉淀后外观不变,沉渣中可见少量红细胞和淋巴细胞,丝虫病者偶可于沉渣中查出微丝蚴。乳糜尿需与脓尿或结晶尿等浑浊尿相鉴别,后两者经离心后上清转为澄清,而镜检可见多数的白细胞或盐类结晶,结晶尿加热加酸后浑浊消失。为确诊乳糜尿还可于尿中加少量乙醚振荡提取,因尿中脂性成分溶于乙醚而使水层浑浊程度比原尿减轻。

5. 脓尿

尿液中含有大量白细胞而使外观呈不同程度的黄色浑浊或含脓丝状悬浮物。见于泌尿系统感染及前列腺炎、精囊炎,脓尿蛋白定性常为阳性,镜检可见大量脓细胞。还可通过尿三杯试验初步了解炎症部位,协助临床鉴别诊断。

6. 盐类结晶尿

外观呈白色或淡粉红色颗粒状浑浊,尤其是在气温寒冷时常很快析出沉淀物。这类浑浊尿可通过在试管中加热、加乙酸进行鉴别。尿酸盐加热后浑浊消失,磷酸盐、碳酸盐则浑浊增加,但加乙酸后两者均变清,碳酸盐尿同时产生气泡。

除肉眼观察颜色与浊度外,还可以通过三杯试验进一步对病理尿的来源进行初步定位。

尿三杯试验(见表4-1)是在一次排尿中,人为地把尿液分成3段排出,分别盛于3个容器内,第1杯及第3杯每杯约10 ml,其余大部分排于第2杯中。分别观察各杯的颜色、浑浊度,并做显微镜检查。多用于男性泌尿生殖系统疾病定位的初步诊断。

表4-1 尿三杯试验

第1杯	第2杯	第3杯	初 步 诊 断
有弥散脓液	清晰	清晰	急性尿道炎,且多在前尿道
有脓丝	清晰	清晰	亚急性或慢性尿道炎
有弥散脓液	有弥散脓液	有弥散脓液	尿道以上部位的泌尿系统感染
清晰	清晰	有弥散脓液	前列腺炎、精囊炎、后尿道炎、三角区炎症、膀胱颈部炎症
有脓丝	清晰	有弥散脓液	尿道炎、前列腺炎、精囊炎

尿三杯试验还可鉴别泌尿道出血部位:

(1) 全程血尿(3杯尿液均有血液):血液多来自膀胱颈以上部位。

(2) 终末血尿(即第3杯有血液):病变多在膀胱三角区、颈部或后尿道(但膀胱肿瘤患者大量出血时,也可见全程血尿)。

(3) 初期血尿(即第1杯有血液):病变多在尿道或膀胱颈。

三、气味

正常新鲜尿液的气味来自尿内的挥发性酸,尿液久置后,因尿素分解而出现氨臭味。如新排出的尿液即有氨味提示有慢性膀胱炎及慢性尿潴留。糖尿病酮症时,尿液呈苹果样气味。此外还有药物和食物,特别是进食蒜、葱、咖喱等,尿液可出现特殊气味。

四、尿密度

尿密度是指在 4℃时尿液与同体积水质量之比。尿密度高低随尿中水分、盐类及有机物含量而异,在病理情况下还受尿蛋白、尿糖及细胞成分等影响。如无水代谢失调、尿密度测定可粗略反映肾小管的浓缩稀释功能。

1. 参考值

晨尿或通常饮食条件下:1.015~1.025。

随机尿:1.003~1.035(浮标法)。

2. 临床意义

(1) 高密度尿可见于高热、脱水、心功能不全、周围循环衰竭等尿少时;也可见于尿中含葡萄糖和碘造影剂时。

(2) 低密度尿可见于慢性肾小球肾炎、肾功能不全、肾盂肾炎、尿崩症、高血压等。慢性肾功能不全者,由于肾单位数目大量减少,尤其伴有远端肾单位浓缩功能障碍时,经常排出尿密度近于 1.010(与肾小球滤液密度接近)的尿称为等渗尿。

五、血清(浆)和尿渗量的测定

渗量代表溶液中一种或多种溶质中具有渗透活性微粒的总数量,而与微粒的大小、种类及性质无关。只要溶液的渗量相同,都具有相同的渗透压。测定尿渗量可了解尿内全部溶质的微粒总量,可反映尿内溶质和水的相对排泄速度,以判断肾的浓缩稀释功能。

1. 参考值

血清平均为 290 mmol/kg H_2O,范围 280~300 mmol/kg H_2O。成人尿液 24 h 内 40~1 400 mmol/kg H_2O,常见数值 600~1 000 mmol/kg H_2O。尿/血清比值应>3。

2. 临床意义

(1) 血清<280 mmol/kg H_2O 时为低渗性脱水,>300 mmol/kg H_2O 时为高

渗性脱水。

（2）禁饮 12 h,尿渗量<800 mmol/kg H_2O 表示肾浓缩功能不全。

（3）急性肾小管功能障碍时,尿渗量降低,尿/血清渗量比值≤1。由于尿渗量仅受溶质微粒数量的影响而改变,很少受蛋白质及葡萄糖等大分子影响。

六、自由水清除率测定

自由水清除率是指单位时间内（每小时或每分钟）尿中排出的游离水量。它可通过血清渗量、尿渗量及单位时间尿量求得。

1. 参考值

—25～—100 ml/h 或—0.4～1.7 ml/min。

2. 临床意义

（1）自由水清除率为正值代表尿液被稀释;反之为负值时代表尿液被浓缩。其负值越大代表肾浓缩功能越佳。

（2）尿/血清渗量比值常因少尿而影响结果。

（3）急性肾功能衰竭早期,自由水清除率趋于零值,而且先于临床症状出现之前 2～3 d,常作为判断急性肾功能衰竭早期诊断指标。在治疗期间,自由水清除率呈现负值,大小还可反映肾功能恢复程度。

（4）可用于观察严重创伤、大手术后低血压、少尿或休克病人髓质功能损害的指标。

（5）肾移植时有助于早期发现急性排异反应,此时可近于零。

（6）用于鉴别非少尿性肾功能不全和肾外性氮质血症,后者往往正常。

（张　珂　杨海燕）

第五节　尿液的化学检查

一、尿液蛋白质检查

正常人的肾小球滤液中存在小相对分子质量的蛋白质,在通过近曲小管时绝大部分又被重吸收,因此终尿中的蛋白质含量仅为 30～130 mg/24 h。随机 1 次尿中蛋白质为 0～80 mg/L。尿蛋白定性试验为阴性反应。当尿液中蛋白质超过正常范围时称为蛋白尿。含量大于 0.1 g/L 时定性试验可阳性。正常时相对分子质量 7 万以上的蛋白质不能通过肾小球滤过膜。而相对分子质量 1 万～3 万的低分子蛋白质虽大多可通过滤过膜,但又为近曲小管重吸收。由肾小管细胞分泌的蛋白质如 Tamm-Horsfall 蛋白(T－H 蛋白)、SigA 等以下尿路分泌的黏液蛋白可进入尿中。尿蛋白质 2/3 来自血浆蛋白,其中白蛋白约占 40%,其余为小相对分子质量的酶如溶菌酶等、肽类、激素等。可按蛋白质的相对分子质量大小分成 3 组。① 高相对分子质量蛋白质: 相对分子质量>9 万,含量极微,包括由肾髓襻升支及远曲小管上皮细胞分泌的 T－H 糖蛋白及分泌型 IgG 等。② 中相对分子质量蛋白质: 相对分子质量 4 万～9 万,是以白蛋白为主的血浆蛋白,可占尿蛋白总数的 1/2～2/3。③ 低相对分子质量蛋白质: 相对分子质量<4 万,绝大多数已在肾小管重吸收,因此尿中含量极少,如免疫球蛋白 Fc 片段,游离轻链、α_1-微球蛋白、β_2-微球蛋白等。

(一)蛋白尿形成的机制

1. 肾小球性蛋白尿

肾小球因受炎症、毒素等的损害,引起肾小球毛细血管壁通透性增加,滤出较多的血浆蛋白,超过了肾小管重吸收能力所形成的蛋白尿,称为肾小球性蛋白尿。其机制除因肾小球滤过膜的物理性空间构型改变导致"孔径"增大外,还与肾小球滤过膜的各层特别是足突细胞层的唾液酸减少或消失,以致静电屏障作用减弱有关。

2. 肾小管性蛋白尿

由于炎症或中毒引起近曲小管对低相对分子质量蛋白质的重吸收功能减退而出现以低相对分子质量蛋白质为主的蛋白质,称为肾小管性蛋白尿。尿中以 β_2-微球蛋白、溶菌酶等增多为主,白蛋白正常或轻度增多。单纯性肾小管性蛋白尿,尿蛋白含量较低,一般低于 1 g/24 h。常见于肾盂肾炎、间质性肾炎、肾小管性酸中毒、重金属(汞、镉、铋)中毒,应用庆大霉素、多黏菌素 B 及肾移植术后等。

3. 混合性蛋白尿

肾脏病变如同时累及肾小球及肾小管,产生的蛋白尿称混合性蛋白尿。在尿蛋白电泳的图谱中显示低相对分子质量的 β_2MG 及中相对分子质量的白蛋白同时增多,而大相对分子质量的蛋白质较少。

4. 溢出性蛋白尿

血循环中出现大量低相对分子质量(相对分子质量<4.5 万)的蛋白质如本周

蛋白。血浆肌红蛋白(相对分子质量为 1.4 万)增多超过肾小管回吸收的极限于尿中大量出现时称为肌红蛋白尿,也属于溢出性蛋白尿,见于骨骼肌严重创伤及大面积心肌梗死。

5. 偶然性蛋白尿

当尿中混有多量血、脓、黏液等成分而导致蛋白定性试验阳性时称为偶然性蛋白尿。主要见于泌尿道的炎症、药物、出血及在尿中混入阴道分泌物、男性精液等,一般并不伴有肾本身的损害。

6. 生理性蛋白尿或无症状性蛋白尿

由于各种体外环境因素对机体的影响而导致的尿蛋白含量增多,可分为功能性蛋白尿及体位性(直立性)蛋白尿。

功能性蛋白尿:机体在剧烈运动、发热、低温刺激、精神紧张、交感神经兴奋等所致的暂时性、轻度的蛋白尿。形成机制可能与上述原因造成肾血管痉挛或充血而使肾小球毛细血管壁的通透性增加所致。当诱发因素消失后,尿蛋白也迅速消失。生理性蛋白尿定性一般不超过(+),定量<0.5 g/24 h,多见于青少年期。

体位性蛋白尿:又称直立性蛋白尿,由于直立体位或腰部前突时引起的蛋白尿。其特点为卧床时尿蛋白定性为阴性,起床活动若干时间后即可出现蛋白尿,尿蛋白定性可达(++)甚至(+++),而平卧后又转成阴性,常见于青少年,可随年龄增长而消失。其机制可能与直立时前突的脊柱压迫肾静脉,或直立时肾的位置向下移动,使肾静脉扭曲而致肾脏处于淤血状态,与淋巴、血流受阻有关。

(二)尿蛋白参考值和临床意义

1. 参考值

尿蛋白定性试验:阴性。

尿蛋白定量试验:<0.1 g/L 或≤0.15 g/24 h(考马斯亮蓝法)。

2. 临床意义

因器质性变,尿内持续性地出现蛋白,尿蛋白含量的多少,可作为判断病情的参考,但蛋白量的多少不能反映肾脏病变的程度和预后。

(1)急性肾小球肾炎多数由链球菌感染后引起的免疫反应。持续性蛋白尿为其特征。蛋白定性检查常为(+)~(++),定量检查大都不超过 3 g/24 h,但也有超过 10 g/24 h 者。一般于病后 2~3 周蛋白定性转为少量或微量,2~3 个月后多消失,也可呈间歇性阳性。成人患者消失较慢,若蛋白长期不消退,应疑及体内有感染灶或转为慢性的趋势。

（2）急近性肾小球肾炎起病急、进展快。如未能有效控制,大多在半年至 1 年内死于尿毒症,以少尿,甚至无尿、蛋白尿、血尿和管型尿为特征。

（3）隐匿性肾小球肾炎临床常无明显症状,但有持续性轻度的蛋白尿。蛋白定性检查多为(±)～(＋),定量检查常在 0.2 g/24 h 左右,一般不超过 1 g/24 h。可称为"无症状性蛋白尿"。在呼吸系统感染或过劳后,蛋白可有明显增多,过后可恢复到原有水平。

（4）慢性肾小球肾炎病变累及肾小球和肾小管,多属于混合性蛋白尿。慢性肾炎普通型,尿蛋白定性检查常为(＋)～(＋＋＋),定量检查多在 3.5 g/24 h 左右;肾病型则以大量蛋白尿为特征,定性检查为(＋＋)～(＋＋＋),定量检查为 3.5～5 g/24 h 或以上,但晚期,由于肾小球大部毁坏,蛋白排出量反而减少。

（5）肾病综合征是由多种原因引起的一组临床综合征,包括慢性肾炎肾病型、类脂性肾病、膜性肾小球肾炎、狼疮性肾炎肾病型、糖尿病型肾病综合征和一些原因不明确的肾病综合征等。临床表现以水肿、大量蛋白尿、低蛋白血症、高脂血症为特征,尿蛋白含量较高,且易起泡沫,定性试验多为(＋＋＋)～(＋＋＋＋),定量试验常为 3.5～10 g/24 h,最多达 20 g 者。

（6）肾盂肾炎为泌尿系统最常见的感染性疾病,临床上分为急性和慢性两期。急性期尿液的改变为脓尿,尿蛋白(±)～(＋＋)。每日排出量不超过 1 g。如出现大量蛋白尿应考虑有否肾炎、肾病综合征或肾结核并发感染的可能性。慢性期尿蛋白可呈间歇性阳性,常为(＋)～(＋＋),并可见混合细胞群和白细胞管型。

（7）肾内毒性物质引起的损害由金属盐类如汞、镉、铀、铬、砷和铋等或有机溶剂如甲醇、甲苯、四氧化碳等以及抗菌药类如磺胺、新霉素、卡那霉素、庆大霉素、多黏菌素 B、甲氧苯青霉素等,可引起肾小管上皮细胞肿胀、退行性变和坏死等改变,故又称坏死性肾病。系因肾小管对低分子蛋白质重吸收障碍而形成的轻度或中等量蛋白尿,一般不超过 1.5 g/24 h,并有明显的管型尿。

（8）系统性红斑狼疮的肾脏损害本病在组织学上显示有肾脏病变者高达 90％～100％,但以肾脏病而发病者仅为 3％～5％。其病理改变以肾小球毛细血管丛为主,有免疫复合物沉淀和基底膜增厚。轻度损害型尿蛋白常在(＋)～(＋＋),定量检查为 0.5～1 g/24 h。肾病综合征型则尿蛋白大量增多。

（9）肾移植肾移植后,因缺血而造成的肾小管功能损害,有明显的蛋白尿,可持续数周,当循环改善后尿蛋白减少或消失,如再度出现蛋白尿或尿蛋白含量较前增加,并伴有尿沉渣的改变,常提示有排异反应发生。

（10）妊娠和妊娠中毒症正常孕妇尿中蛋白可轻微增加，属于生理性蛋白尿。此与肾小球滤过率和有效肾血流量较妊娠前增加 $30\%\sim50\%$ 以及妊娠所致的体位性蛋白尿（约占 20%）有关。妊娠中毒症则因肾小球的小动脉痉挛，血管腔变窄，肾血流量减少，组织缺氧使其通透性增加，血浆蛋白从肾小球漏出之故。尿蛋白多为（＋）～（＋＋），病情严重时可增至（＋＋＋）～（＋＋＋＋），如定量超过 $5 \, g/24 \, h$，提示为重度妊娠中毒症。

二、本周蛋白尿检查

本周蛋白是免疫球蛋白的轻链单体或二聚体，属于不完全抗体球蛋白，分为 κ 型和 λ 型，其相对分子质量分别为 22 000 和 44 000，蛋白电泳时可在 α_2 至 γ 球蛋白区带间的某个部位出现 M 区带，多位于 γ 区带及 β-γ 区。易从肾脏排出称轻链尿。可通过肾小球滤过膜滤出，若其量超过近曲小管所能吸收的极限，则从尿中排出，在尿中排出率多于白蛋白。肾小管对本周蛋白具有重吸收及异化作用，通过肾排泄时，可抑制肾小管对其他蛋白成分的重吸收，并可损害近曲、远曲小管，因而导致肾功能障碍及形成蛋白尿，同时有白蛋白及其他蛋白成分排出。本周蛋白在加热至 $40\sim60℃$ 时可发生凝固，温度升至 $90\sim100℃$ 时可再溶解，故又称凝溶蛋白。

1. 原理

尿内本周蛋白在加热 $40\sim60℃$ 时，出现凝固沉淀，继续加热至 $90\sim100℃$ 时又可再溶解，故利用此凝溶特性可将此蛋白与其他蛋白区分。

2. 参考值

尿本周蛋白定性试验：阴性（加热凝固法或甲苯磺酸法）。

3. 临床意义

（1）多发性骨髓瘤是浆细胞恶性增生所致的肿瘤性疾病，其异常浆细胞（骨髓瘤细胞），在制作免疫球蛋白的过程中，产生过多的轻链，且在未与重链装配前即从细胞内分泌排出，经血循环由肾脏排至尿中，有 $35\%\sim65\%$ 的病例本周蛋白尿呈阳性反应，但每日排出量有很大差别，可从 1 g 至数十克，最高达 90 g 者，有时定性试验呈间歇阳性，故一次检查阴性不能排除本病。

（2）华氏巨球蛋白血症属浆细胞恶性增殖性疾病，血清内 IgM 显著增高为本病的重要特征，约有 20% 的患者尿内可出现本周蛋白。

（3）其他疾病如淀粉样变性、恶性淋巴瘤、慢淋白血病、转移瘤、慢性肾炎、肾盂肾炎、肾癌等患者尿中也偶见本周蛋白,可能与尿中存在免疫球蛋白碎片有关。

三、尿液血红蛋白、肌红蛋白及其代谢产物的检查

（一）血红蛋白尿的检查

当有大量红细胞破坏,血浆中游离血红蛋白超过 1.5 g/L（正常情况下肝珠蛋白最大结合力为 1.5 g/L 血浆）时,血红蛋白随尿排出,尿中血红蛋白检查阳性,称血红蛋白尿。血红蛋白尿特点,外观呈浓茶色或透明的酱油色,镜检时无红细胞,但隐血呈阳性反应。

1. 原理

血红蛋白中的亚铁血红素与过氧化物酶相似,而且具有弱的过氧化物酶活性,能催化过氧化氢放出新生态的氧,氧化受体氨基比林使之呈色,可凭借此识别血红蛋白的存在。

2. 参考值

正常人尿中血红蛋白定性试验:阴性（氨基比林法）。

3. 临床意义

（1）阳性可见于各种引起血管内溶血的疾病,如 6-磷酸葡萄糖脱氢酶缺乏在食蚕豆或使用药物伯氨喹、碘胺、非那西丁时引起的溶血。

（2）血型不合输血引起的急性溶血,广泛性烧伤、恶性疟疾、某些传染病（猩红热、伤寒、丹毒）、毒蕈中毒、毒蛇咬伤等大多有变性的血红蛋白出现。

（3）遗传性或继发性溶血性贫血,如阵发性寒冷性血红蛋白尿症、行军性血红蛋白尿症及阵发性睡眠性血红蛋白尿症。

（4）自身免疫性溶血性贫血、系统性红斑狼疮等。

（二）肌红蛋白尿的检查

肌红蛋白时横纹肌、心肌细胞内的一种含亚铁血红素的蛋白质,其结构及特性与血红蛋白相似,但仅有一条肽链,相对分子质量为 1.6 万～1.75 万。当肌肉组织受损伤时,肌红蛋白可大量释放到细胞外入血流,因相对分子质量小,可由肾排出。尿中肌红蛋白检查阳性,称肌红蛋白尿。

1. 原理

肌红蛋白和血红蛋白一样,分子中含有血红素基团,具有过氧化物酶活性,能用邻甲苯胺或氨基比林（匹拉米洞）与过氧化氢呈色来鉴定,肌红蛋白在 80％饱和

硫酸铵浓度下溶解,而血红蛋白和其他蛋白质则发生沉淀,可资区别。

2. 参考值

肌红蛋白定性反应:阴性(硫酸铵法)。

肌红蛋白定量试验:＜4 mg/L(酶联免疫吸附法)。

3. 临床意义

(1)阵发性肌红蛋白尿肌肉疼痛性痉挛发作72 h后出现肌红蛋白尿。

(2)行军性肌红蛋白尿非习惯性过度运动。

(3)创伤挤压综合征、子弹伤、烧伤、电击伤、手术创伤。

(4)原发性肌疾病肌肉萎缩、皮肌炎及多发性肌炎、肌肉营养不良等。

(5)组织局部缺血性肌红蛋白尿心肌梗死早期、动脉粥样梗死。

(6)代谢性肌红蛋白尿乙醇中毒、砷化氢、一氧化碳中毒、巴比妥中毒、肌糖原积累等。

(三)含铁血黄素尿的检查

含铁血黄素尿为尿中含有暗黄色不稳定的铁蛋白聚合体,是含铁的棕色色素。血管内溶血时肾在清除游离血红蛋白过程中,血红蛋白大部分随尿排出,产生血红蛋白尿。其中的一部分血红蛋白被肾小管上皮细胞重吸收,并在细胞内分解成含铁血黄素,当这些细胞脱落至尿中时,可用铁染色法检出,细胞解体时,则含铁血黄素颗粒释放于尿中,也可用普鲁士(Prussian)蓝反应予以鉴别。

1. 原理

含铁血黄素中的高铁离子,在酸性环境下与亚铁氰化物作用,产生蓝色的亚铁氰化铁,又称普鲁士蓝反应。

2. 参考值

含铁血黄素定性试验:阴性(普鲁士蓝法)。

3. 临床意义

尿内含铁血红素检查,对诊断慢性血管内溶血有一定价值,主要见于阵发性睡眠性血红蛋白尿症、行军性肌红蛋白尿、自身免疫溶血性贫血、严重肌肉疾病等。但急性溶血初期,血红蛋白检查阳性,因血红蛋白尚未被肾上皮细胞摄取,未形成含铁血黄素,本试验可呈阴性。

(四)尿中卟啉及其衍生物检查

卟啉是血红素生物合成的中间体,为构成动物血红蛋白、肌红蛋白、过氧化氢酶、细胞色素等的重要成分,是由4个吡咯环连接而成的环状化合物。血红素的合成过程十分复杂,其基本原料是琥珀酰辅酶 A 和甘氨酸,维生素 B 也参与作用。正常人血和尿中含有少量的卟啉类化合物。卟啉病是一种先天性或获得性卟啉代谢紊乱的疾病,其产物大量由尿和粪便排出,并出现皮肤、内脏、精神和神经症状。

1. 卟啉定性检查

1) 原理

尿中卟啉类化合物(属卟啉、粪卟啉、原卟啉)在酸性条件下用乙酸乙酯提取,经紫外线照射下显红色荧光。

2) 参考值

尿卟啉定性试验:阴性(Haining 法)。

2. 卟胆原定性检查

1) 原理

尿中卟胆原是血红素合成的前身物质,它与对二甲氨基苯甲醛在酸性溶液中作用,生成红色缩合物。尿胆原及吲哚类化合物亦可与试剂作用,形成红色。但前者可用氯仿将红色提取,后者可用正丁醇将红色抽提除去,残留的尿液如仍是红色,提示有卟胆原。

2) 参考值

尿卟胆原定性试验:阴性(Watson-Schwartz 法)。

3) 临床意义

卟啉病引起卟啉代谢紊乱,导致其合成异常和卟啉及其前身物与氨基-γ-酮戊酸及卟胆原的排泄异常,在这种异常代谢过程中产生的尿卟啉、粪卟啉大量排出。其临床应用主要是:① 肝性卟啉病呈阳性;② 鉴别急性间歇性卟啉病。因患者出现腹痛、胃肠道症状、精神症状等,易与急性阑尾炎、肠梗阻、神经精神疾病混淆,检查卟胆原可作为鉴别诊断参考。

四、尿糖检查

临床上出现在尿液中的糖类,主要是葡萄糖尿,偶见乳糖尿、戊糖尿、半乳糖尿等。正常人尿液中可有微量葡萄糖,每日尿内排出<2.8 mmol/24 h,用定性方法检查为阴性。糖定性试验呈阳性的尿液称为糖尿,尿糖形成的原因为:当血中葡萄糖浓度大于 8.8 mmol/L 时,肾小球滤过的葡萄糖量超过肾小管重吸收能力(肾糖阈)即可出现糖尿。

　　尿中出现葡萄糖取决于 3 个因素：① 动脉血中葡萄糖浓度；② 每分钟流经肾小球中的血浆量；③ 近端肾小管上皮细胞重吸收葡萄糖的能力即肾糖阈。肾糖阈可随肾小球滤过率和肾小管葡萄糖重吸收率的变化而改变。当肾小球滤过率减低时可导致肾糖阈提高，而肾小管重吸收减少时则可引起肾糖阈降低。葡萄糖尿除因血糖浓度过高引起外，也可因肾小管重吸收能力降低引起，后者血糖可正常。

　　1. 参考值

　　尿糖定性试验：阴性（葡萄糖氧化酶试带法）。

　　尿糖定量试验：<2.8 mmol/24 h(<0.5 g/24 h)，浓度为 $0.1\sim0.8$ mmol/L。

　　2. 临床意义

　　(1) 血糖增高性糖尿，分以下几种。

　　a. 饮食性糖尿：因短时间摄入大量糖类(>200 g)而引起。确诊须检查清晨空腹的尿液。

　　b. 持续性糖尿：清晨空腹尿中呈持续阳性，常见于因胰岛素绝对或相对不足所致糖尿病，此时空腹血糖水平常已超过肾阈，24 h 尿中排糖近于 100 g 或更多，每日尿糖总量与病情轻重相平行。如并发肾小球动脉硬化症，则肾小球滤过率减少，肾糖阈升高，此时血糖虽已超常，尿糖亦呈阴性，进食后 2 h 由于负载增加则可见血糖升高，尿糖阳性，对于此型糖尿病患者，不仅需要检查空腹血糖及尿糖定量，还需进一步进行糖耐量试验。

　　c. 其他疾病血糖增高性糖尿：见于：① 甲状腺功能亢进：由于肠壁的血流加速和糖的吸收增快，因而在餐后血糖增高而出现糖尿。② 肢端肥大症：可因生长激素分泌旺盛而致血糖升高，出现糖尿。③ 嗜铬细胞瘤：可因肾上腺素及去甲肾上腺素大量分泌，致使磷酸化酶活性增强，促使肝糖原降解为葡萄糖，引起血糖升高而出现糖尿。④ 库欣(cushing)综合征：因皮质醇分泌增多，使糖原异生旺盛，抑制已糖磷酸激酶和对抗胰岛素作用，因而出现糖尿。

　　d. 一过性糖尿：又称应激性糖尿，见于颅脑外伤、脑血管意外、情绪激动等情况下，脑血糖中枢受到刺激，导致肾上腺素、胰高血糖素大量释放，因而可出现暂时性高血糖和糖尿。

　　(2) 血糖正常性糖尿：肾性糖尿属血糖正常性糖尿，因近曲小管对葡萄糖的重吸收功能低下所致。其中先天性者为家族性肾性糖尿，见于范可尼综合征，患者出现糖尿而空腹血糖、糖耐量试验均正常；新生儿糖尿是因肾小管功能还不完善；后天获得性肾性糖尿可见于慢性肾炎和肾病综合征时。妊娠后期及哺乳期妇女,出现糖尿可能与肾小球滤过率增加有关。

（3）尿中其他糖类:尿中除葡萄糖外还可出现乳糖、半乳糖、果糖、戊糖等,除受进食种类不同影响外,可能与遗传代谢紊乱有关。

a. 乳糖尿:有生理性和病理性两种,前者出现在妊娠末期或产后 2~5 天,后者见于消化不良的患儿尿中,当乳糖摄取量在 100~150 g 以上时因缺乏乳糖酶 1,则发生乳糖尿。

b. 半乳糖尿:先天性半乳糖血症是一种常染色体隐形遗传性疾病。由于缺乏半乳糖-1-磷酸尿苷转化酶或半乳糖激酶,不能将食物内半乳糖转化为葡萄糖所致,患儿可出现肝大、肝功损害、生长发育停滞、智力减退、哺乳后不安、拒食、呕吐、腹泻、肾小管功能障碍等,此外还可查出氨基酸尿(精、丝、甘氨酸等)。由半乳糖激酶缺乏所致白内障患者也可出现半乳糖尿。

c. 果糖尿:正常人尿液中偶见果糖,摄取大量果糖后尿中可出现暂时性果糖阳性。在肝脏功能障碍时,肝脏对果糖的利用下降,导致血中果糖升高而出现糖尿。

d. 戊糖尿:尿液中出现的主要是 L-阿拉伯糖和 L-木糖。在食用枣、李子、樱桃及其他果汁等含戊糖多的食品后,一过性地出现在尿液中,后天性戊糖增多症,是因为缺乏从 L-木酮唐向木糖醇的转移酶,尿中每日排出木酮糖 4~5 g。

五、尿酮体检查

酮体是乙酰乙酸、β-羟丁酸及丙酮的总称,为体内脂肪酸代谢的中间产物。正常人血中丙酮浓度较低,为 2.0~4.0 mg/L,其中乙酰乙酸、β-羟丁酸、丙酮分别约占 20%、78%、2%。一般检查方法为阴性。在饥饿时,各种原因引起糖代谢发生障碍脂肪分解增加及糖尿病酸中毒时,因产生酮体速度大于组织利用速度,可出现酮血症,继而产生酮尿。

1. 原理

尿中丙酮和乙酰乙酸在碱性溶液中与亚硝基铁氰化钠作用产生紫红色化合物。

2. 参考值

尿酮体定性试验:阴性(Rothera 法)。

3. 临床意义

（1）糖尿病酮症酸中毒由于糖利用减少、分解脂肪产生酮体增加而引起酮症，尿内酮体呈强阳性反应。当肾功能严重损伤而肾阈值增高时，尿酮体可减少，甚至完全消失。

（2）非糖尿病性酮症者，如感染性疾病发热期、严重腹泻、呕吐、饥饿、禁食过久、全身麻醉后等均可出现酮尿。妊娠妇女常因妊娠反应，呕吐、进食少，以致体脂降解代谢明显增多，发生酮病而致酮尿。

（3）中毒如氯仿、乙醚麻醉后、磷中毒等。

（4）服用双胍类降糖药，如降糖灵等，由于药物有抑制细胞呼吸的作用，可出现血糖降低，但酮尿阳性的现象。

六、脂肪尿和乳糜尿检查

尿液中混有脂肪小滴时称为脂肪尿。尿中含有淋巴液、外观呈乳糜状称为乳糜尿。由呈胶体状的乳糜微粒和蛋白质组成，其形成原因是经肠道吸收的脂肪皂化后成乳糜液，由于种种原因致淋巴引流不畅而未能进入血液循环，以致逆流在泌尿系统淋巴管中时，可致淋巴管内压力升高、曲张破裂、乳糜液流入尿中呈乳汁样。乳糜尿中混有血液，则称为乳糜血尿。乳糜尿中主要含卵磷脂、胆固醇、脂酸盐及少量纤维蛋白原、白蛋白等。如合并泌尿道感染，则可出现乳糜脓尿。

1. 原理

乳糜由脂肪微粒组成，较大的脂粒在镜下呈球形，用苏丹Ⅲ染成红色者为乳糜阳性。过小的脂粒，不易在镜下观察，可利用其溶解乙醚的特性，加乙醚后使乳白色浑浊尿变清，即为乳糜阳性。

2. 参考值

乳糜定性试验：阴性。

3. 临床意义

（1）淋巴管阻塞常见于丝虫病，乳糜尿是慢性期丝虫病的主要临床表现之一。这是由丝虫在淋巴系统中，引起炎症反复发作，大量纤维组织增生，使腹部淋巴管或胸导管广泛阻塞所致。

（2）过度疲劳、妊娠及分娩后等因素诱发出现间歇性乳糜尿，偶尔也见少数病例呈持续阳性。

（3）其他先天性淋巴管畸形、腹内结核、肿瘤、胸腹部创伤、手术伤、糖尿病、高脂血症、肾盂肾炎、包虫病、疟疾等也可引起乳糜尿。

七、尿液胆色素检查

尿中胆色素包括胆红素、尿胆原及尿胆素。由于送检多为新鲜尿，尿胆原尚未氧化成尿胆素，故临床多查尿胆红素及尿胆原。

（一）胆红素检查

胆红素是血红蛋白分解代谢的中间产物，是胆汁中的主要成分，可分为未经肝处理的未结合胆红素和经肝与葡萄糖醛酸结合形成的结合胆红素。未结合胆红素不溶于水，在血中与蛋白质结合不能通过肾小球滤膜。结合胆红素相对分子质量小，溶解度高，可通过肾小球滤膜，由尿中排出。由于正常人血中结合胆红素含量很低（$<4\ \mu mol/L$），滤过量极少，因此尿中检不出胆红素，如血中结合胆红素增加可通过肾小球滤膜使尿中结合胆红素增加，尿胆红素试验阳性反应。

1.原理

尿液中的胆红素与重氮试剂作用，生成红色的偶氮化合物。红色的深浅大体能反应胆红素含量的多少。

2.参考值

胆红素试验：阴性（试带法）。

（二）尿胆原检查

1.原理

尿胆原在酸性溶液中与对二甲氨基苯甲醛作用，生成樱红色化合物。

2.参考值

尿胆原定性试验：正常人为弱阳性，其稀释度在 1∶20 以下（改良 Ehrlich 法）。

（三）尿胆素检查

1.原理

在无胆红素的尿液中，加入碘液，使尿中尿胆原氧化成尿胆素，当与试剂中的锌离子作用，形成带绿色荧光的尿胆素-锌复合物。

2.参考值

尿胆素定性试验：阴性（Schilesinger 法）。

3. 临床意义

临床上根据黄疸产生的机制可区分为溶血性黄疸、肝细胞性和阻塞性黄疸 3 种类型。尿三胆检验在诊断鉴别三型黄疸上有重要意义。

（1）溶血性黄疸见于体内大量溶血时，如溶血性贫血、疟疾、大面积烧伤等。由于红细胞破坏时未结合胆红素增加，使血中含量增高，未结合胆红素不能通过肾，尿中胆红素检查阴性。未结合胆红素增加，导致肝细胞代偿性产生更多的结合胆红素。当将其排入肠道后转变为粪胆原的量亦增多，尿胆原的形成亦增加，而肝脏重新利用尿胆原的能力有限（肝功能也可能同时受损），所以尿胆原的含量也增加，可呈阳性或强阳性。

（2）肝细胞性黄疸肝细胞损伤时其对胆红素的摄取、结合、排除功能均可能发生障碍。由于肝细胞坏死、肝细胞肿胀、毛细胆管受压，而在肿胀与坏死的肝细胞间弥散经血窦使胆红素进入血液循环，导致血中结合胆红素升高，因其可溶于水并经肾排出，使尿胆红素试验呈阳性。但由于肝细胞处理未结合胆红素及尿胆原的能力下降，故血中未结合胆红素及尿胆原均可增加。此外，经肠道吸收的粪胆原也因肝细胞受损不能将其转变为胆红素，而以尿胆原形式由尿中排出，因此在肝细胞黄疸时尿中胆红素与尿胆原均呈明显阳性，而粪便中尿胆原则往往减少。在急性病毒性肝炎时，尿胆红素阳性可早于临床黄疸。其他原因引起的肝细胞黄疸，如药物、毒物引起的中毒性肝炎也出现类似结果。

（3）阻塞性黄疸胆汁淤积使肝胆管内压增高，导致毛细胆管破裂，结合胆红素不能排入肠道而逆流入血由尿中排出，尿胆红素检查呈阳性。由于胆汁排入肠道受阻，故尿胆原粪胆原均显著减少。可见于各种原因引起的肝内外完全或不完全梗阻，如胆石症、胆管癌、胰头癌、原发性胆汁性肝硬化等。

八、尿液氨基酸检查

尿中有一种或数种氨基酸增多称为氨基酸尿。随着对遗传病的认识，氨基酸尿的检查已受到重视。由于血浆氨基酸的肾阈较高，正常尿中只能出现少量氨基酸。即使被肾小球滤出，也很易被肾小管重吸收。尿中氨基酸分为游离和结合二型，其中游离型排出量约为 1.1 g/24 h，结合型约为 2 g/24 h。结合型是氨基酸在体内转化的产物，如甘氨酸与苯甲酸结合生成马尿酸，N-2 酰谷氨酸与苯甲酸结合生成苯乙酰谷氨酸。正常尿中氨基酸含量与血浆中明显不同，尿中氨基酸以甘氨酸、组氨酸、赖氨酸、丝氨酸及氨基乙磺酸为主。排泄量在年龄组上有较大差异,某些氨基酸儿童的排出量高于成人,可能由于儿童肾小管发育未成熟,重吸收减少之故。但成人的β-氨基异丁酸、甘氨酸、门冬氨酸等又明显高于儿童。尿氨基酸除与年龄有关外,也因饮食、遗传和生理变化而有明显差别,如妊娠期尿中组氨酸、苏氨酸可明显增加。检查尿中氨基酸及其代谢产物,可作为遗传性疾病氨基酸异常的筛选试验。血中氨基酸浓度增加,可溢出在尿中,见于某些先天性疾病。如因肾受毒物或药物的损伤,肾小管重吸收障碍,肾阈值降低,所致肾型氨基酸尿时,患者血中氨基酸浓度则不高。

（一）胱氨酸尿检查

胱氨酸尿是先天性代谢病,主要原因是肾小管对胱氨酸、赖氨酸、精氨酸和鸟氨酸的重吸收障碍导致尿中这些氨基酸排出量增加。由于胱氨酸难溶解,易达到饱和,易析出而形成结晶,反复发生结石,尿路梗阻合并尿路感染;严重者可形成肾盂积水、梗阻性肾病,最后导致肾衰竭。

1. 原理

胱氨酸经氰化钠作用后,与亚硝基氰化钠产生紫红色反应。

2. 参考值

胱氨酸定性试验:阴性或弱阳性。

胱氨酸定量试验:正常尿中胱氨酸、半胱氨酸为 83～830 μmol(10～100 mg)/24 h 尿(亚硝基铁氰化钠法)。

3. 临床意义

定性如呈明显阳性为病理变化,见于胱氨酸尿症。

（二）酪氨酸尿检查

酪氨酸代谢病是一种罕见的遗传性疾病。由于缺乏对羟基苯丙酮酸氧化酶和酪氨酸转氨酶,尿中对羟基苯丙酮酸和酪氨酸显著增加,临床表现为结节性肝硬化、腹部膨大、脾大、多发性肾小管功能障碍等。

1. 原理

酪氨酸与硝酸亚汞和硝酸汞反应生成一种红色沉淀物。

2. 参考值

尿酪氨酸定性试验:阴性(亚硝基苯酚法)。

3. 临床意义

临床见于急性磷、氯仿或四氯化碳中毒,急性肝坏死或肝硬化、白血病、糖尿病性昏迷或伤寒等。

（三）苯丙酮尿检查

苯丙酮尿症是由于患者肝脏中缺乏苯丙氨酸羟化酶,使苯丙氨酸不能氧化成酪氨酸,只能变成苯丙酮酸。大量苯丙氨酸和苯丙酮酸累积在血液和脑脊液中,并随尿排出。

1. 原理

尿液中的苯丙酮酸在酸性条件下,与三氯化铁作用,生成蓝绿色。

2. 参考值

尿液苯丙酮酸定性试验:阴性(三氯化铁法)。

3. 临床意义

苯丙酮酸尿见于先天性苯丙酮酸尿症。大量的苯丙酮酸在体内蓄积,对患者的神经系统造成损害并影响体内色素的代谢。此病多在小儿中发现,患者的智力发育不全,皮肤和毛发颜色较淡。

（四）尿黑酸检查

尿黑酸是一种罕见的常染色体隐性遗传病,本病是由于患者体内缺乏使黑酸转化为乙酰乙酸的尿黑酸氧化酶,而使酪氨酸和苯丙氨酸代谢终止在尿黑阶段。尿黑酸由尿排出后,暴露在空气中逐渐氧化成黑色素。其早期临床症状为尿呈黑色,皮肤色素沉着,在儿童期和青年期往往被忽视,但在中老年期常发生脊柱和大关节炎等严重情况。

1. 原理

尿液中的尿黑酸与硝酸银作用,遇上氨产生黑色沉淀,凭借此可识别尿黑酸的存在。

2. 参考值

尿黑酸定性试验:阴性(硝酸银法)。

3. 临床意义

黑酸尿在婴儿期易观察,因其尿布上常有黑色污斑。患者一般无临床症状。至老年时可产生褐黄病(即双颊、鼻、巩膜及耳郭呈灰黑色或褐色),是尿黑酸长期在组织中储积所致。

（五）Hartnup 病的检查

Hartnup 病是一种先天性常染色体隐性遗传病。由于尼克酰胺缺乏,患者常表现为糙皮病性皮疹及小脑共济失调。这是由于肾小管对色氨酸重吸收发生障碍所致。可用薄层法予以确证,在层析图上可见 10 种以上的氨基酸。

1. 原理

2,4-二硝基苯肼与尿中存在的 α-酮酸(由异常出现的单氨酸单羧基中性氨基酸经代谢所致)作用生成一种白色沉淀物。

2. 参考值

Hartnup 病的检查:阴性(2,4-二硝基苯肼法)。

3. 临床意义

当发生先天性或获得性代谢缺陷时,尿中一种或数种氨基酸量比正常增多,称为氨基酸尿。

(1)肾性氨基酸尿这是由于肾小管对某些氨基酸的重吸收发生障碍所致。

a. 非特异性:Fanconi 综合征(多发性肾近曲小管功能不全)、胱氨酸病、Wilson 病(进行性肝豆状核变性)、半乳糖血症。

b. 特异性:胱氨酸尿、甘氨酸尿。

(2)溢出性氨基酸尿由于氨基酸中间代谢的缺陷,导致血浆中某些氨基酸水平升高,超过正常肾小管重吸收能力,使氨基酸溢入尿中。

a. 非特异性:肝病、早产儿和新生儿、巨幼细胞性贫血、铅中毒、肌肉营养不良、Wilson 病及白血病等。

b. 槭糖尿病、Hartnup 病(遗传性尼克酰氨缺乏)、苯丙酮尿。

(3)由氨基酸衍生物的异常排泄所致黑酸尿、草酸盐沉积症、苯丙酮尿及吡哆醇缺乏。

九、尿酸碱度检查

尿液酸碱度即尿的 pH,可反映肾脏调节体液酸碱平衡的能力。尿液 pH 主要由肾小管泌 H^+,由分泌可滴定酸、铵的形成、重碳酸盐的重吸收等因素决定,其中最重要的是酸性磷酸盐及碱性磷酸盐的相对含量,如前者多于后者,尿呈酸性反应,反之呈中性或碱性反应。尿 pH 受饮食种类影响很大,如进食蛋白质较多,则由尿排出的磷酸盐及硫酸盐增多,尿 pH 较低;而进食蔬菜多时尿 pH 常>6。当每次进食后,由于胃黏膜要分泌多量盐酸以助消化,为保证有足够的 H^+ 和 Cl^- 进入消化液,则尿液泌 H^+ 减少和 Cl^- 的重吸收增加,而使尿 pH 呈一过性增高,称为碱潮。其他如运动、饥饿、出汗等生理活动,夜间入睡后呼吸变慢,体内酸性代谢产物均可使尿 pH 降低。药物、不同疾病等多种因素也影响尿液 pH。

1. 原理

甲基红和溴麝香草酚蓝指示剂适当配合可反映 pH 4.5～9.0 的变异范围。

2. 参考值

尿的 pH：正常人在普通膳食条件下尿液 pH 为 4.6～8.0(平均 6.0)(试带法)。

3. 临床意义

(1) 尿 pH 降低：酸中毒、慢性肾小球肾炎、痛风、糖尿病等排酸增加；呼吸性酸中毒。因 CO_2 潴留等,尿多呈酸性。

(2) 尿 pH 升高：频繁呕吐丢失胃酸、服用重碳酸盐、尿路感染、换氧过度及丢失 CO_2 过多的呼吸性碱中毒,尿呈碱性。

(3) 尿液 pH 一般与细胞外液 pH 变化平行,但应注意：① 低钾血症性碱中毒时：由于肾小管分泌 H^+ 增加,尿酸性增强；反之,高钾性酸中毒时,排 K^+ 增加,肾小管分泌 H^+ 减少,可呈碱性尿。② 变形杆菌性尿路感染时：由于尿素分解成氨,呈碱性尿。③ 肾小管酸中毒时：因肾小管形成 H^+、排出 H^+ 及 $H^+ - Na^+$ 变换能力下降,尽管体内为明显酸中毒,但尿 pH 呈相对偏碱性。

十、尿路感染的过筛检查

尿路感染的频度仅次于呼吸道感染,其中有 70％～80％因无症状而忽略不治,成为导致发展成肾病的一个原因。无症状性尿路感染的发生率很高,18％的妇女有潜在性尿路感染。

1. 氯化三苯四氮唑还原试验

此法是利蒙(Limon)在 1962 年提出的一种尿路感染诊断试验。当尿中细菌在 10^5 个/ml 时,本试验为阳性,肾盂肾炎的阳性为 68％～94％。

原理：无色的氯化三苯四氮唑,可被大肠埃希菌等代谢产物还原成三苯甲；呈桃红色至红色沉淀。

2. 尿内亚硝酸盐试验

本试验又称 Griess 试验。当尿路感染的细菌有还原硝酸盐为亚硝酸盐的能力时,本试验呈阳性反应。大肠埃希菌属、枸橼酸杆菌属、变形杆菌属、假单胞菌等皆有还原能力,肾盂肾炎的阳性率可达 69％～80％。

原理：大肠埃希菌等革兰阴性杆菌,能还原尿液中的硝酸盐为亚硝酸盐;使试剂中的对氨基苯磺酸重氮化,成为对重氮苯磺酸。对氨基苯磺酸再与 α-萘胺结合成 N-α-萘胺偶氮苯磺酸,呈现红色。

十一、泌尿系结石检查

泌尿系结石是指在泌尿系统内尿液浓缩沉淀形成颗粒或成块样聚集物,包括肾结石、输卵管结石、膀胱结石和尿路结石,为常见病,好发于青壮年,近年来发病率有上升趋势。

尿结石病因较复杂,近年报道的原因:① 原因不明、机制不清的尿结石称为原发性尿石。② 微小细菌引起的尿石:近年由芬兰科学家证明形成肾结石的原因是由自身能够形成矿物外壳的微小细菌。③ 代谢性尿石:是由体内或肾内代谢紊乱而引起,如甲状腺亢进、特发性尿钙症引起尿钙增高、痛风的尿酸排泄增加、肾小管酸中毒时磷酸盐大量增加等。其形成结石多为尿酸盐、碳酸盐、胱氨酸、黄嘌呤结石。④ 继发性或感染性结石:主要为泌尿系统细菌感染,特别是能分解尿素的细菌,如变形杆菌将尿素分解为游离氨使尿液碱化,促使磷酸盐、碳酸盐以菌团或脓块为核心而形成结石。此外,结石的形成与种族(黑种人发病少)、遗传(胱氨酸结石有遗传趋势)、性别、年龄、地理环境、饮食习惯、营养状况及尿路本身疾患如尿路狭窄、前列腺增生等均有关系。

结石的成分主要有 6 种,按所占比例高低依次为草酸盐、磷酸盐、尿酸盐、碳酸盐、胱氨酸及黄嘌呤。多数结石混合两种或两种以上成分。因晶体占结石重量常超过 60%,因此临床常以晶体成分命名。

(何浩明　李兰亚)

第六节　尿液沉渣检查

尿沉渣检查是用显微镜对尿沉淀物进行检查,识别尿液中细胞、管型、结晶、细菌、寄生虫等各种病理成分;辅助对泌尿系统疾病作出诊断、定位、鉴别诊断及预后判断的重要试验项目。

一、尿细胞成分检查

1. 红细胞

正常人尿沉渣镜检红细胞为 $0\sim3$ 个/HP;若红细胞>3 个/HP 以上,尿液外观无血色者,称为镜下血尿,应考虑为异常。

新鲜尿中红细胞形态对鉴别肾小球源性和非肾小球源性血尿有重要价值,因此除注意红细胞数量外还要注意其形态,正常红细胞直径为 7.5 μm;异常红细胞、小红细胞直径<6 μm;大细胞直径>9 μm;巨红细胞直径>10 μm。用显微镜观察,可将尿中红细胞分成以下 4 种:

(1) 均一型红细胞:红细胞外形及大小正常,以正常红细胞为主,在少数情况下也可见到丢失血红蛋白的影细胞或外形轻微改变的棘细胞,整个尿沉渣中不存在两种以上的类型。一般通称为 O 型细胞。

(2) 多变形红细胞:红细胞大小不等,外形呈两种以上的多形性变化,常见以下形态:胞质从胞膜向外突出呈相对致密小泡,胞膜破裂,部分胞质丢失;胞质呈颗粒状,沿细胞膜内侧间断沉着;细胞的一侧向外展,类似葫芦状或发芽的酵母状;胞质内有散在的相对致密物,成细颗粒状;胞质向四周集中形似炸面包圈样以及破碎的红细胞等。一般通称为 Ⅰ 型细胞。

(3) 变形红细胞:多为皱缩红细胞,主要为膜皱缩、血红蛋白浓缩,呈高色素性,体积变小,胞膜可见棘状突起,棘突之间看不到膜间隔,有时呈桑葚状、星状、多角形,是在皱缩基础上产生的,称为Ⅱ型。

(4) 小型红细胞直径约在 6 μm 以下,细胞膜完整,血红蛋白浓缩,呈高色素性,体积变小,细胞大小基本一致称为Ⅲ型。

肾小球源性血尿多为Ⅰ、Ⅱ、Ⅲ型红细胞形态,通过显微镜诊断,与肾活检的诊断符合率可达 96.7%。非肾小球疾病血尿,则多为均一性血尿,与肾活检诊断符合率达 92.6%。

肾小球性血尿红细胞形态学变化的机制目前认为可能是由于红细胞通过有病理改变的肾小球滤膜时,受到了挤压损伤;以后在通过各段肾小管的过程中又受到不同的 pH 和不断变化着的渗透压的影响;加上介质的张力,各种代谢产物(脂肪酸、溶血、卵磷脂、胆酸等)的作用,造成红细胞的大小、形态和血红蛋白含量等变化。而非肾小球性血尿主要是肾小球以下部位和泌尿通路上毛细血管破裂的出血,不存在通过肾小球滤膜所造成的挤压损伤,因而红细胞形态正常。来自肾小管的红细胞虽可受 pH 及渗透压变化的作用,但因时间短暂,变化轻微,多呈均一性血尿。

临床意义:正常人特别是青少年在剧烈运动、急行军、洗冷水浴、久站或重体力劳动后可出现暂时性镜下血尿,这种一过性血尿属生理性变化范围。女性患者应注意月经污染问题,需通过动态观察加以区别。引起血尿的疾病很多,可归纳为三类原因。

(1) 泌尿系统自身疾病:泌尿系统各部位的炎症、肿瘤、结核、结石、创伤、肾移植排异、先天性畸形等均可引起不同程度的血尿,如急、慢性肾小球肾炎,肾盂肾炎,泌尿系统感染等都是引起血尿的常见原因。

(2) 全身其他系统疾病:主要见于各种原因引起的出血性疾病,如特发性血小板减少性紫癜、血友病、弥散性血管内凝血(DIC)、再生障碍性贫血和白血病合并有血小板减少时;某些免疫性疾病,如系统性红斑狼疮等也可发生血尿。

(3) 泌尿系统附近器官的疾病:如前列腺炎、精囊炎、盆腔炎等患者尿中也偶见红细胞。

2. 白细胞、脓细胞、闪光细胞和混合细胞群

正常人尿沉渣镜检白细胞<5 个/HP,若白细胞>5 个/HP 即为增多,称为镜下脓尿。白细胞系指无明显退变的完整细胞,尿中以中性粒细胞较多见,也可见到淋巴细胞及单核细胞。其细胞质清晰整齐,加 1% 醋酸处理后细胞核可见到。中性粒细胞常分散存在。脓细胞系指在炎症过程中破坏或死亡的中性粒细胞,外形不规则,浆内充满颗粒,细胞核不清,易聚集成团,细胞界限不明显,此种细胞称为脓细胞。急性肾小球肾炎时,尿内白细胞可轻度增多。若发现多量白细胞,提示泌尿系统感染如肾盂肾炎、膀胱炎、尿道炎及肾结核等。肾移植手术后 1 周内尿中可出现较多的中性粒细胞,随后可逐渐减少而恢复正常。成年女性生殖系统有炎症时,常有阴道分泌物混入尿内。除有成团脓细胞外,并伴有多量扁平上皮细胞及一些细长的大肠杆菌。闪光细胞是一种在炎症感染过程中,发生脂肪变性的多形核白细胞,其胞质中充满了活动的闪光颗粒,这种颗粒用 Sternheimer-Malbin 法染色时结晶紫不着色而闪闪发光。故称为闪光细胞,有时胞质内可有空泡。

临床意义:

(1) 泌尿系统有炎症时均可见到尿中白细胞增多,尤其是在细菌感染时多见,如急、慢性肾盂肾炎,膀胱炎,尿道炎,前列腺炎,肾结核等。

（2）女性阴道炎或宫颈炎、附件炎时可因分泌物进入尿中,而见白细胞增多,常伴大量扁平上皮细胞。

（3）肾移植后如发生排异反应,尿中可出现大量淋巴及单核细胞。

（4）肾盂肾炎活动期或慢性肾盂肾炎的急性发作期可见闪光细胞,膀胱炎、前列腺炎、阴道炎时也偶尔可见到。

（5）尿液白细胞中单核细胞增多,可见于药物性急性间质性肾炎及新月形肾小球肾炎,急性肾小管坏死时单核细胞减少或消失。

（6）尿中出现多量嗜酸性粒细胞时称为嗜酸性粒细胞尿,见于某些急性间质性肾炎患者,药物所致变态反应,在尿道炎等泌尿系其他部位的非特异性炎症时,也可出现嗜酸性粒细胞。

3. 混合细胞群

混合细胞群是一种泌尿系上尿路感染后多种细胞黏附聚集成团的细胞群体,在上尿路感染过程中特殊条件下多种细胞的组合,多为淋巴细胞、浆细胞、移行上皮细胞及单核细胞紧密黏附聚集在一起,经姬姆萨染色各类细胞形态完整。荧光染色各类细胞出现较强的橘黄色荧光,机械振荡不易解离,被命名为混合细胞群（MCG）。这种混合细胞群多出现在上尿路感染的尿液中,尤其是在慢性肾盂肾炎患者的尿中,阳性正确检出率达 99.8%。

4. 巨噬细胞

巨噬细胞比白细胞大,卵圆形、圆形或不规则形,有一个较大不明显的核,核常为卵圆形偏于一侧,胞质内有较多的颗粒和吞噬物,常有空泡。在泌尿道急性炎症时出现,如急性肾盂肾炎、膀胱炎、尿道炎等,并伴有脓细胞,其出现的多少,决定于炎症的程度。

5. 上皮细胞

由于新陈代谢或炎症等原因,泌尿生殖道的上皮细胞脱落可混入尿中排除;从组织学上讲有来自肾小管的立方上皮,有来自肾、肾盂、输尿管、膀胱和部分尿道的移行上皮,也有来自尿道中段的假复层柱状上皮及尿道口和阴道的复层鳞状上皮,其形态特点及组织来源如下：

（1）小圆上皮细胞：来自肾小管立方上皮或移行上皮深层,在正常尿液中不出现,此类细胞形态特点为：较白细胞略大,呈圆形或多边形,内含一个大而明显的核,核膜清楚,胞质中可见脂肪滴及小空泡。因来自肾小管,故亦称肾小管上皮细胞或肾细胞。肾小管上皮细胞,分曲管上皮与集合管上皮,两者在形态上不同,曲管上皮为肾单位中代谢旺盛的细胞,肾小管损伤时,最早出现于尿液中,其特征为曲管上皮胞体($20\sim60\ \mu m$),含大量线粒体,呈现多数粗颗粒,结构疏松如网状,核偏心易识别。集合管上皮胞体小($8\sim12\ \mu m$),核致密呈团块,着色深,单个居中央,界膜清楚。浆内有细颗粒。这种细胞在尿液中出现,常提示肾小管有病变,急性肾小球肾炎时最多见。成堆出现,表示肾小管有坏死性病变。细胞内有时充满脂肪颗粒,此时称为脂肪颗粒细胞或称复粒细胞。当肾脏慢性充血、梗死或血红蛋白沉着时,肾小管细胞内含有棕色颗粒,亦即含铁血黄素颗粒也可称为复粒细胞,此种颗粒呈普鲁士蓝反应阳性。肾移植后 1 周内,尿中可发现较多的肾小管上皮细胞,随后可逐渐减少而恢复正常。当发生排异反应时,尿液中可再度出现成片的肾上皮细胞,并可见到上皮细胞管型。

(2) 变性肾上皮细胞:这类细胞常见在肾上皮细胞内充满颗粒或脂肪滴的圆形细胞,胞体较大,核清楚称脂肪颗粒变性细胞。苏丹Ⅲ染色后胞质中充满橙红色脂肪晶体和脂肪滴,瑞姬染色后胞质中充满不着色似空泡样脂肪滴。这种细胞多出现于肾病综合征、肾炎型肾病综合征及某些慢性肾脏疾病。

(3) 尿液肾小管上皮计数:参考值正常人尿液<0;肾小管轻度损伤曲管上皮>10 个/10 HP;肾小管中度损伤曲管上皮>50 个/10 HP;肾小管轻重损伤曲管上皮>100 个/10 HP;肾小管急性坏死曲管上皮>200 个/10 HP。

临床意义:正常人尿液一般见不到肾上皮,肾小管上皮的脱落,其数量与肾小管的损伤程度有关。在感染、炎症、肿瘤、肾移植或药物中毒累及肾实质时,都会导致肾小管上皮细胞脱落。

(4) 移行上皮细胞正常时少见,来自肾盂、输尿管、近膀胱段及尿道等处的移行上皮组织脱落而来。此类细胞由于部位的不同和脱落时器官的缩张状态的差异,其大小和形态有很大的差别。

a. 表层移行上皮细胞:在器官充盈时脱落,胞体大,为正常白细胞 4~5 倍,多呈不规则的圆形,核较小常居中央;有人称此为大圆形上皮细胞如在器官收缩时脱落,形成细胞体积较小,为正常白细胞的 2~3 倍,多呈圆形,自膀胱上皮表层及阴道上皮外底层皆为此类形态的细胞。这类细胞偶见于正常尿液中,膀胱炎时可呈片脱落。

b. 中层移行上皮细胞:体积大小不一,呈梨形、纺锤形,又称尾形上皮细胞,核稍大,呈圆形或椭圆形。多来自肾盂,也称肾盂上皮细胞,有时也可来自输尿管及膀胱颈部,此类细胞在正常尿液中不易见到,在肾盂、输尿管及膀胱颈部炎症时,可成片脱落。

c. 底层移行上皮细胞：体积较小，反光性强，因与肾小管上皮细胞相似，有人称此细胞也为小圆上皮细胞，为输尿管、膀胱、尿道上皮深层的细胞。此细胞核较小，但整个胞体又较肾上皮细胞大，可以此予以区别。

（5）复层鳞状上皮：又称扁平上皮细胞，来自尿道口和阴道上皮表层，细胞扁平而大，似鱼鳞样，不规则，细胞核较小呈圆形或卵圆形。成年女性尿液中易见，少量出现无临床意义，尿道炎时可大量出现，常见片状脱落且伴有较多的白细胞。

（6）多核巨细胞及人巨细胞病毒包涵体：20～25 μm，呈多角形、椭圆形，有数个椭圆形的核，可见嗜酸性包涵体。一般认为是由尿道而来的移行上皮细胞。多见于麻疹、水痘、腮腺炎、流行性出血热等病毒性感染者的尿中。巨细胞病毒是一种疱疹病毒，含双股 DNA，可通过输血、器官移植等造成感染，婴儿可经胎盘、乳汁等感染，尿中可见含此病毒包涵体的上皮细胞。

二、尿管型检查

管型是蛋白质在肾小管、集合管中凝固而成的圆柱形蛋白聚体。原尿中少量的白蛋白和由肾小管分泌的 Tamm-Horsfall 黏蛋白（TH 黏蛋白）是构成管型的基质。1962 年，Mcqueen 用免疫方法证实透明管型是由 TH 黏蛋白和少量白蛋白为主的血浆蛋白沉淀而构成管型的基质。TH 黏蛋白是在肾单位髓襻的上行支及远端的肾小管所分泌，仅见于尿中。正常人分泌很少（每日 40 mg）。在病理情况下，因肾小球病变，血浆蛋白滤出增多或肾小管回吸收蛋白质的功能减退等原因，使肾小管的蛋白质增高，肾小管有使尿液浓缩（水分吸收）酸化（酸性物增加）能力；以及软骨素硫酸酯的存在，蛋白在肾小管腔内凝聚、沉淀，形成管型。

1. 透明管型

透明管型主要由 TH 黏蛋白构成，也有白蛋白及氯化钠参与。健康人参考值为 0～1/LP。为半透明、圆柱形、大小、长短很不一致，通常两端平行、钝圆、平直或略弯曲，甚至扭曲。在弱光下易见。正常人在剧烈运动后或老年人的尿液中可少量出现。发热、麻醉、心功能不全、肾受到刺激后尿中也可出现。一般无临床意义，如持续多量出现于尿液中，同时可见异常粗大的透明管型和红细胞及肾小管上皮细胞有剥落现象，提示肾有严重损害。见于急慢性肾小球肾炎、肾病、肾盂肾炎、肾淤血、恶性高血压、肾动脉粥样硬化等。此管型在碱性尿液中或稀释时，可溶解消失。

近年来,有人将透明管型分单纯性和复合性两种,前者不含颗粒和细胞,后者可含少量颗粒和细胞(如红细胞、白细胞和肾上皮细胞)及脂肪体等,但其量应低于管型总体的一半。复合性透明管型的临床意义较单纯性透明管型大。透明红细胞管型是肾出血的主要标志,透明白细胞管型是肾炎症的重要标志,透明脂肪管型是肾病综合征的特有标志。

2. 颗粒管型

管型基质内含有颗粒,其量超过 1/3 面积时称为颗粒管型是因肾实质性病变之变性细胞的分解产物或由血浆蛋白及其他物质直接聚集于 TH 黏蛋白管型基质中形成的。可分为粗颗粒管型和细颗粒管型两种。开始是多数颗粒大而粗,由于在肾停留时间较长,粗颗粒碎化为细颗粒。

(1) 粗颗粒管型:在管型基质中含有多数粗大而浓密的颗粒,外形较宽,易吸收色素呈淡黄褐色。近来也有人认为粗颗粒管型是由白细胞变性而成,因粗颗粒过氧化物酶染色一般为阳性;而细颗粒管型是由上皮细胞衍化而成,因粒细胞酯酶染色阳性而过氧化物酶染色一般为阴性。多见于慢性肾小球肾炎、肾病综合征、肾动脉粥样硬化、药物中毒损伤肾小管及肾移植术发生急性排异反应时。

(2) 细颗粒管型:在管型基质内含有较多细小而稀疏的颗粒,多见于慢性肾小球肾炎、急性肾小球肾炎后期,偶尔也出现于剧烈运动后,发热及脱水正常人尿中。如数量增多,提示肾实质损伤及肾单位内瘀滞的可能。

3. 细胞管型

管型基质内含有多量细胞,其数量超过管型体积的 1/3 时,称为细胞管型。这类管型的出现,常表示肾病变的急性期。

(1) 红细胞管型:管型基质内含有较多的红细胞,通常细胞多已残损,此种管型是由于肾小球或肾小管出血,或血液流入肾小管所致。常见于急性肾小球肾炎、慢性肾小球肾炎急性发作期,急性肾小管坏死,肾出血、肾移植后急性排异反应,肾梗死、肾静脉血栓形成等。

(2) 白细胞管型:管型基质内充满白细胞,由退化变性坏死的白细胞聚集而成,过氧化物酶染色呈阳性,此种管型提示肾中有中性粒细胞的渗出和间质性炎症。常见于急性肾盂肾炎、间质性肾炎、多发性动脉炎、红斑狼疮肾炎、急性肾小球肾炎、肾病综合征等。

(3) 肾上皮细胞管型:管型基质内含有多数肾小管上皮细胞,此细胞大小不一,并呈瓦片状排列。此种管型出现,多为肾小管病变,提示肾小管上皮细胞有脱落性病变。酯酶染色呈阳性,过氧化物酶染色呈阴性。常见于急性肾小管坏死、急性肾小球肾炎、间质性肾炎、肾病综合征、子痫、重金属、化学物质、药物中毒、肾移植后排异反应及肾淀粉样变性等。

(4)混合细胞管型:管型基质内含有白细胞、红细胞、肾上皮细胞和颗粒等,称为混合型管型。此管型出现提示肾小球肾炎反复发作,出血和缺血性肾坏死,常见于肾小球肾炎、肾病综合征进行期、结节性动脉周围炎、狼疮性肾炎及恶性高血压,在肾移植后急性排异反应时,可见到肾小管上皮细胞与淋巴细胞的混合管型。

(5)血小板管型:管型基质内含有血小板,称为血小板管型。由于在高倍镜下难以鉴别,需要用 4.4% 白蛋白液洗渣。以 4.0% 甲醛液固定涂片后瑞-姬姆萨染色液染色。此管型是当弥散性血管内凝血(DIC)发生时,大量血小板在促使管型形成的因素下,组成血小板管型,随尿液排出。对确诊 DIC 有重要临床意义,尤其是在 DIC 早期更有价值。

4. 变性管型

包括脂肪管型、蜡样管型及血红蛋白管型。

(1)脂肪管型:管型基质内含有多量脂肪滴称脂肪管型。脂肪滴大小不等,圆形、折光性强,可用脂肪染色鉴别。此脂肪滴为肾上皮细胞脂肪变性的产物。见于类脂性肾病、肾病综合征、慢性肾炎急性发作型、中毒性肾病等。常为病情严重的指征。

(2)蜡样管型:常呈浅灰色或淡黄色,折光性强、质地厚、外形宽大,易断裂,边缘常有缺口、有时呈扭曲状。常与肾小管炎症有关,其形成与肾单位慢性损害、阻塞、长期少尿或无尿,透明管型、颗粒管型或细胞管型长期滞留于肾小管中演变而来,是细胞崩解的最后产物;也可由发生淀粉样变性的上皮细胞溶解后形成。见于慢性肾小球肾炎晚期、肾功能不全及肾淀粉样变性时;亦可在肾小管炎症和变性、肾移植慢性排异反应时见到。

(3)血红蛋白管型:管型基质内含有破裂的红细胞及血红蛋白,多为褐色呈不整形,常见于急性出血性肾炎、血红蛋白尿、骨折及溶血反应引起的肝胆系统疾病等患者的尿液中,肾出血、肾移植术后产生排异反应时,罕见于血管内溶血患者。

5. 肾功能不全管型

又称宽幅管型或肾衰竭管型。其宽度可为一般管型 2～6 倍,也有较长者,形似蜡样管型但较薄,是由损坏的肾小管上皮细胞碎屑在明显扩大的集合管内凝聚而成;或因尿液长期淤积使肾小管扩张,形成粗大管型,见于肾功能不全患者尿中。急性肾功能不全者在多尿早期可大量出现这类管型,随着肾功能的改善而逐渐减少消失。在异型输血后由溶血反应导致急性肾衰竭时,尿中可见褐色宽大的血红蛋白管型。挤压伤或大面积烧伤后急性肾功能不全时,尿中可见带色素的肌红蛋白管型。在慢性肾功能不全,此管型出现时,提示预后不良。

6. 微生物管型

常见的包括细菌管型和真菌管型:

(1)细菌管型指管型的透明基质中含大量细菌。在普通光镜下呈颗粒管型状,此管型出现提示肾有感染,多见于肾脓毒性疾病。

(2)真菌管型指管型的透明基质中含大量真菌孢子及菌丝,需经染色后形态易辨认。此管型见于累及肾的真菌感染,对早期诊断原发性及播散性真菌感染和抗真菌药物的药效监测有重要意义。

7. 结晶管型

指管型透明基质中含尿酸盐或草酸盐等结晶,1930 年,Fuller Albright 首先描述甲状旁腺功能亢进患者的尿中可有结晶管型。常见于代谢性疾病、中毒或药物所致的肾小管内结晶沉淀伴急性肾衰竭,还可见于隐匿性肾小球肾炎、肾病综合征等。

8. 难以分类管型(不规则管型)

外形似长方形透明管型样物体,边缘呈锯齿样凸起,凸起间隔距离规律似木梳,极少数还可见到未衍变完全的细胞及上皮,免疫荧光染色后,形态清晰。多见于尿路感染或肾受到刺激时,有时也可在肾小球肾炎患者的尿液沉渣中发现。

9. 易被认为管型的物质

(1)黏液丝形为长线条状,边缘不清,末端尖细卷曲。正常尿中可见,尤其妇女尿中可多量存在,如大量存在时表示尿道受刺激或有炎症反应。

(2)类圆柱体外形似透明管型,尾端尖细,有一条尖细螺旋状尾巴。可能是肾小管分泌的物体,其凝固性发生改变,而未能形成形态完整的管型。常和透明管型同时存在,多见于肾血循环障碍或肾受到刺激时,偶见于急性肾炎患者尿中。

(3)假管型黏液状纤维状物黏附于非晶形尿酸盐或磷酸盐圆柱形物体上,形态似颗粒管型,但两端不圆、粗细不均、边缘不整齐,加温或加酸可立即消失。

三、尿结晶检查

尿中出现结晶称结晶体尿。尿液中是否析出结晶,取决于这些物质在尿液中的溶解度、浓度、pH、温度及胶体状况等因素。当种种促进与抑制结晶析出的因子和使尿液过饱和状态维持稳定动态平衡的因素失衡时，则可见结晶析出。尿结晶可分成代谢性的盐类结晶，多来自饮食，一般无临床意义。但经常出现在尿中伴有较多的新鲜红细胞，应考虑有结石的可能；另一种为病理性的结晶如亮氨酸、酪氨酸、胱氨酸、胆红素和药物结晶等，具有一定的临床意义。

1. 酸性尿液中结晶

（1）尿酸结晶尿酸为机体核蛋白中嘌呤代谢的终末产物，常以尿酸、尿酸钙、尿酸铵、尿酸钠的盐类形式随尿排出体外。其形态光镜下可呈现黄色或暗棕红色的菱形、三棱形、长方形、斜方形、蔷薇花瓣形的结晶体，可溶于氢氧化钠溶液。正常情况下如多食含高嘌呤的动物内脏可使尿中尿酸增加。在急性痛风症、小儿急性发热、慢性间质性肾炎、白血病时，因细胞核大量分解，也可排出大量尿酸盐。如伴有红细胞出现时，提示有膀胱或肾结石的可能，或肾小管对尿酸的重吸收发生障碍等。

（2）草酸钙结晶草酸是植物性食物中的有害成分，正常情况下与钙结合，形成草酸钙经尿液排出体外。其形态为哑铃形、无色方形、闪烁发光的八面体，有两条对角线互相交叉等。可溶于盐酸但不溶于乙酸内，属正常代谢成分，如草酸盐排出增多，患者有尿路刺激症状或有肾绞痛合并血尿，应考虑尿路结石的可能性。

（3）硫酸钙结晶形状为无色针状或晶体状结晶，呈放射状排列，无临床意义。

（4）马尿酸结晶形状为无色针状、斜方柱状或三棱状，在尿沉渣中常有色泽，为人类和食草动物尿液中的正常成分，是由苯甲酸与甘氨酸结合而成，一般无临床意义。

（5）亮氨酸和酪氨酸结晶尿中出现亮氨酸和酪氨酸结晶为蛋白分解产物，亮氨酸结晶为淡黄色小球形油滴状，折光性强，并有辐射及同心纹，溶于乙酸不溶于盐酸。酪氨酸结晶为略带黑色的细针状结晶，常成束成团，可溶于氢氧化铵而不溶于乙酸。正常尿液中很少出现这两种结晶。可见于急性磷、氯仿、四氯化碳中毒、急性肝坏死、肝硬化、糖尿病性昏迷、白血病或伤寒的尿液中。

（6）胱氨酸结晶为无色六角形片状结晶，折光性很强，系蛋白质分解产物。可溶于盐酸不溶于乙酸，迅速溶解于氨水中。正常尿中少见，在先天性氨基酸代谢异常，如胱氨酸病时，可大量出现有形成结石的可能性。

（7）胆红素结晶形态为黄红色成束的小针状或小片状结晶，可溶于氢氧化钠溶液中，遇硝酸可显绿色，见于阻塞性黄疸、急性肝坏死、肝硬化、肝癌、急性磷中毒等。有时在白细胞及上皮细胞内可见到此种结晶。

（8）胆固醇结晶形状为无色缺角的方形薄片状结晶，大小不一，单个或叠层，浮于尿液表面，可用于乙醚、氯仿机酒精。见于乳糜尿内、肾淀粉样变、肾盂肾炎、膀胱炎、脓尿等。

2. 碱性尿液中结晶

（1）磷酸盐类结晶：磷酸盐类结晶一部分来自食物，一部分来自含磷的有机化合物（磷蛋白类、核蛋白类），在组织分解时生成，属正常代谢产物。包括无定形磷酸盐、磷酸镁铵、磷酸钙等。其形状为无色透明闪光，呈屋顶形或棱柱形，有时呈羊齿草叶形，可溶于乙酸。如长期在尿液中见到大量磷酸钙结晶，则应与临床资料结合考虑甲状旁腺功能亢进、肾小管性酸中毒或因长期卧床骨质脱钙等。如患者长期出现磷酸盐结晶，应考虑有磷酸盐结石的可能。有些草酸钙与磷酸钙的混合结石，与碱性尿易析出磷酸盐结晶及尿中黏蛋白变化因素有关。感染引起结石，尿中常出现磷酸镁铵结晶。

（2）碳酸钙结晶形态为无色哑铃状或小针状结晶，也可呈无晶形颗粒状沉淀。正常尿内少见，可溶于乙酸并产生气泡。无临床意义。

（3）尿酸铵结晶形状为黄褐色不透明，常呈刺球形或树根形，是尿酸和游离铵结合的产物，又称重尿酸铵结晶。见于腐败分解的尿中，无临床意义。若在新鲜尿液中出现此种结晶，表示膀胱有细菌感染。

（4）尿酸钙结晶形状为球形，周围附有突起或呈菱形。可溶于乙酸及盐酸，多见于新生儿尿液或碱性尿液中，无临床意义。

3. 药物结晶

随着化学治疗的发展，尿中可见药物结晶日益增多。

（1）放射造影剂：使用放射造影剂患者如合并静脉损伤时，可在尿中发现束状、球状、多形性结晶。可溶于氢氧化钠，不溶于乙醚、氯仿。尿密度可明显升高（>1.050）。

（2）磺胺类药物结晶磺胺类药物的溶解度小，在体内乙酰化率较高，服用后可在泌尿道内以结晶形式排出。如在新鲜尿内出现大量结晶体伴有红细胞时，有发生泌尿道结石和导致尿闭的可能，应及时停药予以积极处理。在出现结晶体的同时除伴有红细胞外见到管型，表示有肾损害，应立即停药，大量饮水，服用碱性药物使尿液碱化。现仅将2000年中国药典记载的卫生部允许使用的几种磺胺药物的结晶形态介绍如下：

a. 磺胺嘧啶(SD)：其结晶形状为棕黄不对称的麦秆束状或球状,内部结构紧密的辐射状,可溶于丙酮。

b. 磺胺甲基异噁唑：结晶形状为无色透明、长方形的六面体结晶,似厚玻璃块,边缘有折光阴影,散在或集束成"+""X"形排列,可溶于丙酮。

c. 磺胺多辛：因在体内乙酰化率较低,不易在酸性尿中析出结晶。

(3) 解热镇痛药退热药如阿司匹林、磺基水杨酸也可在尿中出现双折射性斜方形或放射状结晶。由于新药日益增多,也有一些可能在尿中出现结晶如氟哌酸等,应识别其性质及来源。

四、其他有机沉淀物

1. 寄生虫

尿液检查可发现丝虫微丝蚴、血吸虫卵、刚地弓形虫滋养体、溶组织阿米巴滋养体、并殖吸虫幼虫、蛔虫(成虫、幼虫)、棘颚口线虫、幼虫、蛲虫(成虫、幼虫)、肾膨结线虫(卵、成虫)、裂头蚴、棘头蚴、某蝇类幼虫及螨,常在妇女尿中见到阴道毛滴虫,有时男性尿中也可见到。

2. 细菌

在新鲜尿液中发现多量细菌,表示泌尿道有感染。在陈旧性尿液中出现细菌或真菌时应考虑容器不洁及尿排出时间过久又未加防腐剂,致细菌大量繁殖所致,无临床意义。

3. 脂肪细胞

尿液中混有脂肪小滴时称为脂肪尿,脂肪小滴在显微镜下可见大小不一圆形小油滴,用苏丹Ⅲ染成橙红色者为脂肪细胞,用瑞姬染色脂肪不着色呈空泡样。脂肪细胞出现常见于糖尿病高脂血症、类脂性肾病综合征、脂蛋白肾病、肾盂肾炎、腹内结核、肿瘤、包虫病、疟疾、长骨骨折骨髓脂肪栓塞及先天性淋巴管畸形等。

五、尿液沉渣技术

尿液沉渣计数是尿液中有机有形沉淀物计数,计算在一定时间内尿液各种有机有形成分的数量,凭借此了解肾损伤情况。正常人尿液也含有少数的透明管型、红细胞及白细胞等有形成分。在肾疾患时,其数量可有不同程度的增加,增加的幅度与肾损伤程度有关,因此,通过定量计数尿中的有机有形成分,为肾疾病的诊断提供依据。

（一）12 h 尿沉渣计数（Addis 计数）

是测定夜间 12 h 浓缩尿液中的红细胞、白细胞及管型的数量。为防止沉淀物的变性需加入一定量防腐剂,患者在晚 20:00,排尿弃去,取以后 12 h 内全部尿液,特别是至次晨 8:00,必须将尿液全部排空。

1. 参考值

红细胞：<50 万个/12 h。

白细胞及肾上皮细胞：<100 万个/12 h。

透明管型：<5 000/12 h。

2. 临床意义

（1）肾炎患者可轻度增加或显著增加。

（2）肾盂肾炎患者尿液中的白细胞显著增高,尿路感染和前列腺炎等尿中白细胞也明显增高。

（二）1 h 细胞排泄率检查

准确留取 3 h 全部尿液,将沉渣中红细胞、白细胞分别计数,再换算成 1 h 的排泄率。检查时患者可照常生活,不限制饮食,但不给利尿药及过量饮水。

1. 参考值

男性：红细胞<3 万个/h;白细胞<7 万个/h。

女性：红细胞<4 万个/h;白细胞<14 万个/h。

2. 临床意义

（1）肾炎患者红细胞排泄率明显增高。

（2）肾盂肾炎患者白细胞排泄率增高,可达 40 万个/h。

（何浩明　孙　健）

第七节　尿液沉渣组化定位的进展

经常在泌尿系统疾病中见到的沉渣有各种管型、黏液丝、红细胞等,确定其来源,明确病变部位对诊断和治疗都有意义,目前临床常用的相差显微镜法和光镜染色法,人为因素影响较大,最终难于明确诊断。近年,国内外多学者报道应用免疫细胞化学染色法判断尿沉渣成分,能较为科学地确定其是肾性还是非肾性沉渣。

一、尿红细胞免疫球蛋白细胞化学染色

正常尿液中检测不出免疫球蛋白,但在肾小球及肾小管发生病变时尿中可检出免疫球蛋白,已经证实尿中红细胞多在 Henle 环升支淤着,肾小球来源的尿红细胞表面将被免疫球蛋白覆盖,而非肾小球来源的尿红细胞表面则无免疫球蛋白覆盖。为此应用细胞化学染色法可检测尿红细胞表面免疫球蛋白,以鉴别肾性血尿和非肾性血尿。经研究表明在鉴别肾性血尿方面准确率可达 98.8%。目前已应用临床,采用直接免疫荧光方法。

1. 参考值

尿红细胞免疫球蛋白细胞化学定位:IgG:阴性;IgA:阴性;IgM:阴性;IgE:阴性。

2. 临床意义

(1) 鉴别肾性血尿和非肾性血尿。

(2) 尿红细胞膜或红细胞表面显示任何一种荧光 Ig 或酶标记的免疫球蛋白阳性均为阳性。

二、尿红细胞(THP)蛋白免疫细胞化学染色

THP 是肾小管髓襻升支粗段和远曲小管近段上皮细胞分泌的一种大分子糖蛋白。已证明肾小球来源的尿红细胞表面被覆 THP,而非肾小球来源的红细胞则没有,应用 THP 细胞化学技术亦可鉴别肾性或非肾性血尿。

1. 参考值

尿细胞 THP 细胞化学定位:阴性。

2. 临床意义

鉴别肾性和非肾性血尿。

三、尿沉渣黏液线免疫球蛋白化学染色

黏液线是尿液中最常见的有形成分,正常人黏液线免疫球蛋白阴性,肾小球肾炎患者的尿液黏液线可检出免疫球蛋白,与经病损的肾小球漏出有关。

1. 参考值

尿黏液线免疫球蛋白化学检查：阴性。

2. 临床意义

（1）阳性出现对肾小球肾炎诊断有意义。

（2）阳性对慢性肾盂肾炎诊断也有价值。

四、尿中红细胞免疫球化学染色

尿中红细胞免疫球细胞的形态系指一群红细胞黏附聚集成团，常被丝状物缠绕，不易解离，加荧光标记的兔抗人免疫球蛋白抗体染色后，出现明显的荧光球。IgA 肾病、过敏性紫癜肾炎和由微生物、内毒素引起的急性肾小球肾炎早期未经治疗时尿中易见。实验证实其特异性为 99%。

五、血尿中炎性细胞与肾上皮细胞荧光染色检出和分辨

血尿是泌尿系统疾病常见的临床表现，尿液中出现异常数量的红细胞在布满视野的红细胞尿很难发现沉渣中的白细胞，更难发现肾上皮细胞，而且两者难于辨认。泌尿系统感染的疾病中有 1/6 肾盂肾炎患者的首发症状是血尿，膀胱炎、尿道炎、输尿管炎、尿结石合并感染等均出现肉眼血尿或异常增多的镜下血尿，往往由于红细胞的遮掩使炎性细胞很难观察，为此我们采用吖啶橙荧光渗入法使红细胞不着色而白细胞和肾上皮细胞显示清晰，易于分辨。

1. 原理

吖啶橙是一种具有异染性染料，吖啶橙以插入方式与双螺旋 DNA 分子相结合，染料中的依地酸可将 RNA 分子分解成为单股，并借助静电吸附作用于单股的 RNA 分子相连接，逐渐形成堆积，由于 DNA 与 RNA 对吖啶橙的吸附方式不同，它所放射的荧光也不同，肾上皮细胞内核含有较多的 RNA，呈现橘黄色，感染性尿液样本中的炎性细胞因含有大量 DNA 出现亮绿色。红细胞不被着色，因血红蛋白有抑光性而不放射荧光。用建立的吖啶橙渗入对感染性血尿的阳性检出正确率达 99.8%。对肾上皮细胞与白细胞的分辨率达 99.99%。

2. 参考值

非感染性炎性荧光阳性细胞<0～5 个/HPF。

3. 临床意义

(1) 鉴定肉眼血尿与红细胞异常增多,红细胞形态正常的感染性尿红细胞沉渣中炎性细胞。

(2) 鉴定肉眼血尿与红细胞异常增多,红细胞形态正常的急性肾炎,肾小管损伤尿红细胞沉渣中的肾小管上皮细胞。

(史伟峰　孙前进)

第五章　肾功能试验

肾脏功能试验方法甚多，主要有下列两类：

（1）以反映病变部位的试验进行分类：血管系统——肾血流量和肾血浆流量；肾小球——肾小球率过滤；尿蛋白和血中非蛋白含氮物质，如尿素、肌酐、尿酸等检测；尿酶类近曲小管——酚红排泄试验、重吸收限量、分泌极限量、低分子蛋白质检测等。髓襻和远曲小管——尿密度、尿渗透量、尿渗透压清除率、自由水清除率、浓缩和稀释试验，尿 pH 和可滴定酸、酸碱平衡有关的电解质、血气分析、尿气分析和铵的生成及排泄试验等；肾盂及尿路——尿常规、微生物检查和免疫学检验等。

（2）以功能进行分类：如浓缩稀释功能、异物和代谢产物排泄功能、滤过功能、重吸收功能、维持电解质和酸碱平衡功能及内分泌功能等。

在肾脏功能试验中彼此间不一定平衡，常会出现一些不敏感的试验正常，而一些敏感试验则不正常。一些肾脏病患者氮潴留往往在疾病晚期才表现出来，尿常规试验往往可较早提示肾脏受损原因。但此时肾功能试验尚属正常，所以对肾功能试验的选择要结合病史全面选择几种方法，有利于疾病的正确诊断。

第一节　肾小球滤过率试验

某一测试物质经过肾脏从肾小球滤过，但不被肾小管重吸收，也不从肾小管分泌，则该物质的肾脏清除率代表肾小球滤过率。如葡萄糖就属于此类物质，但由于操作不方便临床使用不多，血中尿素、肌酐、尿酸也是肾小球滤过率常用指标，以判断肾功能损害程度，如肾小球滤过率减低见于肾脏疾病或肾血流量不足等。

一、尿素测定

尿素在肝脏中合成。通过血液循环溶于血浆中的尿素输送到肾脏,经过肾小球滤过。原尿流经肾小管时,有40%的尿素被重吸收,大部分尿素经尿排出。血浆中尿素浓度主要受肾功能影响,另外还与饮食和蛋白质分解代谢有关。

1. 检测方法

二乙酰乙肟法、酶偶联速率法,前者用于手工操作,后者用于自动生化分析仪。

2. 原理

(1) 二乙酰乙肟法:在酸性反应环境中加热,尿素与二乙酰缩合成色素原嗪化合物。

(2) 酶偶联速率法:尿素在脲酶催化下,水解成氨和二氧化碳,氨在酮戊二酸和还原型辅酶Ⅰ存在下,经谷氨酸脱氢酶催化生成谷氨酸。同时,还原型辅酶Ⅰ被氧化成氧化型辅酶Ⅰ,还原型辅酶Ⅰ在340 nm波长处有吸收峰,其吸光度下降的速率与待测样品中尿素氮含量成正比。

3. 正常参考值

血浆尿素:2.9~8.2 mmol/L;尿中尿素:200~600 mmol/24 h尿。

4. 临床意义

各种肾脏疾病、肾小球病变、肾小管、肾间质或肾血管的损害,均可引起血浆尿素升高。但血浆尿素并不是肾功能的特异性指标,它受肾脏外因素的影响,血液中尿素浓度升高引起的氮质血症可分为3类。

(1) 肾前性氮质血症:由于肾血液灌注减少或尿素生成过多引起。后者见于高蛋白饮食,饥饿、发热、脓毒血症所致的蛋白分解代谢增加,以及胃肠出血后血液蛋白重吸收等。脱水、休克、心力衰竭引起肾供血不足,使血浆尿素浓度升高。肾前性氮质血症血浆肌酐浓度可以不伴随升高。

(2) 肾性氮质血症:由于急性和慢性肾衰竭、肾小球肾炎、肾盂肾炎、肾病等引起。肾结核、肾积水的血浆尿素增高与肾组织破坏的程度密切相关。

(3) 肾后性氮质血症:经输尿管、膀胱、尿道的尿流受阻引起的血尿素升高。多见于尿路结石、泌尿生殖系肿瘤、前列腺肥大、阻塞造成肾小管内压力升高,使管内尿素逆扩散入血液。

二、肌酐测定

肌酐是肌酸脱水后的代谢产物,而肌酸是 N-甲基胍乙酸中精氨酸及甘氨酸先在肾脏等组织中合成胍乙酸,再在肝脏中经 S-腺苷甲硫酸供给甲基合成。

1. 检测方法

苦味酸法。

2. 原理

血清中的肌酐与碱性苦味酸盐作用,生成黄红色的苦味酸肌酐复合物。利用此原理,目前实验室常用速率法测定苦味酸-肌酐加成物的一级反应,用于自动化分析仪检测。

3. 正常参考值

血清:男:$80 \sim 132 \ \mu mol/L(0.9 \sim 1.5 \ mg/dl)$;女:$62 \sim 115 \ \mu mol/L(0.7 \sim 1.3 \ mg/dl)$。

儿童:$35 \sim 106 \ \mu mol/L(0.4 \sim 1.2 \ mg/dl)$。

尿肌酐:$6.2 \sim 13.2 \ \mu mol/e24 \ h$。

4. 临床意义

血浆肌酐浓度是反映肾损害、肾小球滤过率、尿路通畅性等肾功能,是一项比尿素、尿酸等更特异的肾功能指标。因为肌酐浓度受饮食、运动、激素、蛋白质分解代谢等因素的影响较少。肾脏代偿与储备能力强,只有肾功能明显受损才能使肌酐浓度升高。通常血浆肌酐浓度与疾病严重性平行。肾前性及肾性早期的损害一般不会使血肌酐浓度升高。

三、尿酸测定

尿酸是核酸中嘌呤分解代谢的最终产物,人类尿酸大部分来自鸟嘌呤代谢。尿酸的测定方法主要有两类,即磷钙酸还原法和尿酸酶-过氧化物酶偶联法。前者要用去蛋白滤液测定法,方法烦琐;后者操作方便,可用于手工操作及自动生化分析仪使用。

1. 原理

尿酸酶-过氧化物酶偶联法:尿酸在尿酸酶催化下氧化,生成尿囊素和过氧化氢。过氧化氢与 4-氨基安替吡啉及 2,4-二氯芬在过氧化物酶作用下,生成有色物质,其色泽与样品中尿酸浓度成正比。

2. 正常参考值

男:210～450 μmol/L(35～75 mg/L);女:150～390 μmol/L(25～65 mg/L)。

3. 临床意义

尿酸浓度增高多见于痛风,常在 65～100 mg/L;核酸代谢增强的疾病,如白血病、多发性骨髓瘤、红细胞增多症、溶血性贫血、恶性贫血治疗期等。血尿酸增高,还可使尿中尿酸排出量相应增加。但慢性肾功能不全者尿中尿酸排泄减少,发生继发性高尿酸血症。

(杨海燕　张　珂)

第二节　肾脏稀释与浓缩功能试验

尿液的浓缩和稀释是肾脏的生理功能之一。为适应外界环境的变化,肾脏对水分有很大的调节能力。正常人的肾脏可将肾小球滤液的渗透量由 280 mmol 变为渗透量低于 40 mmol 的低渗尿 10～20 L。在体内摄入水分较少的情况下,又能将尿液浓缩成渗透压高达 140 mmol 的变成仅有 400 ml 的高渗尿。肾脏以上浓缩和稀释功能是确立在对流倍增机理上。此外,神经系统内分泌激素(抗利尿激素——ADH)调节肾脏的浓缩和稀释功能。

一、渗透量测定

人体排尿的多少,尿中固体溶质浓度的变化,不仅可以引起尿密度发生相应的变化,而且也引起尿液物理和化学性质的变化,其中渗透量改变就是一个主要指标。溶液的渗透压取决于溶质微粒数目的多少,而与溶质的相对分子质量摩尔体积大小无关。而溶液的密度是由溶质的相对分子质量、摩尔浓度和摩尔体积决定的。与尿密度测定相比,尿渗透压测定能精确地反映肾脏的浓缩和稀释功能。

1. 原理

冰点渗透压计,包括标本、冷却室、热敏电阻,其工作原理是根据溶液的结冰曲线浓度,遇冷温度、样品的容量和热传导状态等均会影响结冰曲线的形态,继而影响冰点的测定结果。

2. 正常参考值

尿：600～1 000 mmol/(kg·H_2O)。

24 小时最大变化范围：40～1 400 mmol/(kg·H_2O)。

血浆约为：300 mmol/(kg·H_2O)。

尿与血浆渗透压之比：3～4.7：1。

3. 临床意义

尿渗透量测定可作为肾脏浓缩功能的检测指标。肾脏浓缩功能正常时,在控制饮水 12～14 h 后,尿液至少能浓缩到 800 mmol/(kg·H_2O)。肾脏浓缩功能减低,见于早期肾衰竭。当浓缩能力低至 400 mmol/(kg·H_2O)时,表示肾脏功能严重衰竭。尿液渗透量与饮食关系很密切,实验证明高蛋白质高盐条件下尿液最低渗透量比低蛋白低盐条件下尿液最低渗透量要高,这说明肾脏的溶质负荷量增大时,对尿液的稀释功能也受到影响。

二、测定尿渗透量的浓缩稀释试验

（一）浓缩试验

通过一定时间禁止饮水,使血浆渗透压升高,促使抗利尿激素分泌,导致肾脏产生最高浓缩尿。

1. 检测方法

检测方法为：① 试验前一天患者按正常时间进行晚餐,使体液量应少于200 ml,并进食含蛋白质丰富的食物,至试验前不再进任何食物;② 睡前排尿和夜间排尿均弃去;③ 次晨醒后留尿 1 次,为第 1 次尿;④ 患者卧床 1 h 后再留尿 1 次,为第 2 次尿;⑤ 患者作一般活动,1 h 后再留尿 1 次,为第 3 次尿,将 3 次尿做渗透压测定,为了简便也有采用夜间 8:00 禁水后弃去第 1 次尿,取第 2 次尿作为测试样本。

2. 正常参考值

第 1 次尿：(982.8±102.4)mmol/(kg·H_2O)(冬季),(1 108.2±82.4)mmol/(kg·H_2O)(夏季)。

第 2 次尿：(943.2±92.9)mmol/(kg·H_2O)(冬季),(1 342.7±100.3)mmol/(kg·H_2O)(夏季)。

3. 临床意义

尿浓缩功能减退疾病有肾盂肾炎、肾功能不全、心源性多饮症、尿崩症、低血钾症、高血钙症、多发性骨髓瘤、尿路梗阻镰状红细胞贫血等。

（二）稀释试验

肾脏的稀释试验和浓缩试验一样，同是反映肾远曲小管和集合管功能的试验，但在反映敏感性和真实性方面尚有不同。尿稀释功能障碍见于肾功能低下或障碍外，亦可见于心脏、肝脏水肿形成期及恶病质和肾上腺皮质功能低下者。浓缩试验是需要 ADH 存在时测定 ADH 的间接指标，而稀释试验则无须 ADH 存在就能反映 ADH 的指标。亦即稀释试验不仅与肾功能有关，且与内分泌功能更有关。

1. 检测方法

先做完浓缩试验后再做稀释试验较为适宜，检测方法为：① 晚上 6:00 进晚餐，应吃含蛋白质丰富但含水较少的食物，以后绝对禁水。② 晚上 10:00 睡前排尿。③ 次晨 7:00，8:00，9:00 各留尿 1 次。④ 从次晨 9:00 起，20 min 后饮完 1 200 ml 或 20 ml/kg 体重的水。⑤ 次晨 9:00 起每隔 30 min 留尿 1 次，其留尿 8 次。先留尿 3 次（3 h），供浓缩试验，后连续留尿 8 次（4 h）做稀释试验，其留尿 11 次，然后测定其密度或渗透量。

2. 正常参考值

尿渗透量≤80 mmol/（kg·H_2O）（密度≤1.009）与尿浓缩试验比较，本法灵敏度差，且多种疾病（心力衰竭、肝病、肾上腺皮质功能不全等）均可影响肾脏的排水功能。故临床上较少采用。目前临床上测定 Uosm 的 3 种方法多用浓缩试验进行。

3. 临床意义

若 Uosm：Posm＝1，则表示肾脏浓缩稀释功能严重损害，见于急、慢性衰竭。若 Uosm：Posm＜1 时，常伴有高钠血症。通常认为，ADH 分泌不足或肾脏对 ADH 反映性降低。见于垂体性尿崩症、肾小球肾炎后期慢性肾衰竭及高血钙性肾病，以及某些药物，如去甲肾上腺素、秋水仙碱、甲氨蝶呤均可造成肾脏对水重吸收。由于用尿渗透量虽能精确地反映肾脏的浓缩和稀释功能，但由于受到年龄、性别、温差及检测方法不同而存在差异，故必须行肾功检查及临床体征综合分析准确定论。

三、莫氏浓缩稀释试验

1. 原理

健康人的肾脏对体内的水分有调节平衡能力。本试验在正常饮食中给予一定量的水分,以观察患者昼夜尿量和密度的改变从而推知肾脏功能是否有减退现象。

2. 标本收集

患者可按平时饮食习惯,早晨 8:00 后排尿弃之。自 10:00—20:00 止,每隔 2 h 收集尿液 1 次,分别盛于 6 个清洁尿杯中。此后整个夜间至次晨 8:00 止,收集尿液于一个标本容器中。

3. 检测方法

将上述 7 个尿标本,分别记录每次尿量和测定密度。

4. 临床意义

正常人夜尿量不应超过全日量的 1/3,夜尿密度亦较高,可达 1.020 或更高。日间尿量随饮水量而有所变异,密度为 1.002～1.020 以上,其差异不应小于 0.008～0.009。若出现下列情况,可视为有肾功能减退指征。

(1) 夜尿量大于 750 ml,为夜尿增多,常为肾功能不全。

(2) 最高尿密度小于 1.018。

(3) 各次尿样本之间密度差减少,重症患者仅相差 0.001～0.002,为肾功能严重不全;如密度大都固定在 1.010 左右,提示肾脏失去浓缩能力。

本试验一次即可测定肾脏浓缩、稀释功能,虽然尿密度法不如渗透量准确,但患者易接受,且也能反映肾脏浓缩与稀释能力,故临床一般常采用此法。

四、渗透清除率及纯水清除率(自由水清除率)

1. 计算方式

纯水清除率(CH_2O)是表示单位时间内血浆经过肾脏被清除的纯水量(ml),亦即肾脏将超过等渗的过多溶质,排泄出去所需的水量。渗透清除率(COSM)是根据血浆和尿渗透量的比值计算所得的数值,其计算公式是:

$$CH_2O=V-COSM=每分钟排出尿量-尿渗透量清除率(ml/min)$$

2. 临床意义

(1) 当 CH_2O 为负值时则为高渗尿,表示每分钟有过量的水分被重吸收回血浆,亦即代表肾脏的浓缩能力。

(2) 若 CH_2O 为正值时则为低渗尿,表示体内有过剩的水分被排出,亦即代表肾脏的稀释能力。

（3）CH_2O 为零时则为等渗尿，即尿渗透量与血浆渗透量相等，表示肾脏有严重的浓缩和稀释功能障碍。如急性肾功能不全或骨髓质疾患时 CH_2O 为零，甚至是正值。因此，通过了解 $CH_2O \geqslant 0$ 或 TCH_2O，就可以判断纯水（不含溶质的水）是否从体内排出或在体内潴留。

（4）CH_2O 在利尿状态下，可作为亨利襻上行支及远端肾小管对钠的重吸收指标。因此，临床上以它作为急性肾功能不全早期诊断和预后的指标，随着病情的好转，肾小管功能恢复，CH_2O 也可以恢复为负值。

（李兰亚　孙　健）

第三节　酚红排泄试验

酚红又名"酚磺酞"（PSP），是一种对人体无害的指示剂。注射到人体后除小部分从肝脏清除，大部分从肾脏排出。本试验可作为肾血流量的粗糙指示，主要是反映肾血流量，其次才能反映肾小管功能。慢性肾小球肾炎时，由于肾血流量降低，故功能 PSP 排泄也降低，甚至较血清中尿素及肌酐能更早地反映肾小球滤过率的降低。在肾衰竭时，由于肾小管也受到损害，故 PSP 排泄更低。肾小球滤过率减到 20% 时，尿中 PSP 排出极微，甚至测不到。

1. 检测方法

有肌内注射和静脉注射两种方法，患者如有水肿、肌内注射吸收不良时，可用静脉注射法。

（1）试验 2 h 至测验完毕，患者禁止吸烟、饮茶及咖啡等。

（2）嘱患者饮水 2 杯（约 500 ml）以利排尿。

（3）20 min 嘱患者排尿并弃去。立即给患者静脉注射含量准确的酚磺酞注射液（6 g/L），并记录时间。

（4）注射后 15 min、30 min、60 min 及 120 min，分别收集尿液 1 次，每次排空膀胱。

（5）记录 4 次尿量，分别倒入 1 000 ml 量杯中，准确加水至 1 000 ml，并将各次稀释尿液，取 10 ml 左右加入少许碱使呈红色，然后与标准管比色，求出每次酚红排泄的百分数。

2. 正常参考值

酚红排泄试验正常参考值如表 5 - 1 所示。

表 5－1　酚红排泌试验正常参考值

时　间	范　围/%	平　均/%
15 min	25～50	35
30 min	40～60	50
60 min	50～75	65
120 min	55～85	70

3. 临床意义

本试验主要是肾血流量和近曲小管功能的简易试验。因经肾小球滤过的酚红仅为总排泌量的 6%，故不能反映肾小球滤过功能。

（1）酚红排泌量减少：见于肾血流量减少的肾病，如肾动脉粥样硬化、晚期先天性多囊肾等，还可见肾外因素引起肾血流量减低，如心力衰竭、血压降低等。也可见于近端肾小管病，如范可尼水综合征，肝硬变时全身水肿，因酚红随水肿液到组织间隙，以及前列腺肥大、膀胱尿潴留时，均可使排泄量发生改变（但这并不能反映肾功能的真实情况）。

酚红排泌试验后如 2 h 内总排泄量为 40%～50%，提示肾功能轻度损害；25%～30% 为中等度损害；11%～24% 有重度损害，0～10% 则为及严重损害。但仍以最初 15 min 排出量较 2 h 更为重要。

（2）酚红排泌量增加：偶见于甲亢、早期高血压、某些肝病、部分急性肾炎（或因未受损的肾组织受刺激所致）、血浆蛋白降低时（由于白蛋白结合染料减少，而排泄增加）。

（李兰亚　孙　健）

第四节　肾小管性酸中毒试验

肾小管性酸中毒是由于肾小管分泌氢离子回收碳酸氢根离子障碍引起的。由于尿液酸化功能失常，引起高氯性酸中毒及盐类调节失常的各种表现，而肾小球功能正常或轻度损害。

临床上将肾小管性酸中毒分为 4 种类型：

Ⅰ型：（远端肾小管性酸中毒），由远端肾小管分泌 H^+ 障碍所致。

Ⅱ型：（近端肾小管性酸中毒），由近端肾小管重吸收 HCO_3^- 障碍所致。

Ⅲ型：（混合型肾小管性酸中毒），属远端和近端肾小管酸中毒混合型，兼有上述两型的临床体征，酸中毒较严重。

Ⅳ型：（伴高血钾的远端肾小管性酸中毒），又称低肾素低醛固酮血症，由于缺乏醛固酮或肾小管对醛固酮反应减弱所致。

一、酸负荷试验—氯化铵负荷试验

正常人经氯化铵负荷后产生代谢酸中毒。此时远端小管泌氢，产氨和保留 HCO_3^- 增加，使尿液酸化（pH＜5.5），从此来判断远端肾小管性酸中毒。

1. 检测方法

（1）顿服法：照常饮食，于上午 8：00 口服氯化铵 0.1 g/kg，在 1 h 内分服，服后 3～8 h 每小时尿标本 1 次，测各次尿 pH（其测 5 次尿 pH）。

（2）3 日法：患者口服氯化铵 0.1 g/kg，每日分 3 次服，连服 3 天，于第 3 天起测尿的 pH。

2. 正常参考值

正常人尿 pH＜5.5。

3. 临床意义

远端肾小管性酸中毒患者不能使尿 pH＜5.5。此法主要用于不典型或不完全性远端肾小管性酸中毒患者。已有高氯性酸中毒患者，切不能做此试验。另如遇肝病患者，禁服氯化铵（防止诱发肝性脑病），可用氯化钙 2 mmol/kg 代替，在做以上试验前 2 天及试验期间，停服一切碱性药物。

二、碱负荷试验—HCO_3^-肾阈值试验

尿中开始出现 HCO_3^-（尿 pH 为 6.2）时，血浆 HCO_3^- 浓度即为其肾阈值。近端肾小管性酸中毒时，近端肾小管对 HCO_3^- 的重吸收明显减少。

1. 检测方法

患者在水分充足的情况下，口服 $NaHCO_3$，每 4 h 1 次，逐步增量（1～10 mmol/kg）。服药后定时收集尿样并测其 pH，当 pH＞6.1 时，即测定血清 HCO_3^-，此血清 HCO_3^- 值即为肾阈值。

2. 正常参考值

2.33～6.89 mmol/L。

3. 临床意义

HCO_3^- 降低提示近端肾小管性酸中毒。

（孙　健　刘忠伦）

第五节　肾小管最大重吸收及排泌能力测定

肾小管可吸收尿中许多成分，如葡萄糖、重碳酸钠等。如原尿中这些物质浓度逐渐增加，则肾小管重吸收能力也逐渐增加；当这种重吸收能力达到饱和状态时，即称肾小管最大重吸收能力。同样肾小管排泌血液中某一物质的能力在血中浓度高达某一阈值时，也可达到饱和，称肾小管最大排泌能力。临床通过测定最大重吸收能力(Tm)与最大排泌能力来估计肾小管的功能状态。

葡萄糖最大重吸收率(TmG)：正常时，尿中葡萄糖在近曲小管内完全被重吸收，尿中无糖出现。如血葡萄糖浓度增加，肾小管的重吸收能力也增加，尿中仍不出现糖。若血糖浓度超过某一水平(肾阈)时，肾小球滤液中葡萄糖含量超过肾小管重吸收能力，尿中开始出现葡萄糖，此时肾小管重吸收值称为葡萄糖最大重吸收率(TmG)。做 TmG 时，一定要同时做葡萄糖试验，且要测动脉血，操作较烦琐。

1. 正常参考值

正常人 TmG：16.7～22.2 mmol/L[300～400 mg/(min · 1.73 m^2)]。

2. 临床意义

(1) TmG 减少：表明有功能的肾小管数减少和近端肾小管排泌功能降低。但肾小球闭塞时，葡萄糖不能滤过；肾小管损坏时，葡萄糖不能重吸收，两者都使最大吸收量下降。故本试验可估计有效的肾单位数目，但不能鉴别损害在肾小球还是肾小管。

(2) 在肾小管间质病时，如肾盂肾炎、间质性肾炎时，TmG 减低可发生在肾小球滤过率减低以前。在近端肾小管病如范可尼氏综合征时，除 TmG 减低外，还有其他近端肾小管重吸收障碍表现。

(3) 肾性糖尿病时，可表现为可选择性葡萄糖重吸收减少。

（杨海燕　何浩明）

第六节　肾脏清除功能试验

当血液流进肾脏时,血浆中某些物质通过肾小球的滤过和肾小管的处理,随尿液排出,这称肾脏对血浆中某一物质的清除。测定血浆和尿液中这一物质的各自浓度,并算出每分钟尿流量,按照 $U \cdot V / P$(U:尿中浓度,P:血浆中浓度,V:每分钟尿量)公式,即可计算出这一物质在单位时间内(通常为 1 min),经肾脏清除的量,称为肾脏对这一物质的清除率。

若血浆中所含某一物质的绝大部分,经肾小球滤过后不被肾小管重吸收,而且血中剩余部分又可由肾小管分泌,使这一物质通过肾脏后几乎全部排出,在肾静脉血浆中基本上不存在这种物质,则它的清除度就可代表肾血流量(RPF);而另一些物质经过肾小球滤过后,既不被肾小管重吸收,也不被其排泌,则其清除率可反映肾小球滤过率(GFR)。

肾脏对各种物质的清除方式各有不同,如葡萄糖从肾小球滤过,有从肾小管分泌的(在血中一定浓度范围内),主要是酚磺酞和对氨马尿酸钠,而两者兼有的有肌酐和尿素。尿素又可被肾小管重吸收,但肌酐则无。

一、菊糖清除率(Cin)

菊粉是一种多糖类物质,相对分子质量为 5 200,注入人体内不参与机体代谢,并不与蛋白质结合。菊粉可自由从肾小球滤过,但不从肾小管分泌,亦不能由肾小管重吸收,因而其清除率是经典的 GFR(肾小球滤过率)测定方法。在急性肾小球肾炎或心功能不全时,其清除率降低;在慢性肾小球肾炎、肾动脉硬化和高血压晚期,均有不同程度的降低,而在高血压早期则可正常;在肾盂肾炎时可稍降低,晚期则有明显降低。但由于本法操作烦琐,既要静脉注射药物,又须插留置导尿管,故主要用于实验研究,而临床使用不多。葡萄糖和半乳糖对菊粉的测定有干扰作用,故糖尿病患者不宜做此实验。

1. 检测方法

试验时通过静脉滴注 10% 葡萄糖溶液,使血浆中菊糖达到稳定浓度(需抽血数次,测知血浆中葡萄糖浓度稳定在 1 mg/100 ml 水平时),然后观察受试者尿液中排出

量,并分析出尿中葡萄糖浓度,将所得各数值代入下列公式,求出菊糖清除率:

$$Cin=V \cdot Uin/Pin$$

2. 正常参考值

2～2.3 ml/s(120～140 ml/min)。

3. 临床意义

Cin 增高:妊娠 3 个月时增高 50%,产后即恢复正常。糖尿病肾小球硬化症早期,由于生长激素分泌增加,促使肾小球肥大,部分微小病变引起的肾病综合征时。

Cin 减低:见于能够影响肾小球滤过率的各种肾性和肾外因素,如急慢性肾衰竭、急慢性肾小球肾炎、肾盂肾炎、急性肾小管病变、输尿管阻塞等。随着年龄的递增,Cin 逐年下降。

二、尿素清除率(Cs)

尿素可被肾小球滤过,其方式和菊糖、肌酐相似,但肾小管对尿素有重吸收作用,所以尿素的清除率不能真正代表肾小球滤过率(通常低于 GFR 的 50%)。实际临床应用,本试验不如肌酐清除试验优越。

测定在一定时间内(1 min)从尿中清除的尿素量(ml/min),折算为血浆毫升数,即为尿素清除率。由于尿素排除量与尿量的多少有密切的关系,所以 Uon、SlyKe 指出,应按照尿量＞2 ml/min 和＜2 ml/min 两种计算方式:

$$CS(标准清除率)=\frac{U\sqrt{V}}{P}$$

$$Sm(最大清除率)=\frac{UV}{P}$$

式中,U 为尿中尿素含量 mg/dl;V 为每分钟尿量(ml/min);P 为血浆尿素浓度。

1. 正常参考值

Cs 为 54 ml/min,介于 41～65 ml/min。由于血浆尿素浓度受其他因素(特别是食物的影响),不易稳定,故临床上已少用此法作肾脏的 GFR 测定用。

2. 临床意义

Cs 在 40%～60%,表示肾功能轻度损害;20%～40%为中度损害;5%～20%以下为重度损害,此时血中尿素已有增高;清除率在 5%以下时,则可出现尿毒症。

（1）肾血流量减少，肾小管损害，有效滤过率降低等，都可使 Cs 降低。如急性肾炎、慢性肾小球肾炎活动期、高血压、动脉粥样硬化、充血性心力衰竭和子痫并发肾损害等疾病。

（2）肾炎患者肾功能减退时，常在血中尿素含量和肌酐未上升前，出现 Cs 下降。

三、内生肌酐清除率(Ccr)

当饮食较恒定时，人体内血清肌酐浓度基本保持稳定。肌酐基本上只从肾小球滤过，不被肾小管重吸收。在血液肌酐浓度较低时，只有很少一部分从肾小管中排泄。因此内源性肌酐可作为比较理想的肾小球滤过率的测试物。一般采用 24 h尿标本进行测定。测定前给予 3 天低肌酐饮食(禁肉、蛋白质摄取小于 40 g/d)，使血清肌酐浓度相对恒定。第 4 天起收集 24 h 尿液用甲苯防腐。次日留取尿液结束时，抽取静脉血 3 ml，计算 24 h 尿量$[V/(\text{ml/min})]$，分别测定尿肌酐(Ucr mg/dl)、血肌酐(Scr mg/dl)浓度，按公式 Ccr＝Ucr・V/Scr 计算，并将结果纠正到 1.73 m²(标准体表面积)。

按正体表面积＝1.73 m²(标准体表面积)/受试者体表面积×已求得 24 h 肌酐清除率。

1. 正常参考值

$0.80\sim1.2$ ml・s^{-1}/m²$[80\sim120$ ml/(min・1.73 m²)]。

2. 临床意义

内生肌酐清除率降至 $0.5\sim0.6$ ml・s^{-1}/m²$[52\sim63$ ml/(min・1.73 m²)]时，为肾小球滤过功能减退；如小于 0.3 ml・s^{-1}/m²$[31$ ml/(min・1.73 m²)]，为肾小球滤过功能严重减退。若 Scr 降至 0.2 ml・s^{-1}/m²$[20$ ml/(min・1.73 m²)]，临床出现尿毒症症状。

（1）急性肾小球肾炎时，首先出现的肾脏功能异常，就是 Ccr 降低，而其他肾脏功能试验则正常。

（2）慢性进行性肾实质病变患者，其 Ccr 呈进行性下降，临床上依其减低的情况来判断肾功能的损害程度。

（3）肌酐清除率是肾脏移植成功与否的重要的客观指标，移植成功，Scr 逐步上升；发生排斥反应，则 Ccr 下降。

（刘忠伦　何浩明）

第六章　尿电解质测定与血气分析

体液中的无机离子分析是临床化学领域广泛使用的重要检验项目。无机离子在人体中有十分重要的生理功能，如钾、钠、氯离子在维持渗透压平衡、水平衡和酸碱调节方面起重要作用；钙、磷构成骨骼、牙齿；核酸等，构成酶或作为激活剂；钙参与血液凝固；镁激活磷酸酶；锌构成碳酸酐酶。

第一节　钾　测　定

钾是人体中重要的电解质之一，正常情况下，98％的钾存在于细胞内，2％的钾分布于细胞外液中，细胞内钾浓度高于细胞外液 40 倍。细胞外钾所占比例虽小，但对神经、肌肉功能影响很大，血浆中的钾和细胞内钾处于动态平衡中，且受酸碱平衡影响较大，酸中毒时驱使细胞内钾向外移出，碱中毒时钾的转移方向相反。

每天摄入 50～150 mmol/L 钾。正常时大便和汗液中排出的钾每天为 5 mmol/L，余者由尿排出。尿钾的排出是远曲小管对钾的分泌和再吸收的结果。

1. 原理

目前测定钾的方法有火焰光度计和离子选择电极法。前者是样品中钾原子受火焰热能而被激发，激发状态的原子不稳定，迅速回到基态，放出能量发射出元素特有波长辐射线谱，利用此原理进行光谱分析。后者是溶液中被测离子接触电极时，在离子选择电极膜基质的含水层内发生离子迁移，迁移离子的电荷改变存在的电势，使膜面间的电位发生变化，在测量电极和参与电极间产生的电位差。本法的优点是选择性高、标本用量少、不需燃烧、安全、自动化程度高、可与生化自动分析仪组合进行多项检测。

2. 正常参考值

血清钾：3.5～5.1 mmol/L。

尿钾：25～125 mmol/24 h。

3. 临床意义

(1) 血钾升高：血钾＞5.5 mmol/L，称高钾血症。常见原因有以下几种：① 尿钾排泄减少，见于急、慢性肾衰竭。特别是急性肾衰竭时，几乎均伴有进行性高钾血症，一般血钾上升速度约每天 0.5 mmol/L。血钾升高见于使用抑制钾分泌的利尿剂(螺旋内酯等)。② 钾自组织向外转移，见于组织损伤(肌肉挫伤、溶血、内出血)，应用琥珀酰胆碱也可使血钾升高，代谢性酸中毒时，血 pH 下降 0.1 单位，血钾上升 0.6 mmol/L。③ 输入钾过多或速度过快。④ 假性高血钾症见于血小板增多症，白血病时白细胞极度增高，静脉穿刺不良及试管内溶血。

(2) 血钾降低：血钾＜3.5 mmol/L，称低血钾症。① 钾摄入不足及胃肠道钾丧失过多，如水样大便中，钾浓度为 40～60 mmol/L。② 肾排钾过多：见于使用利尿剂或糖尿病酮症酸中毒出现的渗透性利尿、原发性和继发性醛固酮增多症、肾上腺皮质功能亢进症、糖皮质激素治疗后及急性肾衰竭的多尿期。③ 肾小管疾患时尿钾流失，如肾小管性酸中毒。④ 钾向细胞内转移，见于低钾性周期性瘫痪和胰岛素治疗后。

(3) 尿钾排泄增多：见于：① 肾上腺皮质功能亢进。② 急性肾衰竭的多尿期。③ 慢性肾炎、肾盂肾炎、髓质囊性病变伴有肾小管功能障碍时。④ 使用糖皮质激素。⑤ 原发性及继发性醛固酮增多症、肾小管疾患及失钾性肾炎，其特点是血钾量＜3.0 mmol/L，但尿钾仍＞25 mmol/L。

(4) 尿钾排泄减少，见于肾上腺皮质功能减退，急性肾衰竭少尿期，慢性尿毒症及低渗性脱水。

(史伟峰　刘　多)

第二节　钠　测　定

钠是体内重要的阳离子，与水代谢密切相关。体内含钠量约为 60 g。44％～50％分布于细胞外液，40％存在于骨骼中，9％～10％分布于细胞内液。细胞外液总渗透的 90％以上由钠盐所形成。如血糖、血尿素氮正常，血浆渗透压可用血浆钠浓度(mmol/L)×2^{10}来估计。尿钠排出量取决于钠的摄入量和肾脏、肾上腺皮质的调节功能。正常饮食时，我国人每日平均摄入 150 mmol/L 钠。若摄入过多的钠，约半数在初 24 h 内排出,忌盐饮食时,尿钠在 2～4 天降至 5 mmol/L,或更低。

1. 测定原理和方法

同血钾。

2. 正常参考值

血清钠：135～145 mmol/L。

尿钠排泄量：130～217 mmol/(L·24 h)。

3. 临床意义

(1) 血钠增高：血钾>150 mmol/L。主要有以下原因：① 钠负荷过多,如婴儿喂用未稀释的牛奶,输入高渗盐水及饮了海水等。② 高渗性脱水时,失水多于失钠,见于腹泻、呕吐、高热大汗后、机械核气过度、不适当的腹膜透析、糖尿病酮症酸中毒、尿崩症时。③ 内分泌疾患,如肾上腺皮质功能亢进、原发性醛固酮增多,以及注射过量的 11-去氧皮质酮。

(2) 血钠过低：血清钠<130 mmol/L。见于：① 肾脏失钠过多,如急、慢性肾盂肾炎及肾小管酸中毒、急性肾衰竭多尿期等。非肾脏疾患,如 21-羟化酶缺乏所致的先天性肾上腺皮质增生、慢性肾上腺皮质功能减退等。② 胃肠道失钠,如腹泻、呕吐、胃肠造瘘、肠梗阻等。③ 肾脏排泄水分减少,如急性肾衰竭、心力衰竭、肝硬化,以及不适当的抗利尿激素分泌过多综合征引起的稀释低血钠。④ 低张液输入过多及高脂血症高血糖时。

(3) 尿钠增加：① 肾上腺皮质功能减退。② 急性肾小管坏死。③ 不适当的利尿激素分泌过多综合征,多见于支气管癌、颅内感染,其特点是血钠降低,尿钠排出相应增多。④ 应用利尿剂。⑤ 慢性肾盂肾炎及多囊肾等。

(4) 尿钠减少：见于肾上腺皮质功能亢进,长期忌盐、充血性心力衰竭、肝硬化腹水、肾病综合征等继发性醛固酮分泌过多及低渗性脱水。

(刘　成)

第三节　氯　测　定

氯是体内重要的阴离子,主要分布于细胞外液,以氯化钠的形式存在。其主要功能是维持酸碱平衡,血液与组织液间的渗透压平衡及维持细胞外液的容量。尿中氯化物的排泄量随摄入量的多少而波动,排出的氯化物为滤过总量的 1%。

1. 原理

（1）硝酸汞滴定法：用标准硝酸汞溶液滴定血清（浆）、尿液、脑脊液中的氯离子，生成可溶性而解离度很低的不与二苯胺脲指示剂起反应的氯化汞。当滴定到终点时，过量硝酸汞中的汞离子与二苯胺脲指示剂起反应作用，呈淡紫红色，根据硝酸汞用量，推算出氯离子的浓度。

（2）硫氰酸汞比色法：样本中的氯离子与硫氰酸汞作用，生成难以解离的氯化汞，并释放出相应的硫氰酸离子，该离子与试剂中铁离子结合生成橙红色的硫氰酸铁，其色泽与氯的含量成正比，在 480nm 处有一吸收峰。

（3）电量法及电极法：以银离子作反应终点的指示物。银离子与样本中的氯离子作用，生成不溶性的氯化银，达到滴定终点时，氯离子被完全结合，出现游离的银离子而使电位骤增，滴定自动停止并计时。在恒定电流条件下，通电时间与样本中氯化物浓度成正比。

2. 正常参考值

血清氯：95～106 mmol/L。

尿氯：150～250 mmol/24 h。

3. 临床意义

（1）血氯增加：急、慢性肾小球肾炎引起的肾功能不全，尿路梗阻，呼吸性碱中毒及氯化物摄入过多。

（2）血氯降低：由于体内氯化物丢失过多，如呕吐、胃肠造瘘、肾上腺皮质功能减退症等。

（3）尿氯增加：肾上腺皮质功能减退症等。

（4）尿氯减低：见于原发性醛固酮增多症，长期忌盐、低渗性脱水、肾小管酸中毒、灼伤、渗出性胸膜炎及腹膜炎。

（何浩明）

第四节　钙　测　定

人体钙总量约为 1 200 g，99％存在于骨骼、牙齿中，血浆钙仅占总钙的 0.1％。血浆钙中 40％与蛋白质结合，13％与枸橼酸及其他有机酸结合，47％为游离钙。离子钙浓度与神经肌肉兴奋性毛细血管通透性、血液凝固等生理功能有关，血浆

pH 下降促进结合钙解离。尿钙排泄量与血清钙浓度有关,但不完全一致,一般当血钙<3.75 mmol/L 时,尿钙几无排出。

1. 测定原理和方法

目前用于钙的测定方法有乙二胺四乙酸络合滴定法、邻甲酚酞络合酮法、甲基麝香苯酚蓝比色法及电极法等。临床上常用的为滴定法。有生化分析仪,则用比色法或配套使用电极法等。

应用邻甲酚酞络合酮是金属络合染料、血清在碱性条件下与邻-甲酚酞络合酮(OCPC)作用,生成紫色螯合物,在 570nm 处有最大吸收峰。参考 MIB(甲基百里香酚蓝)法,添加 EDTA 掩蔽剂的机理,设计加入 EDTA 作起始试剂。由于 EDTA 与钙的络合能力较 DCPC 强,而竞争络合与 OCPC 络合的血清钙使 DCPC 游离、致 570nm 处吸光度下降,其吸光度下降幅度与钙浓度成正比,试法可用手工进行测定,亦可用自动化分析仪测定。

2. 正常参考值

血清总钙:2.25～2.74 mmol/L。

游离钙:1.1～1.2 mmol/L。

24 h 尿钙排泄量:5～7.5 mmol/L。

3. 临床意义

(1)高钙血症:血钙>2.74 mmol/L,见于维生素 D 中毒、原发性甲状旁腺功能亢进、甲状腺功能亢进、骨溶解增加,如骨肿瘤、白血症。骨合成减少,如脊髓灰质炎、四肢瘫痪、结节性及特发性高钙血症等。

(2)低钙血症:血钙低于 2.25 mmol/L,原因有肾脏疾患,如急、慢性肾衰及原发性远曲小管酸中毒,维生素 D 缺乏,或因某些药物如苯妥英钠干扰维生素 D 代谢、钙吸收不良、腹泻或吸收不良综合征。甲状旁腺及假性甲状旁腺功能低下,先天性胸腺发育不全,使用速尿、长期皮质激素治疗等。

(3)血浆 pH 的改变对血钙的影响:pH 下降或酸中毒时,结合钙解离使血钙上升,此时虽钙总量可降低,但不发生低血钙症状。反之,pH 上升或碱中毒时,由于离子钙转为结合钙而减少,此时虽钙总量不低,也可发生低血钙症状。

(4)尿钙排出增多:>7.5 mmol/(L·24 h),常伴有高钙血症,多见于甲状旁腺功能亢进及癌肿转移等。特发性高尿钙症是血尿的原因之一。

(5)尿钙排出减少:见于甲状旁腺功能减退症、黏液性水肿、维生素 D 缺乏及骨软化症。

(孙前进)

第五节　无机磷测定

成人体内磷总量约为体重的 1%,其中 85% 的磷与体内 99% 的钙形成羟基磷灰石存在于骨骼中,余者大部分以有机磷形成存在于细胞内,极小部分以无机磷形式存在于血浆及细胞间液中。血浆钙磷乘积维持一定常数,小儿为 40～55。常数降低,促进骨溶解;常数增加,促进骨形成。磷的主要排泄途径是肾脏,甲状旁腺素能抑制肾小管对磷的重吸收,尿磷多少还与食物中的磷含量有关。

1. 测定原理和方法

无机磷的测定方法较多,各种方法的主要差别在于使用不同的还原剂。

(1)硫酸亚铁铵法:用亚铁-三氯醋酸除去血清蛋白,上清液与钼酸铵试剂混合,生成磷钼酸杂聚化合物,继而被试剂中的亚铁还原成钼蓝,在 660 nm 处有一吸收峰。

(2)紫外光度法:此法可适用手工操作,也可用于生化分析仪操作。磷在酸性溶液中磷酸根与钼酸铵反应,形成 6 价的杂聚化合物,在 340 nm 或 325 nm 波长处,测其吸光度并定量。

2. 正常参考值

血清磷:0.97～1.61 mmol/L。

24 h 尿排泄量:29.01～41.98 mmol/L。

3. 临床意义

(1)血清磷增高:见于甲状旁腺功能减退症,急、慢性肾衰竭,以及维生素 D 中毒、骨肿瘤、溶血、急性淋巴细胞性白血病、甲亢等症。

(2)血清磷降低:见于甲状旁腺功能亢进症、胱氨酸尿、遗传性低血磷性佝偻病、食物中磷不足或吸收障碍、维生素 D 缺乏、高钙血症等。

(3)尿磷增加:见于甲状旁腺及甲状腺功能亢进症、碱中毒。

(4)尿磷减少:见于甲状旁腺功能减退症、维生素 D 缺乏性手足搐搦症。

(刘　多)

第六节　镁　测　定

人体含有少量镁,20～30 g,其中约有 79% 以镁盐形式存在于骨骼中,血浆中镁仅占人体镁量的 1%。血浆中镁 65% 的为离子镁,35% 与蛋白结合,实验证实,给予甲状旁腺素能使血镁升高,尿镁排出增多。镁缺乏时,能促进甲状旁腺素分泌,肾小管对镁的吸收也增加,尿镁排出减少,镁缺乏时神经肌肉(包括心肌)应激性增强。

1. 测定原理和方法

镁的测定方法较多,有甲基百里香酚蓝络合法、Calmagite 染料比色法及原子吸收分光光度计法。原子法灵敏特异,但仪器昂贵。甲基百里香酚蓝络合法简单快速灵敏度高,干扰因素少,与原子吸收法相当。

甲基百里香酚蓝络合剂(MTB)是具有氨羧结构的钙镁络合指示剂,在碱性溶液中用 EGTA 乙二醇双(2-氨基乙基醚)四乙酸掩蔽钙的干扰测定镁。MTB 与镁结合后呈紫蓝色,在 582 处有一吸收峰,本法适合手工和自动生化分析仪检测。

2. 正常参考值

血清镁：0.7～1.25 mmol/L。

尿镁排出量：3～4 mmol/24 h。

3. 临床意义

(1) 血清镁增加：血清镁>1.5 mmol/L,见于急、慢性肾衰竭,多发性骨髓瘤,肾上腺皮质功能减退及甲状腺功能减退等。

(2) 血镁降低：① 低蛋白血症;② 肾脏镁丢失过多,如肾衰竭伴多尿、远曲小管性酸中毒、胱氨酸尿、范可尼综合征、糖尿病酮症酸中毒、甲状腺功能亢进及原发性醛固酮增多症;③ 胃肠道失镁过多,如脂肪痢、胰腺纤维囊肿;④ 摄入不足,加营养不良;⑤ 家族性低镁血症及用酸性枸橼酸盐葡萄糖抗凝血给新生儿换血,其中枸橼酸盐与镁结合而使血镁降低。

(刘　成)

第七节　锌　测　定

正常人体内锌为 2～2.5 g,其中 60% 存在肌肉中,30% 存在于骨骼、眼球、头发,男性生殖器官含锌量甚为丰富。锌为体内 120 中金属酶的辅因子,是 RNA 或 DNA 多聚酶,反转录酶 tRNA 合成酶和蛋白延伸因子的组成成分。体内缺锌时,细胞生长减慢,影响食欲而加剧体内缺锌。血浆中的锌有 50% 与前白蛋白结合,7% 与游离氨基酸结合,其余与 α_2 球蛋白等结合。正常人每日摄入 1~10 mg 锌,吸收率为 20%~30%,主要排泄途径是大便和汗液。

1. 测定原理和方法

锌的测定方法有原子吸收分光光度计法、比色法、极谱法等。

吡啶偶氮萘酚(PAN)比色法:血清中的锌、铁、铜能与氰化物生成稳定的复合物,但水合氯醛能选择性地促进锌与吡啶偶氮萘酚在碱性条件下生成红色复合物,在 550 μm 处有一吸收峰。

单扫描示波极谱法:血清中锌在乙二胺的碱性介质中与乙二胺形成络合物,峰电位为 -1.42 V,峰电流波高(μA)与锌浓度成正比。

2. 正常参考值

血清锌:9.0~20.7 μmol/L。

尿锌:0.24~0.48 μmol/24 h。

3. 临床意义

(1) 血清锌降低:① 外科手术、组织创伤及灼伤时,可使血清锌明显降低,手术后 24 h 血清锌下降十分明显,手术后第 4 天恢复;② 急性心肌梗死时血清锌下降很快,3~5 天恢复正常;③ 见于急性传染病、肺结核、败血症、肝硬化、长期多汗及某些皮肤病;④ 脂肪痢,胰腺囊肿纤维化,可影响肠道吸收,使血清锌降低;⑤ 婴儿喂养不当,长期食用谷类食物而缺乏动物性食物和单纯依赖静脉营养,导致血清锌下降;⑥ 应用肾上腺皮质激素、氯噻酮、噻嗪类药物后,血清锌下降。

(2) 血清锌增高:① 甲状腺功能亢进及真性红细胞增多症;② 长期饮用镀锌钢瓶饮料;③ 风湿性心脏病、子宫肌瘤、局灶性脑病和精神病患者,血清锌有轻度升高。

(3) 尿锌增高:① 尿毒症、蛋白尿及高钙尿症,尿锌增高;② 肝脏疾病,因合成前白蛋白减少,尿锌排出增加;③ 长期应用金属螯合剂,如青霉胺,反复静脉注射谷氨酸盐及氯噻酮,均能促进尿锌排泄;④ 急性组织操损伤、肾结石,尿锌增加;⑤ 锌中毒,如儿童慢性锌中毒贫血,尿锌可达 275.4~558.5 μmol/L。

(4) 尿锌减少:见于缺锌性侏儒及肠源性肢体皮炎。

(5) 发锌:发锌在某种程度上反应机体内锌的营养状态,如肠源性肢体皮炎时

发锌降至 $10.1\sim13.6\ \mu mol/L$。但由于影响因素较多,正常范围波动较大,发锌的检测临床意义不大。

(刘忠伦)

第八节　铜　测　定

体内铜含量为 $100\sim200$ mg。铜参与体内 30 余种主要酶的构成,大多参与体内氧化还原反应。成人每日吸收铜为 2 mg 左右,$50\%\sim70\%$ 存在于肌肉和骨骼内,20% 存在于肝脏,$6\%\sim10\%$ 分布在血液内。血浆中的铜 20% 与氨基酸结合,其余与 α_2 球蛋白结合形成铜蓝蛋白,其中每个分子含 8 个铜原子,含铜量为 0.34%。脑和肝脏是储铜丰富的器官,胆汁是铜主要排泄途径,10% 可有小肠壁排出,4% 有肾脏排出。缺铜可引起低色素小细胞性贫血、食欲缺乏、腹泻、神志淡漠、皮肤脱色、白化病、骨骼及心脑畸形。体内铜过多则引起肝豆状核变性。

1. 测定原理和方法

目前通常应用较多的原子吸收分光光度法。原理从略。

2. 正常参考值

血清铜：$14.13\sim19.63\ \mu mol/L$。

尿铜：$0.24\sim0.48\ \mu mol/24$ h 尿。

3. 临床意义

(1) 血铜降低：① 症状性缺铜见于各种原因的营养不良、胃肠吸收不良、长期肠外静脉全营养(TPN),婴儿未及时添加辅助食物(人或牛奶中铜含量均低);② 黏液性水肿、放射病时;③ 钢丝样头发综合征系中枢神经病变为主,伴头发卷曲、色浅为特征的一种遗传性疾病,肝豆状核变性也以低铜为特征;④ 低血铁、低血铜、低血清蛋白综合征多见于 $4\sim17$ 个月婴幼儿,病因未明,可能系肠营养不良所致。

(2) 血铜升高：见于急性心肌梗死。一般在发病后 $2\sim3$ 天增加,$5\sim7$ 天达高峰,数周后正常。阻塞性黄疸血铜明显增加。充血性心力衰竭、胶原类疾病、如类风湿关节炎。精神病、白血病、恶性肿瘤(尤其是支气管癌、前列腺癌、胰癌及结肠癌),血清铜均可增加,也可见误服硫酸铜引起急性中毒者。

(3) 尿铜增加：见于肝豆状核变性患者,尿铜为 $2.88\ \mu mol/L$。血清铜/锌比值正常人为 0.82,在 $0.9\sim1$ 之间有助于某种疾病的诊断及动态观察,在恶性淋巴瘤、白血病、支气管癌等,血清铜/锌比值增加常在 1.5 以上,病情稳定时其比值降低。

(杨海燕)

第九节　阴离子间隙

血清钠、钾离子之和减去氯离子、碳酸氢根之和,它们的差称为阴离子间隙。阴离子间隙是近年来评解体液酸碱状况的一项重要指标,它可鉴别不同类型的代谢性酸中毒。AG 也是早期发现代谢性酸中毒合并代谢性碱中毒、慢性呼吸性酸中毒合并代谢性酸中毒、呼吸性碱中毒合并代谢性酸中毒、混合性代谢性酸中毒及"三重性"酸碱失衡的有用指标。应用 AG 作指标时,应注意精确地测定血清电解质,以排除实验误差对 AG 的影响。应结合临床动态地观察血液 pH,HCO_3^- 和 AG 值的变化,必要时还需测定血清乳酸盐、丙酮酸和磷酸盐等,以进一步地明确诊断。

1. 正常参考值

正常参考值为：8～16 mmol/L。

2. 临床意义

阴离子间隙增高,见于慢性肾衰竭、糖尿病酮中毒、乳酸酸中毒。特别是酮症酸中毒并有组织缺氧时,血清酮体为阴性或弱阳性,易误认为无酸中毒存在,若AG 明显升高,提示酸中毒存在。阴离子间隙降低,一般无临床意义,见于钠潴留的血浆蛋白降低的疾病,还有如 IgG 型骨髓瘤。总之,AG 的增高,正常降低,对临床代酸、混合性酸碱失衡诊断有时起重要作用,但由于体液的酸碱平衡是一个十分复杂的过程,对 AG 的结果要结合临床及其他实验室检查进行综合分析。

(张　珂)

第十节　血气分析

人体在代谢过程中,不断地产生酸性和碱性物质,必须依靠机体的缓冲体系、肺、肾来调节,以维持酸碱内环境的稳定,确保机体的正常生理活动。如果机体因代谢紊乱等原因造成碱储量减少或增加,或因呼吸异常而造成的碳酸增减,都可使平衡失调,导致某项酸碱平衡参数的改变而发生酸碱失调疾病。

一、酸碱度(pH)或氢离子浓度(H⁺)的测定

正常参考值：pH 7.35～7.45 或(H⁺)35～45 mmol/L。

维持血液 pH 恒定主要取决于 $\dfrac{BHCO_3}{H_2CO_3}$ 缓冲系统，此缓冲系统的比值为 $\dfrac{24}{1.2}$

(即 $\dfrac{20}{1}$)，根据 Henderson-Hasselbalch 方程(即 H-H 方程)：

$$pH = KPa + \log \frac{(HCO_3^-)}{(H_2CO_3)} = 6.1 + \lg \frac{24}{1.2} = 6.1 + 1.301 = 7.401$$

kPa(碳酸解离常数)在 37℃时为 6.1。

由此方程可见，碳酸氢盐与碳酸的比值是决定血液 pH 值的主要因素。两者任何一方改变，均能影响 pH。而且互相间可进行代偿性增高或减低，如同时按比例增高或下降，其 pH 不变。因而，此 pH 不可能鉴别是呼吸性或代偿性酸碱中毒。临床上往往有以下情况，一种是复合性酸碱失衡(如代偿性酸中毒伴呼吸性碱中毒)，另一种是单纯性酸碱失衡，但机体已做了相应的调节和代偿，它们经酸碱中和而导致 pH 恰巧在正常范围内。所以 pH 正常，并不能排除无酸碱失衡。它只能决定是否有酸中毒或碱中毒，酸中毒或碱中毒程度的判定，如表 6-1 所示。

表 6-1 酸中毒和碱中毒程度的判定

程 度	轻 度	中 度	重 度	极 重	极 限
酸中毒	7.35>pH>7.3	7.3>pH>7.2	7.2>pH>7.1	7.1>pH>7.0	6.80>pH
碱中毒	7.45<pH<7.5	7.5<pH<7.6	7.6<pH<7.7	7.7<pH<7.8	7.80<pH

注：pH 换算成 nmol/L 浓度的计算公式为 $pHN = 10^{9-n}$ (nmol/L)，例如：$pH7.0 = 10^{9-7} = 100$ nmol/L。

二、二氧化碳结合力(CO₂-CP)测定

正常参考值：滴定法：成人：20.2～29.2 mmol/L；

儿童：17.9～26.9 mmol/L。

血浆 $CO_2 - CP$ 主要是反映血浆中碳酸氢盐（$BHCO_3^-$）的含量（碱储量），表示来自碳酸氢盐的碳酸释放出 CO_2 的总体积，亦即血浆中呈化学结合状态的 CO_2 量。用以了解体内碱储备量，判断体内酸碱平衡的情况，但必须结合病史、症状、体征或血液 pH 及血气测定结果，进行全面分析。

$CO_2 - CP$ 数值减低，见于代谢性酸中毒和代偿后的呼吸性碱中毒。$CO_2 - CP$ 数值增高，见于代谢性碱中毒或代偿后的呼吸性酸中毒。若能除外原发性呼吸因素，则 $CO_2 - CP$ 数值降低即反映为代谢性酸中毒，升高为代谢性碱中毒。

三、二氧化碳分压（PCO_2）的测定

正常参考值：

动脉血：成人：4.65～6.0 kPa；婴儿：3.95～5.5 kPa。

极值：小于 1.33 kPa，大于 17.29 kPa。

静脉血较动脉血高 0.80～0.93 kPa（6～7 mmHg）。

二氧化碳分压指血浆中溶解的 CO_2 所产生的压力，能反映酸碱平衡中的呼吸因素。二氧化碳的弥散能力很强，动脉血二氧化碳分压（$PaCO_2$）基本上反映肺泡气的二氧化碳分压（$PACO_2$），这两者经常取得平衡，数值基本相等（静脉血略高），即 $PaCO_2 = PACO_2 \cdot PCO_2$，是呼吸性酸碱平衡中具有决定性的重要指标，在人工呼吸治疗中具有重要的指导意义。

1. 二氧化碳分压增高

提示肺泡通气不足，二氧化碳蓄积，为呼吸性酸中毒（即高碳酸血症）。PCO_2 升高可影响脑细胞的兴奋性，当 PCO_2 升高达正常 2 倍时，患者可出现烦躁不安，注意力不集中或嗜睡；若升至正常 3 倍时，可丧失意识，出现全部反射减退、痛阈提高、瞳孔缩小等，这是 CO_2 麻醉状态。若高 CO_2 血症与低氧血症并存，则神经系统症状出现更早，也更严重。高 CO_2 血症可引起脑血管扩张，当 PCO_2 达 9.3 kPa 时，脑血流量加倍。PCO_2 达 20 kPa 时，脑血管最大扩张约为正常的 240%，脑血流量增加势必加大，脑体积增大，颅内压升高，此时若同时伴有严重的低氧血症，就易引起脑水肿或脑癌形成而出现相应的临床症状。高 CO_2 血症也可诱发应激性溃疡或消化道出血，并可影响电解质平衡，主要是钾的改变。急性高 CO_2 血症 pH 呈酸中毒时，由于钾从细胞内移到细胞外，血清钾升高可出现高钾血症。慢性高 CO_2 血症，若 pH 改变不明显，则血钾可保持在正常范围内。

2. 二氧化碳分压降低

提示肺泡通气过度（如呼吸快、深）、二氧化碳排出过多，为呼吸性碱中毒。低 CO_2 血症可引起脑血管强烈收缩。PCO_2 降至 $1.3\sim2.0$ kPa 时，脑血流量极度减少，仅为正常的 40%，临床上可出现意识障碍、惊厥样抽搐，死亡率达 88%。低 CO_2 血症可影响电解质平衡，骤然发生低 CO_2 血症时，PCO_2 每减少 1.3 kPa，pH 上升 0.1，血钾将减少 0.5 mmol/L，血钾降低临床上可能出现室上性、室性早搏或室颤。此时只要纠正低 CO_2 血症和低钾后，常可好转。部分患者因 PCO_2 下降，pH 上升、血中游离钙下降而发生手足抽搐。低 CO_2 血症也可引起支气管平滑肌收缩，增加呼吸道阻力。PCO_2 降低可使血红蛋白与氧亲和力增加，结果有些患者虽有缺氧，但发绀不明显，甚至唇甲红润，可误认为无缺氧。

四、标准碳酸氢盐(SB)和实验碳酸氢根(AB)测定

正常参考值：

SB：$21.3\sim24.8$ mmol/L。

AB：$21.4\sim7.3$ mmol/L。

标准碳酸氢盐是指体温在 37℃时，PCO_2 在 5.32 kPa、血红蛋白在 100% 氧饱和条件下所测出的 HCO_3^- 的含量，也就是排除呼吸因素改变对它的影响，也称标准碳酸氢根。实际碳酸氢根系是指未经气体平衡处理的人体血浆中 HCO_3^- 的真实含量，与 SB 相比，AB 受呼吸因素的影响，如果把 SB 与 AB 这两个指标结合起来应用，在酸碱平衡诊断上有一定的参考价值，其意义如下：

AB＝SB(两者数值均正常)：为酸碱平衡正常。

AB＝SB(两者均低于正常)：为代谢性酸中毒未代偿。

AB＝SB(两者均高于正常)：为代谢性碱中毒未代偿。

AB＞SB：为呼吸性酸中毒或代偿性碱中毒。

AB＜SB：为呼吸性碱中毒或代偿性酸中毒。

五、缓冲碱(BB)的测定

正常参考值：

BBp：$41\sim42$ mmol/L；

BBb：45～55 mmol/L；

Bbecf(BBHb$_5$)：43.8 mmol/L。

缓冲碱(BB)是血液中具有缓冲作用的碱之和，故名缓冲碱，BB 存在有以下几种形式：

(1) 血浆缓冲碱(BBp)：是由血浆中 HCO_3^- 和蛋白质(Pr^-)组成。BBp＝HCO_3^-＋Pr^- 或血浆碱剩余 BEp＋41.7。

(2) 全血缓冲碱(BBb)：是由血浆中 HCO_3^- 和蛋白质(Pr^-)加上血红蛋白组成。BBb＝HCO_3^-＋Pr^-＋Hb×0.42 或全血碱剩余(BEb)＋48。

(3) 细胞外液缓冲碱(Bbecf 或 BBHb$_5$)：是由血浆中 HCO_3^- 和蛋白质及血红蛋白相当于 5 g 时的缓冲碱(BBHb$_5$)。细胞外液以 Hb$_5$ 计算原因：正常人血红蛋白以 15 g 计算，血液在细胞外液中占 1/3 量，因此，细胞外液以(15×1/3)Hb$_5$ 计算，但实际上并非 Hb 都是 15 g，应根据患者实测 Hb 计算细胞外液缓冲碱(BBHb1/3)较为正确。

(4) 正常缓冲碱(NBB)：是指在 37℃，1 个标准大气压下(1 atm＝101 kPa)，使血样在 PCO_2 为 5.32 kPa 的混合气体平衡，Hb 充分氧合并调整 pH 至 7.4，再测这份血的 BB 值为 NBB，这样与实测的缓冲比较的差值即为 ΔBB(ΔBB＝BB－NBB)。ΔBB 可表示患者体内缓冲碱绝对值的增减状态。BB 值在代谢性酸中毒时减少，在代谢性碱中毒时增加。如果临床测定中出现 BB 不足，但 AB 仍属正常范围时，通常说明患者存在有 HCO_3^- 以外的碱储不足，如低血浆蛋白血症或贫血。此时如采用补充 HCO_3^- 的办法来纠正碱储不足，显然就错了，宜补充蛋白质或全血。

六、碱剩余(BE)的测定

正常参考值：

BE：－3～＋3。

极值：－30～＋30 mmol/L。

BE 是指血液中 pH 偏酸或偏碱时，在标准条件下(温度 37℃，1 个大气压下，PCO_2 为 5.32 kPa，Hb 完全氧合下)，用酸或碱将 1 L 血液的 pH 调到 7.4 所需加入之酸或碱量就是 BE，即 BE＝BB－NBB。

BE 同样可分为血浆碱剩余(BEq)、全血碱剩余(BEb)及细胞外液碱剩余

(Bbecf、BBHb$_5$ 或 BBHb1/3 或 SBE)3 种形式。能表示血浆、全血或细胞外液碱储量增加或减少的量。当 BE 为正值时(+BE),说明缓冲碱增加,BE 负值(−BE)又称"碱缺失"(BD),说明缓冲碱减少。代谢时 BE 为负值,代碱时 BE 为正值。

由于细胞外碱剩余(Bbecf)排除了呼吸的干扰,所以 Bbecf 可以较正确地反映体内缓冲碱的多少,它的高低可代表 AB 或 BB 的高低,是反映代谢性酸碱平衡的重要指标。

七、二氧化碳总量(T‐CO$_2$)测定

正常参考值:

T‐CO$_2$:24～32 mmol/L。

二氧化碳总量是指血浆中所有各种形式存在的 CO$_2$ 的总含量,其中大部分(95%)是 HCO$_3^-$ 结合形式,少量(5%)是物理溶解的 CO$_2$,还有极少量是以碳酸、蛋白质氨基甲酸酯 CO$_3^2$ 及等形式存在。可由下列公式计算含量:T‐CO$_2$ = (HCO$_3^-$)+PCO$_2$×0.03 mmol/L。其临床意义与二氧化碳结合力基本相同,代酸时降低,代碱时增高。

八、氧分压(PO$_2$)测定

正常参考值:

PO$_2$:10.64～13.3 kPa。

静脉血 PO$_2$ 约:5.32 kPa。

氧分压是指血浆中物理溶解氧的张力,在 1 个标准大气压(1 atm=101 325 Pa)下,正常体内物理溶解的氧 100 ml 血液中仅占 0.3 ml,因而体内氧的需要主要来自血红蛋白化学结合的氧。动脉血氧分压(PaO$_2$)的正常参考值与年龄及体位有关,一般随年龄增加而逐步下降,可用预计公式求得该年龄的正常值。

坐位时 PaO$_2$ 正常预期值=104.2−(0.27×年龄);

仰位时 PaO$_2$ 正常预期值=103.5−(0.42×年龄)。

氧在血液中溶解量的多少与吸入氧分压量比例关系,即血液中溶解的氧随氧分压的升高而增多,如果使吸入气体中氧增加到 2～3 个标准大气压时,单纯靠溶解的氧就足以满足机体的需要了,这就是临床上利用高压氧治疗一些缺氧性疾病

的依据。一般认为氧分压 10.64～8.1 kPa 为轻度缺氧,7.98～5.45 kPa 为中度缺氧,5.32 kPa 以下为重度缺氧,提示患者有呼吸衰竭。

九、酸碱失衡判断

许多病理情况伴随血液酸碱平衡及电解质成分的紊乱,通常表现为细胞外液-碱及阴-阳离子的改变。测定血液中的 $pH \cdot PCO_2 \cdot (HCO_3^-)$ 等等评价酸碱状态,但必须注意的是血液或血浆所测得的结果,不全是细胞内酸碱状态的真正的指针。另外,酸碱失衡常伴随血浆电解质特征性改变,尤其是代谢性酸碱紊乱。氢离子的蓄积同时伴有阴离子如 Cl^-、SO_4^{-2} 或乳酸根的蓄积及阳离子如 K^+、Na^+ 的交换。所以测定血气、pH 及有关其他检测项目时,要测定血清或血浆电解质,为临床提供诊断治疗的依据和信息。

1. 急性肾衰竭(AFR)

AFR 时,蛋白质异化作用引起磷酸盐、硫酸盐在细胞外液中潴留,并消耗过多的碱储,使 HCO_3^- 相对降低。加上肾小管泌氢、制氨能力减退,致钠离子和碱性磷酸盐不能回吸收和保留,血液 pH 下降,导致细胞内酶活性受抑,具有"毒素"作用的中间产物在体内积聚,出现代谢性酸中毒。动脉血气以 pH 降低、BE 负值增大、HCO_3^- 降低最为多见。

2. 慢性肾衰(CRF)

早期酸中毒不明显,但酸负荷能力减弱晚期由于肾单位大量破坏,排出氢离子和产生氨能力显著减退,酸性代谢产物在体内潴留,导致严重酸中毒。pH 明显下降,HCO_3^- 明显降低,AG 值明显高于正常。

3. 肾小管性酸中毒(RTA)

RTA 是以肾小管分泌氢离子和重吸收碳酸氢根离子为主的综合征,由于尿液酸化机能失常,引起高氯性酸中毒及盐类调节失常的各种表现,而肾小管球功能正常或轻度损害。Ⅰ型肾小管酸中毒:血 pH 降低,PCO_2 常低于 15 mmol/L,血氯明显升高,AG 正常,血钙、磷、钾常偏低等。Ⅱ型肾小管性酸中毒,有高氯性酸中毒而尿可呈碱性,若同时有肾近曲小管功能损害,则高度提示本型酸中毒的可能。Ⅲ型肾小管性酸中毒又称混合型,兼有Ⅰ型及Ⅱ型的各种表现,患者以儿童为多。Ⅲ型肾小管性酸中毒又称低肾素性低醛固酮血症,AG 不增加、尿呈酸性。

十、尿液气体分析与肾脏疾病

机体为保持血液中的 pH 稳定,尿液 pH 经常波动在 4.6～8.0 之间,多数为 6.0 左右。当尿液 pH 在 6.0 左右时,尿液 PCO_2 与动脉血中 PCO_2 相近。碱性尿液时,尿液 PCO_2 可升高 2～4 倍,但血液中 PCO_2 仍保持稳定。临床上代谢性酸中毒患者输注 $NaHCO_3$ 后,尿液二氧化碳分压($PaCO_2$)升高。当 $NaHCO_3$ 负荷时,肾脏则排泄多余的 HCO_3^-,远端肾小管泌氢增加,因而形成的 H_2CO_3 也相对增加。由于远端肾小管腔面上的细胞膜上缺乏碳酸酐酶,脱水延缓,因此,$PaCO_2$ 升高。尿中排出 CO_2 的同时也排出 H^+。目前已知碱性尿时尿液 PCO_2 与动脉血 PCO_2 梯度差是衡量远端肾小管酸化功能的一项指标。尿中排出 CO_2 时多时少,是体内生理调节的需要。

1. 检测方法

收集新鲜尿液(5 min 内测定)于装有液状石蜡之试管中(达到与空气隔绝的目的,石蜡形成薄层即可)立即送验,测定方法同一般血气分析。

2. 正常参考值

正常人尿液二氧化碳分压:9.33 kPa。

碳酸氢根:103 mmol/L。

pH:7.6。

3. 临床意义

(1) 肾小管性酸中毒是肾小管排出 H^+ 减少或 HCO_3^- 回收障碍引起的。在Ⅰ型肾小管酸中毒时,由于远端肾小管排出 H^+ 减少,尿为碱性尿,尿液的 PCO_2 升高。

(2) 用于肾衰竭的诊断:在慢性肾衰竭患者碱负荷后,$PuCO_2$ 不升高。

饮食和肾脏排酸作用对尿气分析的影响:饮食是影响远端肾小管酸化作用的一个因素,国内有人对正常人早餐吃蚕豆做尿气分析。餐前、餐后 3 h,餐后 9 h,分别测尿气分析,结果提示 90% 食蚕豆 3 h pH 上升,$PuCO_2$ 也升高,平均由 5.05 kPa 升至 8.77 kPa。

(史伟峰　何浩明)

第七章　尿酶测定在泌尿系统疾病中的应用

正常人每日可有少量尿酶排出。由于人体内部绝大多数酶的相对分子质量均较大,因此血清酶大多不能由肾小球滤过而从尿液中排出,故尿酶来源于肾小管细胞。尤其是近曲小管细胞富含各种酶,各种肾脏疾病,特别是肾小管细胞受到损害时,细胞内酶可以从细胞内释出而进入尿液,尿酶的排出量可明显增高。由于尿酶的测定方法较为简单、敏感,近年来尿酶测定常在临床上用来判断肾脏损害的较为敏感的一项检测指标。

但是尿酶测定亦存在特异性较差的特点,因此用于对肾脏疾病的诊断价值受到限制。目前,尿酶测定在临床上主要用于:在肾脏疾病易感或危险的人群中,作为肾脏疾病或损害的筛选的实验检测指标。对接受肾毒性药物治疗的患者或接触肾毒性物质的人员测定尿酶,以对肾脏毒性损害进行检测。对于一些肾脏疾病诊断明确的患者,在随访过程中测定尿酶,用于检测、判断疾病的活动情况。目前,临床诊断的尿酶种类很多,可以分为 4 大类:

(1) 氧化还原酶:如乳酸脱氢酶等。

(2) 水解酶:如碱性磷酸酶、溶解酶、β 葡萄糖醛酸酶、N-乙酰-β 葡萄糖苷酶、丙氨酸氨基肽酶、亮氨酸氨基肽酶等。

(3) 转换酶:天门冬氨基转移酶、丙氨酸氨基转移酶、亮氨酸-乌氨酸转酰胺基酶等。

(4) 裂解酶:如醛缩酶、透明质酸酶等。

第一节　尿谷氨酰转肽酶

尿谷氨酰转肽酶(γ-GT)是一种相对分子质量约为 90×10^6。γ-GT 分子中

又包含相对分子质量分别为 54×10^6 和 27×10^6，并分别称之为"大亚单位""小亚单位"，酶的活性部位位于小亚单位上。

人体各脏器均含有丰富的 γ-GT，临床上常测定血清中 γ-GT 来诊断肝病。肾脏是含 γ-GT 最多的脏器，主要位于肾近曲小管上皮细胞刷状缘内，并以小亚单位向外直接和小管内液体相接触 γ-GT 兼具转氨基和水解两种功能，所以 γ-GT 既是转氨酶又是水解酶。

当肾脏，特别是肾小管局部有炎症，并累计近曲小管时，尿 γ-GT 常可增高。如果肾小管的炎症损害是由于自身免疫反应所引起的，尿 γ-GT 的增高尤为显著。相反，当肾脏仅有解剖结构上的异常或损害，而无炎症反应，如多囊肾、糖尿病肾病、镇痛剂性肾病、髓质海绵肾等，尿 γ-GT 并不增高。

大多数肾小球肾炎病人尿 γ-GT 均增高，特别是 γ-GT/CCγ 的比值增高更明显，并发现尿 γ-GT 增高的程度与肾炎的活动程度直接相关。当患者经用皮质激素或免疫抑制剂治疗肾炎得意缓解，尿 γ-GT 大多可恢复正常。

1. 系统性红斑狼疮（SLE）

尿酶 γ-GT 的测定可以来判断是否有肾脏累及。尿 γ-GT/CCγ 正常者多提示无肾脏累计，狼疮性肾炎患者中则 70% 以上尿 γ-GT/CCγ 比值显著增高。

2. 肾癌

肾癌患者肾组织中 γ-GT 的含量显著低于正常肾组织。有报道认为，尿 γ-GT 低于正常则为肾癌的特异指标。

3. 肾中毒

临床上某些重金属可能引起中毒性肾损害，尿 γ-GT 显著升高，尿 γ-GT 的测定和其他尿酶一样可以作为氨基苷类生菌素毒性的监测指标。注射造影剂可使尿 γ-GT 的排出暂时性增高。

4. 排异反应

γ-GT 为对肾移植排斥反应最敏感的尿酶。肾移植后，随着肾功能的恢复，尿 γ-GT 的排出亦明显升高。1 周左右尿 γ-GT 恢复至正常人水平。如果出现排异反应，尿 γ-GT 再一次地增高。据统计，肾移植排斥反应时，约 50% 患者尿 γ-GT 增高和临床症状几乎同时出现。约 35% 患者尿 γ-GT 增高在临床症状出现前，最早可在临床症状出现之前 24 h 尿 γ-GT 即已增高。约 15% 的患者，在临床症状出现之后才有尿 γ-GT 的增高，少数患者在排异症状出现后数天，尿 γ-GT 才增高。

（孙　健　刘忠伦）

第二节   溶 菌 酶

溶菌酶,亦称黏氨酸酶,系来源于单核细胞、中性粒细胞、巨噬细胞等吞噬细胞溶酶体内的碱性蛋白质,相对分子质量为 14 000～15 000,正常时细胞外液,如血液、泪液、唾液、鼻腔分泌液中均有一定含量的溶菌酶。此外,妇女的阴道分泌液、经液和乳汁中,亦有少量的溶菌酶。

溶菌酶为机体防止细菌感染的天然防御机制的重要部分。因为溶菌酶所作用的低物即为细菌细胞壁的主要成分,一种黏多糖,溶菌酶可通过水解作用将黏多糖中的 N-乙酰黏氨酸和 N-乙酰葡萄胺之间的连接分离,而使细胞壁结构破坏。虽然所有细胞的细胞壁均含有此种黏多糖,但溶菌酶所能破坏的细菌却大多为非致病菌,相反许多致病菌却因为菌体表面覆盖了一层溶菌酶不能透过的物质而不能被溶菌酶所破坏。

由于溶菌酶的相对分子质量较小,可自由地由肾小球滤过,绝大部分的溶菌酶被近曲肾小管重吸收,因此尿中仅有少量的溶菌酶排出。正常人血清溶菌酶浓度约为 1.9～6.1 $\mu g/ml$,而尿溶菌酶的浓度仅<1 $\mu g/ml$。

尿溶菌酶含量增多主要有以下 3 种原因:

(1)肾小管重吸收功能障碍:大量滤过的溶菌酶不能被重吸收而从尿中排出。

(2)血清中溶菌酶含量显著升高:肾小球滤过的溶菌酶含量大大地超过肾小管吸收能力。

(3)肾小管细胞遭到损伤:肾小管细胞本身的溶菌酶释放尿中排出。

因此,当尿中溶菌酶含量增高时,须明确血清中溶菌酶含量是否增高,其含量增高可见于以下:

(1)粒细胞或单核细胞性白血病:血清中溶菌酶含量可数百倍于正常,大大地超过肾小管的重吸收能力,尿溶菌酶亦大大增高,而淋巴细胞性白血病血清溶菌酶含量大多降低。

(2)肉芽肿性疾病:如结核、结节病、克罗思病等。可能是肉芽肿病患者巨噬细胞功能增高之故,血清溶菌酶含量显著升高,尤其是对克罗思病,溶菌酶的测定有一定的诊断价值。

（3）慢性肾衰竭：由于肾小球滤过率明显降低，血清溶菌酶含量可增加，但此时尿溶菌酶排出则显著的减少。

当尿溶菌酶含量增加，而血清溶菌酶含量正常时，则提示肾脏病变，尤其是肾小管的结构和功能的损害，可见于以下：

（1）范可尼综合征：先天性肾小管重吸收障碍。

（2）中毒性肾损害：重金属中毒、氨基糖苷类抗生素等引起的肾脏毒性损害，尿溶菌酶排出显著增加，并与肾小管的损伤程度相关。

（3）肾脏疾病：急、慢性肾小球肾炎，肾盂肾炎，肾溶菌酶轻度增多。

（4）肾移植排斥：绝大多数患者尿溶菌酶排出增高，但不如尿 γ-GT 敏感，且大多在排异症状出现之后才增高。

（孙　健　杨海燕）

第三节　尿亮氨酸氨基肽酶

肾脏是人体中尿亮氨酸氨基肽酶同工酶与血清同功酶不同，后者相对分子质量大，当肾小球正常时，不会流入尿中，故有人认为正常亮氨酸氨基肽酶来源于肾脏。各种肾脏患者尿亮氨酸氨基肽酶的平均值较正常值为高。经分析，各种肾小球肾炎、肾小球肾病、尿毒症、急慢性肾盂肾炎、肾肿瘤、急性肾衰竭、肾移植排斥反应及肾结石，尿亮氨酸氨基肽酶活性与正常人比较，均有显著差异；肾小球肾炎和肾小球肾病的尿亮氨酸氨基肽酶活性平均值相比较，亦有显著性差异。尿中白细胞计数增多时，其尿亮氨酸氨基肽酶活性增高，这是因为白细胞内含有丰富的尿亮氨酸氨基肽酶之故。

（1）急性肾炎尿亮氨酸氨基肽酶增高于 2 周内达高峰，痊愈后尿亮氨酸氨基肽酶正常，下尿路感染尿亮氨酸氨基肽酶正常。上尿路感染急性期尿亮氨酸氨基肽酶较高，病情稳定后，此酶又恢复正常。尿亮氨酸氨基肽酶测定有助于观察泌尿系统感染是否上行侵犯肾脏及肾脏病变是否活动。

（2）作为肾脏排斥反应之参考，肾移植患者出现急性排斥反应时，尿亮氨酸氨基肽酶增高者占 81%，其中 80% 患者尿亮氨酸氨基肽酶升高与临床排斥反应同一日出现，12% 早 1～2 天，8% 晚 1～2 天。

（3）磺胺、链霉素、多黏菌素、卡那霉素、静脉肾盂造影剂、大剂量镇静剂、蛇毒等损害肾小管时,该酶活性增高;停药 3 天后,该酶活性可降至正常。影响肾小管排泄的利尿剂,会使该酶活性增高,因此检测之前应停用利尿药。

(4) 肾肿瘤患者尿亮氨酸氨基肽酶活性增高。肾外肿瘤晚期,由于肿瘤毒性物质引起肾损害,血中亮氨酸氨基肽酶滤入尿中,亦可使尿中的亮氨酸氨基肽酶含量升高。

(杨海燕　何浩明)

第四节　N-乙酰-β-葡萄糖苷酶

N-乙酰-β-葡萄糖苷酶(NAG)是一种位于溶酶体内的水解酶,相对分子质量约为 14×10^4。肾小管细胞,尤其是皮质近曲小管细胞内含有丰富的 NAG,当肾组织受损伤时,特别是近曲肾小管受到损伤时,尿中 NAG 活性显著升高,且这较其他尿酶的增高更早出现,因此对肾小管损伤的早期诊断有较大的价值。

(1) 肾脏疾病:各种肾脏疾病,如急慢性肾小球肾炎、肾盂肾炎、肾动脉狭窄、肾脏癌肿等,尿 NAG 活性均明显升高。研究发现,慢性肾小球肾炎时,尿 NAG 活性与肾脏疾病的活动程度显著相关。肾炎急性发作时尿 NAG 活性大幅度增高,当使用激素或免疫抑制剂治疗后肾炎得以缓解时,尿 NAG 也随之下降。

(2) 肾移植排斥反应:尿 NAG 测定是肾移植后出现排斥反应的较为敏感的指标。2/3 以上的患者在出现排斥反应前 1~3 天,尿 NAG 即明显地升高,有助于肾移植排异的早期诊断。

(3) 药物和重金属肾毒性损害:肾毒性药物(如氨基糖苷类抗生素)、重金属(如铅、汞等)形成的肾毒性损害,尿 NAG 均明显升高。由于尿 NAG 较为敏感,因此临床上常用来作为肾毒性药物或避免接触。此时肾脏损害大多轻微且可逆。

(4) 肾血管内溶血:新近研究发现,换置人工瓣膜手术后,部分患者可并发慢性肾血管内溶血、肾组织受损、肾小管功能进行性减退,同时尿 NAG 的排除大大增加,因此,尿 NAG 测定有助于判断患者术后是否有肾血管内溶血发生,以便于采取相应的治疗措施。

(刘　多)

第五节　尿乳酸脱氢酶

尿乳酸脱氢酶(LDH)是一种相对分子质量 12×10^4 的酶。尿 LDH 排出量随尿蛋白、尿白细胞及血中 LDH 多少而相应增减,多种肾脏疾病及某些全身性疾病,尿 LDH 排出量增高。因此,在分析结果时,应周全考虑。为了提示诊断的特异性,目前已开展 LDH 同工酶测定。其同工酶有 5 种:即 LDH1、LDH2、LDH3、LDH4、LDH5。

各种肾脏疾病的尿乳酸脱氢酶的表现:

(1)急性或慢性肾炎:尿 LDH 明显增加,但后者又明显高于前者,原因可能是慢性肾炎非选择性清除蛋白,同时也清除 LDH。

(2)尿路感染:尿 LDH 排出量明显增加,尤其是 LDH4、LDH5 增加更为明显。

(3)肾移植急性排异:尿 LDH 排出量亦增加,其中以 LDH4、LDH5 为主,且其变化比临床症状早 24 h,有利于临床早期诊断。

(4)泌尿性恶性肿瘤:尿 LDH 排出增加,可作为诊断肿瘤的过筛实验。

(5)在糖尿病肾损害、急性肾梗死、多囊肾、肾缺血、肾结核及血吸虫病等患者中,尿 LDH 排出均增加。

(孙　健)

第六节　尿碱性磷酸酶同工酶

碱性磷酸酶(AKP)有 3 种不同形式的同工酶,即肝型(又称肝-骨-骨型)、小肠型和胎盘型。3 种不同类型的同工酶生物学作用是相同的,即催化单磷酸酯转化成无机磷和乙醇。但是它们在抗元型、相对分子质量、碳水化合物成分的耐热性和对一些特殊抑制物质的反应上均不相同。

尿中 AKP 主要为肝型 AKP 和小肠型 AKP,其中肝型 AKP 为尿中 AKP 活性的主要部分。肾组织内 AKP 大多数与肾小管细胞膜浆结合,正常人尿中有少量的 AKP 排出,且大部分 AKP 是结合于尿液的沉淀细胞的。这种与细胞膜结合形式排出的 AKP 中,约 90% 为肝型 AKP,小肠型 AKP 仅占 10%。尿液经离心沉淀后的上清液中亦有少量游离形式的 AKP,此种游离的 AKP 中,肝型 AKP 和小肠型 AKP 约各占 50%。

1. 肾移植排斥反应

肾移植后尿中 AKP 活性即呈进行性增高,移植后 8 天达到高峰。其中又以游离形式的 AKP 增高为主,尤其是小肠型 AKP 增高更为明显,提示肾移植的肾小管受到损害。急性排异时,小肠型 AKP 可占游离型 AKP 的 90% 以上。

2. 氨基糖甙类抗菌素肾毒性

氨基糖苷类抗生素所致肾毒性损害,尿中 AKP 排出亦明显增加,主要亦为游离型 AKP 增加,小肠型 AKP 可由正常时的 50% 增至 90% 以上。与此相反,肝型 AKP 不仅无明显增加,有时反而降低。用药前后定量测定游离小肠型 AKP,有时可增高至原来的水平 7 倍以上。小肠型 AKP 增高的程度与肾损害程度显著相关。

(孙前进　何浩明)

第八章　泌尿系统疾病的免疫学检测

在肾脏疾病的免疫研究领域中证实,肾脏不仅是一个排泄器官,而且还是一个具有免疫功能的器官。许多肾脏疾病尤其是肾小球疾病,都是免疫介导的疾病。免疫学的改变与肾脏疾病的发生与发展的关系极为密切,免疫学的检测对于肾脏病的病因、病理、诊断、治疗观察及预后判断,都有十分重要的临床价值。

第一节　血清免疫球蛋白测定

血清球蛋白的抗体部分称为免疫球蛋白,B 细胞受抗体刺激后,引起一系列细胞形态与生化特性的改变,最后转化为浆细胞,产生具有抗体特异性免疫球蛋白。目前可分为 5 种,即 IgG、IgA、IgM、IgD、IgE,其中 IgG、IgA、IgM 与肾脏病关系密切,而 IgD、IgE 与肾损害的关系,还有待进一步的研究与探讨。

IgG:含量很高,占血清 Ig 的大部分,广泛分布于 $\alpha_2 \sim \gamma_2$ 区域,其所形成的免疫复合物可通过经典途径激活补体,还具有很高的毒素中和活性,其中的 4 个亚型即 IgG1、IgG2、IgG3、和 IgG4,相对分子质量除 IgG3 为 17 万外,其余均为 14.6 万。在免疫性肾病中,IgG 是最常见的沉积于肾小球中的一种 Ig。

IgA:是一种分泌 Ig,血清中 IgA 的浓度只占全部 Ig 的 10%,而在泪液、唾液、鼻液、乳汁及消化液等外分泌液中,所有的 Ig 几乎全部是 IgA。其相对分子质量为 16 万,在血液中大部分以原形单体形式存在,但容易发生聚合,一部分称为二分子体或三分子体而存在。在 IgA 肾病和紫癜性肾炎中,肾小球沉积的 Ig 主要为 IgA。

IgM:在血浆中主要是以五聚体的形式存在,相对分子质量在 97 万,故称为巨球蛋白。其结合力大、凝集活性高,还具有补体活化力强的特点。它产生于抗原刺激的早期,ABO 血型抗体和冷凝集主要属于此型。在免疫复合物肾炎中,IgM 可随 IgG 或 IgA 一起在肾小球沉积,而在 IgM 肾病中,仅有 IgM 在肾小球沉积。

IgD:相对分子质量为 184 000,在其分化的极早阶段,有调节抗体产生的作用。

IgE:相对分子质量为 188 000,不耐热,是血清中 Ig 含量最少者,半衰期也最短,也是引起皮肤变态反应的抗体,与速发性变态反应关系最大。合成于呼吸道和消化道的局部,对排除寄生虫体起作用。

一、检测方法及正常参考值

目前,血清 IgG、IgA、IgM 定量测定方法有单向免疫扩散法、免疫比浊法、火箭电泳法等。而 IgD 和 IgE 由于其含量较低,需要更敏感的检测技术,如 ELISA 法或放射免疫分析法。

正常成人 Ig 的参考值:

IgG:7.6~16.6 g/L;IgA:0.71~3.35 g/L;IgM:0.48~2.12 g/L;IgD:1.0~4.0 g/L;IgE:0.1~0.9 g/L。

二、临床意义

血清 Ig 浓度取决于其合成和分解代谢的速率以及体内丢失的程度。还受多种因素的影响,如皮质激素、免疫抑制剂、丙种球蛋白等的应用,营养不良、低蛋白血症时偏低、合并感染性疾病或其他疾病时增高,而婴幼儿、儿童血 Ig 含量较成人低。

1. 血清免疫球蛋白浓度增高

可分为多株球蛋白增高及单株球蛋白增高,两者基础疾病有所不同。

(1)多株球蛋白增高:血中 IgG、IgA、IgM 等增高,血清蛋白电泳 α_1、α_2、β、γ 各种球蛋白均增高。常见于风湿性疾病,如系统性红斑狼疮、类风湿关节炎、慢性肝病、慢性感染及淋巴组织肿瘤等疾病。由上述疾病引起的肾病也可能见到多株球蛋白的增高,如狼疮性肾炎、冷球蛋白肾损害、肝硬化性肾小球病及感染性心内膜炎肾损害等。急性链球菌感染后的肾炎由于抗原刺激,常可见到患者血中 IgG、IgA 增高,且与疾病是严重程度正相关。

(2)单株免疫球蛋白增高:血液中仅一种 Ig 增高,主要见于免疫增殖性疾病,如血中 IgA 浓度明显升高,可见于部分 IgA 肾病,紫癜性肾炎患者、多发性骨髓瘤肾炎患者,血中可有单株异常免疫球蛋白 IgG、IgA、IgM、IgD 和 IgE 的增高,尿中可排泄轻链蛋白质。原发性巨球蛋白血症可见 IgM 明显升高,过敏性皮炎、哮喘、寄生虫病,可见 IgE 升高。

　　2. 血清免疫球蛋白浓度过低

　　见于各类先天性和获得性免疫缺陷病,长期应用免疫抑制剂患者。肾病综合征时血清 IgG 首先降低,主要是由于尿中丢失过多的蛋白质造成的,但也可能存在紊乱,如细胞合成 Ig 障碍或 IgM 转变为 IgG 有障碍。尿毒症时尿毒症毒素可抑制 Ig 的合成,导致血清 Ig 含量减少。血清 IgG 降低可使肾病患者易于发生感染。

(何浩明　孙　健)

第二节　血和尿补体的测定

　　补体系统是血浆中具有酶活性的一组球蛋白,主要为糖蛋白,共有 11 个组成部分,按其先后顺序,依次命名为 C1~C9,其中 C1 由 C1g、C1r、C1s 3 个亚单位组成。补体系统在正常循环中以非活性状态存在,需经活化后才具有活性。活化的补体主要参与免疫防御反应,起杀菌、灭活病毒、增加血管通透性、免疫黏附、加强吞噬等作用。同时在免疫病理上又可引起组织损伤、炎症反应和过敏反应。

　　补体系统在肾脏病免疫学的研究中占有十分重要的地位,一方面血清补体水平可显示补体在免疫学反应过程中被消耗的情况;另一方面在肾脏的免疫病理中,鉴定补体成分以证实肾内存在结合的抗原-抗体,抗原-抗体从起始反应可在肾脏发生,或是在其他部位形成免疫复合物由血流带至肾脏。因此,检测补体水平对诊断肾脏病的诊断和治疗具有重要的临床价值。

一、血清总补体及单个补体成分的测定

　　在肾脏病患者测定血清中补体成分,以了解补体在免疫反应中被消耗的情况。肾脏病变常引起血清补体的降低,用免疫荧光法证实,发现在患者的肾组织内有补体沉积,所以确定补体是参与免疫反应过程的,由于消耗才引起血清补体的降低。

1. 血清补体的测定方法

（1）血清总补体的测定：通常采用 50％红细胞溶解试验（CH50），即将一定的兔抗绵羊红细胞抗体和绵羊红细胞加不同稀释度的待测血清，以 50％红细胞溶解所需血清量为 1 个单位。然后换算成 1 ml 血清中所含补体值。但此法灵敏性差，在个别补体成分下降时，总补体活力仍正常或轻度下降。

（2）血清补体单个成分测定：利用各个组成的特异蛋白质抗原，经化学提纯及免疫动物后制备相应的抗血清，采用琼脂扩散法或火箭电泳法、免疫比浊法进行定量测定，C3、C4 水平测定为目前临床上最为常见的检测项目。

（3）检测补体的激活途径：补体的激活至少有两条途径，一为经典途径（或称 C1 途径）从 C1、C4 及 C2 开始；另一为旁路途径（或称 C3 途径），不经 C1、C2 直接从 C3 开始，C1、C4 及 C2 称为前段补体成分，C3、C5～C9 称为后段补体成分。血清中补体成分 C18、C4 及 C2 降低，一般认为是经典途径激活的特征，此时 C3 量也降低，但不如旁路途径时明显。血清中 C3 等后段成分降低而 C18、C4 及 C2 不降低者，表示补体是由旁路途径激活。

（4）正常参考值：补体由于测定方法的不同，有时年龄，性别也有一定的影响，故其结果里也可能有所不同。CH50：50～100 u/ml；C1：1.4～2.0 g/L；C3：0.9～1.5 g/L；C4：0.37～0.41 g/L。

二、肾脏病时血清补体的变化

1. 血清 C3 浓度降低

血清 C3 浓度降低常见于急性链球菌感染后肾炎、膜增殖性肾小球肾炎及狼疮性肾炎。此外，乙型肝炎病毒相关肾炎、肝硬化后肾小球病，感染性心内膜肾损害、分流性肾炎、冷球蛋白血症肾炎，急进性肾炎Ⅱ型及肾移植后排斥反应，也可有不同程度的血清 C3 降低。关于补体减少还应考虑是否有先天性补体缺乏症。急性链球菌感染后的肾炎，约 85％的患者在炎病早期补体多明显低下，以 CH50 和 C3 下降最明显，C4 可正常。如无并发症，C3 在 8～12 周恢复正常，但 C3 降低的程度与疾病严重性及预后无关。而病毒性肾炎则 85％以上患者 C3 含量可正常，故测定 C3 含量有助于鉴别诊断。膜增殖性肾小球肾炎，由于患者血清内存在 C3 致肾炎因子（C3NeF），激活了旁路途径，引起 C3 持续而明显地降低，故又称持续低补体肾炎。狼疮性肾炎约 78％患者血清 C3 降低，此时补体系统既能经经典途径，又能经旁路途径激活,C3 既有分解增强,又有合成减弱,共同导致血清 C3 降低,而病情稳定后又可恢复正常。故 C3 测定作为判断系统性红斑狼疮是否活动的指标之一,其补体水平与疾病严重程度和预后密切相关。

2. 判断补体激活途径

(1) 补体经典途径活化:除血清 C3 浓度降低外,C19、C4 及 C2 也降低,则提示补体系统已从经典途径活化。急性链球菌感染后的肾炎,急进性肾炎 Ⅱ 型、膜增殖性肾炎 Ⅰ 型、狼疮性肾炎、感染性心内膜炎肾损害、乙型肝炎病毒相关肾炎及冷球蛋白血症肾损害时,补体系统均可经过经典途径活化。

(2) 补体旁路途径活化:血清 C3 浓度降低,而 C19、C4 及 C2 不降低,提示补体系统经旁路途径活化。若 B 因子伴血清 C3 降低,则更证实这一点。大部分急性链球菌感染后肾炎、膜增殖性肾炎 Ⅱ 型及狼疮性肾炎等,皆存在补体旁路途径激活。

(3) 尿补体测定:临床研究结果证实,在肾小球疾病时,免疫复合物在肾小球沉积,激活补体引起肾脏损害,基底膜遭破坏时血中 C3 从肾小球漏出。因此,尿 C3 含量可间接地反映肾小球基底膜通透性改变的程度。尿补体测定常用单向免疫扩散法和免疫比浊法。正常人及非肾小球疾病者皆为阴性。膜增殖性肾炎、狼疮性肾炎患者,尿几乎全部为阳性。肾性肾病和局灶性节段性肾小球硬化尿 C3 阳性率也很高。而微小病变常为阴性。尿 C3 阳性常提示出现非选择性蛋白质,对其判断肾脏病预后也是价值。尿 C3 阳性者较阴性者病情稍重,预后差。此外,尿中 C3 阳性者对激素治疗的敏感性往往也较差,肾移植后有排异者尿中也可有少量 C3。

第三节　循环免疫复合物沉淀

循环免疫复合物(CIC)又称抗原-抗体复合物。正常情况下,血液中游离的抗原与相应的抗体结合形成的复合物可被网状细胞内皮系统所清除。只有在比例失调时抗原稍多于抗体时,则形成中等大小分子(约 19 s)的可溶性免疫复合物。当其经过肾小球时,这种 CIC 可黏附在肾小球毛细血管壁内皮表面或基底膜上,引起炎症反应及肾小球损害。测定循环免疫复合物,有助于诊断免疫复合物型肾小球肾炎,判断免疫抑制药的治疗效果,以及决定肾移植的适当时间。

一、测定方法

目前测定无特异性 CIC 的方法很多。利用 CIC 物理性状进行测定，如聚乙二醇（PEG）沉淀法；另外利用 CIC 的生物活性，即免疫学特性进行测定，方法极多，如 CIQ 结合试验、胶体固素结合试验、Raji 细胞试验、血小板凝集试验、抗补体活性试验、抗抗体试验等。尽管检测 CIC 的方法甚多，但没有一个方法比较完善，假阴性及假阳性较多。由于这些方法分别依据于 CIC 的不同特性，其特异性及敏感性也各不相同，即使同一标本，以不同方法检测可以得到不同的结果。因此，CIC 测定在肾脏病的临床应用上价值有限。对于 CIC 测定增高者，可用聚乙二醇将 CIC 沉淀后，用酸性缓冲液将其解离，然后分别检测其 Ig 种类、抗体及抗原性质及补体成分，但这些仅适应于临床科研，还未能普遍使用。

二、临床意义

（1）判断肾炎活动性：在肾脏病的临床诊断中，CIC 检查的主要临床意义是能检测某些循环免疫复合物性肾炎的活动性，如狼疮性肾炎、急性链球菌感染后肾炎、急进性肾炎 II 型、感染性心内膜炎肾损害及分流性肾炎等。

（2）判断肾炎类型：CIC 的存在可确定多种类型的肾病的存在，如急性增生性肾小球肾炎、局灶性肾小球肾炎、狼疮性肾炎等患者的血清中都有 CIC 存在。但其CIC 中的抗原性质仅在少数病种中可以得知，如链球菌感染后肾炎为细菌抗原，乙型肝炎病毒相关性肾炎为乙型肝炎表面抗原（HbsAg）。此外，还有巨细胞病毒、肿瘤抗原等。

（3）指导治疗：在决定血浆置换疗法和免疫抑制药物的使用时，CIC 测定可作为治疗的指针和观察治疗效果的指标。

（4）其他：CIC 的存在并非肾脏疾病所特有，其他免疫性疾病，如慢性活动性肝炎、硬皮病、皮肌炎、结节性多动脉炎及某些感染性疾病，CIC 的阳性率亦颇高。免疫荧光和电镜检查表明，某些肾病，如膜性肾病时有免疫复合物沉积，但 CIC 常阴性，而微小病变患者中相当多的人有 CIC 存在，但肾脏无沉积物。此种情况的出现，除了检测方法的各异外，还可能因为检测时间不同。

（刘忠伦 孙 健）

第四节　血清抗肾抗体测定

许多自身抗体可见于肾脏病变。临床上对人类自身抗体的研究有助于对疾病做出确切的分类,具有更可靠的诊断价值。如抗肾小球基底膜(Anti-GBM)抗体与抗肾小球基底膜肾炎、抗肾小管基底膜(TBM)抗体与抗 TBM 肾小管间质性肾炎、抗 Tamm-Horsfall 蛋白(THP)抗体与反流性肾炎、抗集合管细胞抗体与肾小管酸中毒、抗中性粒细胞胞浆抗体(ANCA)与多发性动脉炎之间均有密切关系,这些抗肾抗体与免疫性肾病的发病有关。

一、抗肾小球基底膜抗体

GBM 主要由膜原及非膜原(糖蛋白及蛋白多糖)两种成分构成。近年研究表明:GBM 抗体的抗原决定簇,主要位于胶原Ⅳ羧基端的非胶原球形区 NC$_1$ 中。临床上用于检测 GBM 抗体的方法主要有间接免疫荧光试验、间接血凝试验、放射免疫试验等。其中放射免疫试验敏感性高、特异性强,目前为最佳的检测方法。

抗 GBM 抗体可诱发抗基底膜型肾小球肾炎,血中检测到该抗体,可作为诊断抗 GBM 肾炎的有力依据。如诊断原发性及继发性 GBM 肾炎,前者如急进性肾炎Ⅰ型,后者有肺出血肾综合征(goodpasture)等。检测血清或肾洗液中抗 GBM 抗体为确诊的必要手段。国外报告抗 GBM 抗体在急进性肾炎的阳性率为 11%～20%,而国内仅为 5%～10%,但血清抗 GBM 抗体滴度高低并不与肾炎病变轻重平行。此外,通过动态观察患者血中抗 GBM 抗体的消长,可确定患者接受肾移植的适当时机。

二、抗肾小管基底膜抗体

检测抗 TBM 抗体在临床上应用不如抗 GBM 抗体广泛,其与 GBM 的抗原既有相同处,也有相异处。检测血清抗 TBM 抗体一般都用间接免疫荧光试验,也有采用放射免疫分析法的。抗 TBM 抗体常导致肾小管间质肾炎,可单独出现于甲氧西林(甲氧苯青霉素)治疗时或肾移植后,也可同时出现于抗 GBM 肾炎时。

三、抗 Tamm-Horsfall 蛋白抗体

Tamm-Horsfall 蛋白（THP）是肾小管髓襻升支厚壁段及远曲小管上皮细胞所分泌的一种表黏糖蛋白。当髓襻和（或）远曲小管受损时，THP 进入肾间质及血流，诱发抗 THP 抗体产生，引起免疫反应。在动物试验中，用自身的 THP 免疫大鼠可引起免疫复合物肾小管间质肾炎。抗 THP 抗体测定有助于上下尿路感染的鉴别，如上尿路感染者，膀胱输尿管反流时，血清抗 THP 抗体有可能阳性。此外，慢性肝病伴有肾小管性酸中毒者，血中 THP 可引起细胞免疫反应。

四、抗近端肾小管刷状缘抗体

抗近端肾小管刷状缘抗体临床意义尚不十分清楚，至今仅用于科研。动物试验证实，大鼠注射抗肾小管刷状缘抗体，可引起膜性肾病，曾有人用放射免疫试验在膜性肾病血清中检测到此种抗体。

五、抗集合管细胞抗体

许多自身免疫性疾病，如系统性红斑狼疮、自身免疫性甲状腺疾病、慢性活动性肝炎可合并远端肾小管性酸中毒（dRTA）。这可能是体内各种自身抗体，如抗甲状腺球蛋白抗体及抗微粒体抗体与集合管细胞存在交叉反应所致。有人在含有各种自身抗体的血清标本中，测出抗集合管细胞抗体。Gardder 等认为，在集合管细胞中存在碳酸酐酶活性，该酶参与尿液酸化功能，该抗体可能参与免疫损害。破坏细胞中的碳酸酐酶活性，导致尿液酸化功能发生障碍。因此，各种原因所致的集合管损害，特别是体内抗集合管细胞抗体所致的自身免疫损害，可造成集合管 H^+ 反流，阻碍尿中 H^+ 的排出，导致远端肾小管性酸中毒。

六、抗中性粒细胞质抗体

抗中性粒细胞质抗体（cANCA）是近年来发现的以中性粒细胞胞质和单核细胞胞质成分为靶抗原的自身抗体，是原发性小血管炎的特异性的血清学标志，并可

用于判断临床病情的活动与复发。

以乙醇固定的中性粒细胞为底物的间接免疫荧光法可显示两种荧光形态：胞质不均匀颗粒样着色，并在细胞核叶间有重染者称为胞质型（cANCA）；环绕着细胞核着色则称为核周型（pANCA），其他荧光形态和胞质内呈均匀的细小颗粒状，有时核周重染者称为非典型 ANCA（αANCA）。cANCA 主要靶抗原为蛋白酶3（PR_3），PANCA 主要靶抗原为髓过氧化物酶（MPO），其他次要靶抗原包括杀菌/通透性增高蛋白（BPI）、红铁蛋白（LF）、组蛋白酶 G（CG）和人白细胞弹力蛋白酶（HLE）。

随着对 ANCA 的深入研究，ANCA 的特异性抗原逐一被发现并得到纯化，并发现不同的 ANCA 及其抗原系统往往和临床上不同的疾病或临床综合征相关，如抗 PR_3 自身抗体在临床上与韦格纳肉芽肿密切相关。在间接免疫荧光（IIF）法上表现为典型的 cANCA，该抗体滴度与病情平行，可用于协助诊断、指导治疗和判断复发。抗 MPO 抗体主要与显微镜下多血管炎（MPA）、阶段坏死性和新月体肾小球肾炎及部分过敏性肉芽肿血管炎相关。IIF 法表现为 pANCA，抗体与病情活动相关，也可用于诊断、指导治疗和判断复发。此外，抗 MPO 抗体也可见于药物性狼疮和少数类风湿关节炎等。抗 BPI 抗体主要见于肺部炎症性疾病与长期慢性绿脓杆菌感染有一定的关系，如囊性纤维化、部分原发性支气管扩张症及部分原发性肺间质纤维化，抗弹力蛋白酶抗体和抗无青杀素抗体可见于药物性血管炎（如肼苯哒嗪引起的狼疮样综合征），抗组蛋白酶 G 可见于系统性红斑狼疮和炎症性肠病等。

随着对抗肾小球 GBM 抗体及 ANCA 检测方法学的发展，部分患者血清中可同时检测到 GBM 抗体及 ANCA，并形成一种独立的临床病理类型。抗 GBM 及 ANCA 相关性肾炎多表现为急进性肾炎。目前已有学者提出，依据抗 GBM 及 ANCA，将急进性肾炎分为 5 型，其中将抗 GBM 伴 ANCA 阳性者定为Ⅳ型。国内外研究发现，抗 GBM 伴有 ANCA 阳性患者中，ANCA 特异性靶抗原主要为 MPO。由于 GBM、MPO、PR_3 3 种抗原结构不存在同源性，不支持抗 GBM 及 ANCA 存在交叉反应。目前研究认为，可能与 ANCA 引起小血管型损害，暴露了 GBM 抗原，导致了抗 GBM 的产生有关。但也有报道在出现抗 GBM 肾炎后又检测 ANCA。

（孙　健　刘忠伦）

第五节　细胞免疫检验

肾小球肾炎的免疫机制早就引起重视,现已明确体液免疫在许多类型肾小球肾炎中具有重要作用。近年来细胞免疫,如 T 细胞、单核细胞等,以及肾小球细胞在肾小球肾炎发生发展中的作用逐渐受到重视,尤其是细胞黏附分子、细胞因子在肾小球疾病免疫过程中的重要性越来越受到重视。

一、T 细胞数量的检测

1. 概述

T 细胞表面具有独特的标志,包括抗原和受体两种结构,一个淋巴细胞表面一般有几种抗原和受体,不同群和亚群的淋巴细胞以及在各自特定的发育阶段,表面标志有所差异。据此检测表面标志,不仅可以了解 T 细胞及其亚群数在血液和组织中的分布比例,且有助于追踪 T 细胞在体内的发育过程。

临床上,大多检测血液中的淋巴细胞群,一般用肝素抗凝血,由聚蔗糖—泛影葡胺按一定比例配制成密度为(1.017±0.002)的淋巴细胞分离液,通过密度梯度离心沉淀法分离所需的细胞群。在位于分离液与血浆之间的细胞中,95%左右是淋巴细胞,其余大多为单核细胞,两者统称为"单个核细胞"。通过各种方法检测计数出 T 细胞后,以其占血液中单个核细胞的百分率表示结果,并根据受检血的白细胞数,以及 T 细胞的百分率,换算出每升中 T 细胞的绝对值。

早先检测 T 细胞数的方法,首推 E 花环试验。人 T 细胞表面的 E 受体(现知其为 CD2 抗原)能自发地与绵羊红细胞结合形成花环状,故而得名。凡能与绵羊红细胞形成 E 花环的淋巴细胞称为 E 花环形成细胞,它是 T 细胞独特的标志。T 细胞有异质性亚群,它与绵羊红细胞的结合能力随实验条件的不同而变化,所形成的 E 花环的数量和形态有所区别,从而出现多种不同类型的 E 花环试验,如总 E 花环、活性 E 花环、稳定性 E 花环、自身 E 花环和巨大 E 花环等试验,意义各不相同。由于该法简便易行,曾风行一时。但其结果受多种操作因素的影响,误差较大。目前,由于 CD2 单克隆抗体的问世,已逐渐取代 E 花环试验,现代医学检验中常用的仅总 E 花环和活性 E 花环两项试验。

　　按 CD 系统分类,T 细胞表面有代表 E 受体的 CD2 抗原,成熟 T 细胞表达的 CD3 抗原以及可鉴别亚群的 CD4 和 CD8 抗原等。用相应的单克隆抗体可作鉴定和计数。检测方法大致有两类。一类是标记抗体着染发,如免疫荧光法、酶免疫法、生物素—链霉亲和素系统做 ABC 或 BA 法,以及金银染色法。另一类是用抗体致敏载体作花环试验,如致敏红细胞花环法和抗体标记含 SPA 菌体花环法等。这些方法各有优缺点,可结合实验室条件选用。

　　2. 检测方法和临床意义

　　1) E 受体检测

　　常用 E 花环试验,其原则是取绵羊红细胞与人外周血分离的单个核细胞按 100∶1 混匀,置 37℃ 短时保温,继作低速离心后置 4℃ 至少 2 h,取样用亚甲蓝染色。凡每个淋巴细胞结合 3 个以上绵羊红细胞为 E 花环形成细胞,常规计数 100～200 个淋巴细胞,计算出 T 细胞占全血淋巴细胞群的百分率,并按白细胞总数和淋巴细胞百分率算得每升中 T 细胞的绝对数,以上为总 E 花环试验。如将绵羊红细胞与受检单个核细胞比例减至 1∶20～1∶40,低速离心后立即染色计数,为活性花环试验。

　　健康成人外周血中形成总 E 花环的细胞占淋巴细胞总数的 60％～80％,平均 65％,老年人偏低;健康成人活性 E 花环形成细胞占 25％～35％,它更能反映受检查者的免疫水平。

　　E 花环试验结合 B 细胞的鉴定和计数可以用于测定包括肾脏疾病在内患者的细胞免疫水平,有助于综合分析病情和发病机制,也可了解免疫缺陷的缺陷程度,还可以用于判断预后,考核免疫增强药物或抑制药物对细胞免疫的影响效应。有文献报道,肾移植患者总 E 花环百分率虽似正常,但其绝对值明显低于正常。肾移植后发现有急性排斥开始,活性 E 花环形成细胞数迅速上升,超过自身的术前水平,88％ 病例在临床诊断排异之前 1～6 天即开始上升,12％ 病例在临床诊断排异当天上升,而总 E 花环数无明显的变化。

　　E 花环试验有助于对疾病预后的判断,如膀胱、前列腺和肾脏肿瘤患者,若 E 花环形成细胞数增高,常与疾病的稳定程度呈正比例,提示预后较好。而当肿瘤转移和播散时,活性 E 花环数下降,有效治疗后可使之回升。

　　2) 细胞表面特异性分化抗原的检测

　　(1) 间接免疫荧光法:取常规分离的单个核细胞,加相应 CD 系列单克隆抗体 (CD2、CD3、CD4、CD8),温育结束后,洗去未结合的单克隆抗体加荧光标记的抗小鼠 IgG 抗体,递经温育洗涤后,用荧光显微镜镜检,计算 100～200 个单核细胞,以荧光阳性细胞与计数细胞之比值为相应 CD 抗原阳性的细胞百分率。也有用现代化仪器 FACS 检测,但费用较高,尚难普及。

(2) 生物素—链霉素和系统没有细胞化学法:按上法使受检细胞与相应 CD 系列单克隆抗体结合后,先后加生物素化抗鼠 IgG 和酶(HRP)标记链霉素亲和素,最终用 DAB 显色,阳性细胞胞浆或细胞膜呈棕色,阴性细胞不显色,同上法计数和报告结果。

(3) 抗体致敏花环法:用 CD 系列单克隆抗体致敏红细胞或含 SPA 的葡萄球菌菌体,使之与受检细胞混匀、保温后,取样染色镜检,凡淋巴细胞周围黏着 3 个以上致敏载体的,为相应的 CD 抗原阳性细胞,同法计算和报告结果。

用上述诸法检测人外周血总淋巴细胞群中 T 细胞及其亚群百分率,常因受检者的个体差别、抽血时间和检测方法等因素的影响有一定的差异。表 8-1 为健康人外周血 T 淋巴细胞及其亚群的正常参考值($X\pm s$)。

表 8-1　健康人外周血 T($X\pm s$)

CD 抗原	免疫荧光法	流式细胞仪法	免疫细胞化学法	抗体致敏花环法
CD2	60.5 ± 14.2			
CD3	(66.0 ± 9.9)	(64.0 ± 7.5)	(58.3 ± 4.3)	(62.4 ± 2.5)
CD4	(43.8 ± 9.0)	(38.6 ± 8.7)	(41.4 ± 4.9)	
CD8	(31.3 ± 7.0)	(18.5 ± 5.0)	(24.2 ± 1.4)	
CD4/CD8	(1.18 ± 0.5)	(21 ± 0.9)	(1.6 ± 0.4)	

根据 CD 抗原测得的 T 细胞数,其临床意义与 E 受体检测结果相同。值得一提的是在较长的一段时间里,曾根据 CD4[+] 和 CD8[+] 将 T 细胞分为功能截然不同的两个亚群,即以 CD4[+] 细胞代表辅助性 T 细胞,CD8[+] 细胞代表抑制性 T 细胞,并据此推断它们在疾病诊断发生机制上的作用。现有资料表明:T 细胞是一功能和表现型均甚复杂的细胞群,如 CD4[+] 细胞群除表现辅助和诱导功能外,也具杀伤和抑制功能,以及相应的表现型。现知至少包括 TH、Ti、Ts 和 Tc 亚组。而单核—巨噬细胞也有 CD4 抗原的低水平表达。同样,CD8[+] 细胞至少包括 Ts、Tc 和抑制性亚组。因此,单以 CD4 和 CD8 代表 TH 和 Ts 两个功能截然不同的亚群标志是不全面的。因此,对由此推论其在发病机理上的作用更应持慎重态度。此外,淋巴细胞有特定的生命周期,外周血淋巴细胞仅占全身淋巴细胞总数的 20%,因此单凭

外周血检测结果也难以全面反映其他细胞的病理变化(见表8-1)。

CD4/CD8值对某些疾病有一定的临床意义,正常人一般为1.5～2.0,而AID患者、某些病毒感染、心脏术后早期,以及某些肾脏疾病则表现该比值下降,但目前研究资料尚不十分多。

3. IL-2受体检测

IL-2R的表达是T细胞活化的特征之一,常用抗CD25单克隆抗体以免疫荧光法,APAAP桥联酶免技术或生物素-链霉亲和素系统BA法。据报告,用后一方法检测对与细胞免疫功能异常有关的肾脏病患者,尤其是肾癌患者,可作为衡量机体抗肿瘤反应的指标之一。本法的正常参考值:白细胞介素-2(IL-2):(28.5±4.1)%;白细胞介素-2R(IL-2R):(28.2±3.1)%。

二、T细胞功能检测

1. 概述

T细胞具有多种生物学功能临床检测T细胞功能试验,除沿袭至今的T细胞增殖试验外,国内曾一度用白细胞移动抑制试验,检测T细胞与肾抗原共温后释放白细胞移动抑制因子,也有直接用于人体的植物血凝素(PHA)皮内试验检测肾脏病患者。结果显示,肾小球肾炎患者的白细胞移动抑制试验阳性率高达75.3%,而其他肾脏疾病如肾盂肾炎、肾畸形,紫癜肾损害等阳性率较低,揭示肾炎的发病与机体对肾抗原的细胞免疫反应有关。此外,以供肾者白细胞抗原,与受肾者白细胞作白细胞移动抑制试验,发现白细胞移动抑制程度与排异反应平行,可据此进行免疫治疗。

皮内PHA试验在肾炎晚期肾衰竭者常呈阴性;狼疮性肾炎亦常为阴性,缓解期可呈阳性;类脂性肾炎、急慢性肾小球肾炎、紫癜性肾损害,常呈阳性。急慢性肾功能不全者反应低下或正常,肾盂肾炎反应正常,泌尿系统肿瘤反应低下,免疫治疗后阴性者可在2～14周转阳,激素或免疫抑制可影响本试验。由于以上两项试验影响因素较多,目前已基本上被其他试验所取代。

当前实验室直接用以检测T细胞功能的试验为数不多,现介绍两类:一是T细胞增殖试验,又称T细胞转化试验。其原理是T细胞与特异性抗原或有丝分裂原在体外共同培养过程中,细胞代谢和形态可发生一系列的变化。首先表现为早期细胞表面电荷的改变,细胞内溶酶活性以及蛋白质和核酸代谢增加,终则细胞转化为原始母细胞形态,因而根据不同阶段的变化,可推断 T 细胞的应答功能。

该实验有特异性和非特异性两大类,前者用同样抗原,后者一般用植物血凝素(PHA)。特异性 T 细胞转化试验有诊断价值,凡与细胞免疫有关疾病的患者,可产生对相应抗原致敏的 T 细胞,当其受特异性抗原刺激时可发生转化,转化率一般为 5%～30%,但培养时间较长(4～5 天)。非特异性 T 细胞转化试验一般仅反应对 PHA 的识别和应答能力,根据 PHA 激活 T 细胞分裂增殖的程度,推测 T 细胞识别特异性抗原后的增殖反应。另一类试验是检测抑制性或杀伤性 T 细胞的功能,前者根据抑制性 T 细胞(Ts)在体外抑制同种异体 B 细胞的生物学活性的原理,以后者为提示细胞,在加或不加促有丝分裂原的同时加入受检 T 细胞,根据指示细胞对促有丝分裂原应答能力减低的程度,分别判断诱导性和自发性 Ts 细胞的功能,杀伤性 T 细胞功能则用细胞毒试验检测。

2. 检测方法和临床意义

1)T 细胞转化试验

临床多采用 PHA 为诱导剂,故又称 PHA 淋巴细胞转化试验,有形态计数和同位素法两种。

(1)形态法:将外周血与适当浓度的 PHA 混匀,温育 72 h 后,取细胞涂片染色镜检,根据细胞大小、核与胞质的比例、胞质的染色体和核结构以及有无核仁等特征,分别计数淋巴母细胞,过渡型母细胞和有丝分裂相细胞及成熟的小淋巴细胞,前三者均为转化细胞,共计数 100～200 个细胞,算出转化细胞的百分率。本法简便易行,但判读结果受主观影响因素较大,有些细胞难以确认,故重复性较差。

(2)同位素法:在受检淋巴细胞经 PHA 诱导过程中,当细胞处于 G0 相进入 G1 相,合成蛋白质、RNA 和 DNA 前体物质,为 DNA 复制准备物质基础时,加入同位素 ^{3}H 或 ^{125}I 标记的 DNA 前体,如 ^{3}H -胸腺嘧啶核苷(^{3}H - TdR),后者可在细胞周期的 S 相掺入新合成的 DNA 中,用液体闪烁仪检测掺入细胞同位素的脉冲素(cpm),推知受检细胞增殖程度。本试验以刺激指数(SI)表示 T 细胞转化能力,SI 系 pHA 实验管的 cpm 值与对照管 cpm 值得比值,SI 值越高,表示 T 细胞转化能力越强,本法又称 ^{3}H - TdR 掺入法。

用形态学方法检测健康人 PHA 淋巴细胞转化率为 60%～80%,平均(60±7.6)%,一般以 50%以下可视为受检者细胞免疫水平降低。同位素法检测,健康人的 SI 值至少为>2。肾脏肿瘤、肾炎晚期、肾衰竭者转化率或 SI 值下降,而类脂质肾病或肾炎肾病型患者基本正常。此外,凡病重时转化率或 SI 值降低患者,经有效治疗后可提高转化率或 SI 值,因此本试验可作为考核某些与免疫有关的肾病经免疫药物治疗效果的一个考核指标。

2）杀伤性 T 细胞功能试验

本试验是体外测定机体细胞免疫应答功能的一种常用方法,其原则是取从受检者外周血分离的单个核细胞与经 ^{51}Cγ 标记的靶细胞共温后,测定杀伤靶细胞释放的 ^{51}Cγ 的量,据此推算杀伤性 T 细胞活性。本法特别适用于测定肿瘤患者杀伤性 T 细胞杀伤肿瘤细胞的能力,借以判断肿瘤患者的预后,考核肿瘤患者的治疗效果。

3）抑制性 T 细胞功能试验

本法原理是抑制性 T 细胞经刀豆素 A（ConA）激活后,能抑制新鲜淋巴细胞对促有丝分裂原应答所产生的增殖反应,所用方法同 ^{3}H – TdR 掺入法。正常人的抑制率为（40±10）％。

有关肾脏病患者 T 细胞功能检测的报道少见,总的规律是急、慢性肾小球肾炎,紫癜肾损害及部分肾小球肾病可表现较强的细胞免疫应答,而急性或慢性肾功能不全者,细胞免疫应答较低或正常。泌尿系统肿瘤患者明显低下,而肾盂肾炎患者细胞免疫功能多属正常。对于细胞免疫与肾脏有关疾病,用上述诸法检测 T 细胞功能,在临床上有助于衡量患者细胞免疫水平,是判断病情、考核疗效和预后估计的一个有益指标。

三、B 细胞数量的检测

1. 概述

B 细胞表面具有特异性抗原和多种受体,据此采用了相应的方法,除供研究体内 B 细胞分化发育的特征外,临床用以鉴定和计数人外周血或淋巴样组织中的 B 细胞。B 细胞表面在发育早期有 HCA – DR 和 CD10 抗原,激活 B 细胞则出现CD23、CD21 等抗原。B 细胞表面受体有膜表面免疫球蛋白（smIg）、补体受体、FC受体、小鼠红细胞受体及 EB 病毒受体等,其中以 smIg 标志为 B 细胞所特有,小鼠红细胞受体的检测简便易行。

2. 检测方法和临床意义

1）smIg 标志检测

采受检者外周血,分离单个核细胞后,用荧光标记的抗人 Ig 作间接荧光免疫法检测,也可分别用抗人 IgG-抗人 IgM 和抗人 IgA 分别检测带不同 smIg 的 B 细胞。凡显示荧光着色的为 B 细胞,如同 T 细胞的检测法,计其占外周血单个核细胞群中的百分率和绝对数。据报告,健康人外周血 $smIg^+$ B 细胞占 $8\% \sim 12\%$。也可用特异性抗人 IgG、抗人 IgM 或抗人 IgA 包被载体制成免疫微球作为指示物,它能与 B 细胞表面相应的 smIg 结合,聚集于细胞周围形成花环,在显微镜下计数。各实验室报告正常值有些差异,$smIgG^+$ 细胞为 6.3 ± 0.6 或 $(9.3\pm1.7)\%$,$smIgM^+$ 细胞为 4.3 ± 0.5 或 $(6.3\pm3.2)\%$,$smIgA^+$ 细胞为 4.0 ± 0.5 或 $(5.7\pm2.6)\%$。

2) 表面抗原的检测

有人采用武汉生物所产生的 WUB(相当于 CD21)单克隆抗体,建立生物素-链霉亲和素系统的免疫细胞化学检测 B 细胞,其正常值为 $(8.8\pm1.9)\%$,与 $smIg^+$ 细胞正常值近似,本法简便,适合基层实验室应用。

3) 小鼠红细胞受体检测

采用小鼠红细胞花环法,用 1% 小鼠红细胞悬液与受检者单个核细胞混合,温育一定时间后离心,将沉淀细胞染色镜检。凡吸附 3 个或更多小鼠红细胞的单个核细胞可判断为 B 细胞,正常人为 $5\% \sim 12\%$。

4) 临床意义

B 细胞行使体液免疫功能,一般可定量测定其产生 Ig,但有时需要以 B 细胞数来衡量和了解机体体液免疫水平及其异常的机制,特别适用于探讨免疫缺陷病和免疫增值病的发病机制,比测定 IgG 更有价值。如系统性红斑狼疮伴肾脏损害时,患者 T 细胞比例下降,而 B 细胞比例上升,有人认为是患者体内抑制性 T 细胞缺损,对 B 细胞调节作用减低,导致产生大量的自身抗体。

目前,国内多数实验室偏重 T 细胞及其亚群的检测,如以百分率表示结果,宜同时测定 T 和 B 细胞,两者对比,更有利于了解患者的免疫功能。

四、B 细胞功能检测

1. 概述

B 细胞受抗原或促分裂原激活后,即行分裂繁殖,最终发育为抗体生成细胞,分泌相应的免疫球蛋白释放到血流和组织中。因此,利用体液免疫检测技术如琼脂扩散法、免疫比浊法测量血清中各种免疫球蛋白的含量的增减,可间接地反映 B 细胞功能的强弱或缺陷的程度。

　　用特异性抗原接种人体,可激发机体产生相应的特异性抗体,由于机体的应答能力不同,有些患者的免疫应答能力减退或缺如。因此,临床上可给受检者注射某种疫苗,经一定时间后,测定相应的抗体作为判断 B 细胞功能的一种指标。常用的蛋白质抗原有白喉类毒素或破伤风类毒素等。多糖抗原多用肺炎球菌和嗜血性流感杆菌抗原。凡 B 细胞功能低下或缺陷者,血清中测不到相应抗体或抗体效价十分低下。

　　体外检测 B 细胞功能的方法多种多样,如检测 B 细胞在体外经抗原刺激后产生抗体的能力,计抗体生成细胞数,或检测 B 细胞早期活化的指标,包括测定 B 细胞的体积的变化、细胞内(Ca^{2+})$_i$ 的变化,或 MHC Ⅱ 类抗原的表达,但这些试验目前大多用于理论领域,而临床检测主要采用 B 细胞增殖试验。

　　2. 检测方法和临床意义

　　现介绍 B 细胞增殖试验,其原理与 T 细胞增殖试验相同,仅使用的刺激抗原不同。一般用抗 IgM,脂多糖或含蛋白 A 的金黄色葡萄球菌菌体或 SPA 纯品,经共温 3 天后,加 ^3H - TdR,继续培育后测细胞 cpm,计算激活对 B 细胞的刺激指数。也可用台盼蓝细胞计增殖数或核酸特异性染料着色,观察胞内 DNA 或 RNA 的合成水平,凭借此判断 B 细胞的应答功能。

　　肾脏病中的许多疾病与免疫有关,目前多数文献着重探讨与 T 细胞数量和功能的关系,而忽视了对 B 细胞的检测,实际上肾脏病可产生多种多样的自身抗体,无疑可反映 B 细胞功能的异常。因此,有计划地对此进行深入的研究,必有其收获。

五、自然杀伤细胞检测

　　1. 概述

　　自然杀伤细胞具有细胞毒效应,它既不需要抗原的预先激活,也无须依赖补体和抗体的协助,能自发地特异性地通过其表面某种结构识别,选择性地与对它的敏感细胞结合,在 Ca^{2+}、Mg^{2+} 离子的参与下,凭借酶的作用破坏靶细胞膜导致其死亡。

　　有机体在多种生理和病理过程中自然杀伤细胞(NK)均发挥重要作用,与一些疾病的发生、发展及转归密切相关。因此,了解体内 NK 细胞数及其活性有临床实际意义。但目前未发现 NK 细胞有特异性的可资鉴别的表面标志,针对性的 CD

系列单克隆抗体也未普及应用。现时多以测定人外周血中 NK 细胞活性作为反映机体细胞免疫功能的一项重要指标,用以判断某些疾病的发生、发展和预后。

NK 细胞活性的检测原理是从外周血分离所得的单个核细胞或全血与特定的靶细胞按一定比例混合共温后,根据靶细胞存活的比例,或死细胞所释放的酶或标记的同位素量推知 NK 细胞的活性。常用的靶细胞是慢性白血病细胞 K562 株,它是经实验室培养建成可在体外传代培养的细胞株。

2. 检测方法和临床意义

检测 NK 细胞活性的方法很多,如形态学法、酶释放法、同位素法、荧光染料释放法、流式细胞仪法等。各种方法均有其优缺点,现介绍临床常用的方法。

1) 形态法和比色法

其原则是将受检细胞与靶细胞混合,共温一定时间后,取样用台盼蓝染色,活细胞不着色,而死细胞染为蓝色,据此计算被杀死的靶细胞百分率。本法简便易行,但计数死细胞带有主观因素,而且无法计数曾遭累微损伤的细胞。比色法的原则是将靶细胞共温后,加入四甲基偶氮唑蓝(MTT),活细胞内线粒体脱氢酶可使 MTT 还原为甲臜,继加盐酸异丙醇溶解甲臜后加以比色,据此推知存活靶细胞的多少,进而推断 NK 细胞活性的强弱,比色吸光度高低与 NK 细胞活性呈负相关。

2) 酶释放法

将效、靶细胞共温后,根据靶细胞遭破坏后释放的酶量,推断被杀死的细胞比例。目前多测乳酸脱氢酶(LDH),所测得 LDH 活性的高低与 NK 细胞活性呈正相关。

3) 同位素法

常用 ^{51}Cr 释放法,先用 $Na_2^{51}CrO_4$ 标记靶细胞,效、靶细胞共温后,如靶细胞遭 NK 细胞杀伤,细胞膜遭破坏,^{51}Cr 随靶细胞胞质外溢,继而用 γ 计数仪检测释放的 ^{51}Cr 的 cpm 值,按式 8-1 计算自然杀伤率,表示 NK 细胞活性。

$$自然杀伤率 = \frac{试验管\ cpm\ 均值 - 自然释放管\ cpm\ 均值}{最大释放管\ cpm\ 均值 - 自然释放管\ cpm\ 均值} \times 100\%$$

目前,实验室采用 ^{125}I-UdR 释放法,以 ^{125}I-UdR 标记 K562 细胞,具体操作方法与 ^{51}Cr 释放法近似。

4) 临床意义

(1) 健康人 NK 细胞活性因检测方法不同而略有差异,如 ^{51}Cr 释放法为

48%～77%，LDH 酶释放法的细胞毒指数为(39.5±12)%，^{125}I - UdR 法为(67.3±10.7)%。

(2) NK 细胞活性低下的疾病：见于多数肿瘤患者，特别是中晚期及伴有转移的癌症患者，外周血中 NK 细胞活性往往降低，并随肿瘤的进展、转移或复发，NK 细胞活性进一步下降。因此，多数学者认为，NK 细胞活性可作为判断肿瘤发生、发展、是否转移、复发和预后转归的一项重要指标。NK 细胞活性下降使机体对多种病毒的易感性增高，而病毒感染又可进一步地促使 NK 细胞活性进一步下降。这常可导致病毒在体内播散和病毒数量的增多，进而引起病毒的持续性感染。同样，NK 活性低下也可见于某些细菌性和真菌性感染疾病。系统性红斑狼疮患者常伴有不同程度的 NK 细胞活性下降。

NK 细胞是体内防御感染、监视肿瘤的重要免疫细胞，其作用是非特异性、广谱性、凡增强机体单核-巨噬细胞产生的干扰素的物质，均能增强 NK 细胞活性。

(3) NK 细胞活性增强的疾病有：疱疹病毒、EB 病毒感染早期，可能是某一抗原成分特异或非特异性激活 NK 细胞所致。

(4) 骨髓移植后，机体 NK 细胞活性升高，提示骨髓移植后发生的排斥反应可能与 NK 细胞有关。也有人认为，骨髓移植患者 NK 细胞活性增高，可能是移植后受某种病原微生物感染导致机体 NK 细胞活性升高。由此推测，肾移植亦可影响 NK 细胞活性，因此，值得引起临床重视。

六、吞噬细胞功能检测

1. 概述

吞噬细胞在人体发挥比较原始的非特异性免疫功能，根据吞噬细胞形态的大小，分为两大类：一类是固定于各种组织中的巨噬细胞和血液中的大单核细胞，通称巨噬细胞；另一类是血液中的中性粒细胞，通称小吞噬细胞。

在特异性免疫形成过程中，巨噬细胞参与识别抗原，吞噬和处理抗原，将处理过的抗原呈递给免疫活性细胞，导致特异性免疫反应的发生。其更重要的功能是杀灭和吞噬病原体、异物或衰老的细胞，并参与迟发型变态反应。巨噬细胞常可产生各种细胞因子，如经脂多糖(LPS)刺激可产生肿瘤坏死因子- α(TNF - α)，经 PHA 刺激可产生淋巴毒素(LT)，又称 TNFβ。巨噬细胞的来源，除取外周血分离外，可经斑蝥激发的皮泡液或肺泡洗液以及腹膜透析液中获取，但因操作烦琐，除作临床研究外,极少作常规检测。

小吞噬细胞是机体产生炎症应答的主要成员,在健康人外周血中的细胞总数为 60%～70%,其数量减少和功能障碍均可导致非特异性免疫缺陷,临床上表现为反复的细菌感染,一些毒力低的细菌也能引起患者全身性严重感染。除少数遗传性疾病外,诸如某些药物抑制造血功能,或与体内蛋白质结合引起的变态反应,自身免疫疾病、细菌内毒素及电离辐射等均可导致中性粒细胞数减少。小吞噬细胞功能障碍表现为趋化性减低或消失,缺乏吞噬和消化功能。其吞噬病原体和异物的过程,大致分为趋化运动、吞噬和胞内杀菌三相,各有特定的检测方法。

2. 检测方法

检测巨噬细胞功能以往沿袭采用吞噬鸡红细胞或白色念珠菌的功能测定,在细胞化学方面可测胞质内非特异酯酶和酸性磷酸酶,现知人单核、巨噬细胞表面的 MHC - Ⅱ类抗原(如 HLA - DR、HLA - DQ)与其呈递抗原的免疫特性密切相关,故有用相应抗 HLA - DR(或抗 HLA - DQ)单克隆抗体测定其表面 HLA - DR 等的表达程度。也可用于干扰素等作体外诱导培养,观察巨噬细胞对诱导剂的应答能力,从而推测其功能,为临床提供药物治疗的根据。在肿瘤患者应用 IFN 或 IL - 2 前,有人将外周血单核细胞与 IFN 或 IL - 2 在体外共温一段时间后,用生物素-链霉亲和系统 ELISA 检测药物对单核-巨噬细胞表达 HLA - DR 是否有促进作用,但目前一般实验室尚不作常规检测。

小吞噬细胞功能检测临床较为常用,大致有以下几种。

(1)趋化性的测定:根据中性粒细胞在体外向细菌菌体及其产物或补体裂解组分等趋化因子移行的数量或距离,检测细胞趋化性的强弱。可采用 Boyden 微孔滤膜小室法和琼脂糖平皿法,后者以移动指数表示结果:凡指数<1 h 表示无趋化运动。

(2)吞噬杀菌功能测定:将受检细胞悬液与白色念珠菌悬液混合,保温一定时间后加亚甲蓝染液做活体染色,取样涂片镜检,如胞质内念珠菌被染成蓝色,说明该菌已被杀死,计数 100～200 个中性粒细胞,记下吞噬细菌的细胞数及吞有染成蓝色的念珠菌的细胞数,结果以吞噬率和杀菌力表示。

(3)硝基四氮唑蓝(NBT)还原试验:中性粒细胞在杀菌过程中能量消耗骤增,耗氧量增加,葡萄糖己糖磷酸旁路代谢活力增强,此时加入 NBT,原呈淡黄色的 NBT 被代谢过程中产生的氢还原成点状或块状甲䐶颗粒,沉积于中性粒细胞胞质内,因此可计数中性粒细胞中 NBT 阳性细胞百分率,以此表示中性粒细胞的杀菌能力。

3. 临床意义

吞噬细胞杀灭病原体或异物是一复杂过程,当其任何一个环节发生障碍,均可导致吞噬细胞功能下降或缺如。因此,上述诸试验可从不同角度检测吞噬细胞功能,如趋化运动、吞噬功能及胞内杀菌功能等,从而有助于诊断某些疾病和判断机体非特异性细胞免疫水平。据报道测得人中性粒细胞的吞噬率为$(83.0\pm6.6)\%$,杀菌力为$(36.7\pm4.8)\%$。NBT 试验还可作为鉴别用,如全身性细菌感染患者 NBT 阳性的中性粒细胞在 10% 以上,而病毒感染或不伴感染的低热者,则在 10% 以下。因此,在暂无条件查清病因或某些项目报告较迟无法满足临床急需时,NBT 试验简易快速,有一定的临床价值。该试验也适用于组织器官移植后发热的鉴别诊断等。

七、红细胞免疫功能检测

1. 概述

人体红细胞具有识别、黏附、浓缩和杀伤抗原,清除免疫复合物的能力,并参与机体的免疫调控,其免疫功能的基础是免疫黏附作用,且与红细胞的 C3b 受体密切相关。C3b 受体的数目和活性与许多疾病相关,在临床检验中建立一系列的方法,如测定红细胞膜 C3b 受体花环和红细胞免疫复合物花环试验、测定血清中免疫黏附调节因子的红细胞 C3b 受体花环抑制或促进试验,还有测定红细胞免疫黏附肿瘤细胞能力的肿瘤红细胞花环试验等。

2. 检测方法

国内曾建立多种检测红细胞功能的方法,以下介绍常用的两种。

(1) 红细胞 C3b 受体的检测:多采用红细胞酵母花环法,因酵母多糖能激活补体而产生 C3b 成分,故用含 C3b 成分的血清致敏酵母菌作为指示物,当红细胞与指示物混合保温后,红细胞表面的 C3b 受体与致敏酵母菌黏附而形成花环样外形,故凡细胞表面黏附有 3 个或更多酵母菌的红细胞可判为具有 C3b 受体活性的红细胞,据此计算器百分率和绝对值。一般健康人红细胞 C3b 花环率为 $15\%\sim17\%$,各实验室略有差异。

(2) 血清中红细胞免疫黏附抑制因子的检测:人血清中存在一种抑制红细胞免疫黏附功能的因子,该因子不耐热,$58℃$ 30 min 即遭灭活。检测原理是取受检血清均分两管,其中一管置 58℃水溶 30 min,另一管置室温不加处理,继而各管加混合 O 型人红细胞悬液,置 37℃ 30 min,最后加补体致敏酵母菌,按上述花环操作和计数,依据式(8-2)计算红细胞花环抑制率:

$$红细胞花环抑制率 = \frac{A-B}{A}$$

式中,A 为 58℃灭活血清的花环形成率;B 为未处理血清的花环形成率。

健康人血清抑制率为(16.2 ± 5.6)%。

3. 临床意义

红细胞 C3b 受体花环形成率反映红细胞免疫黏附功能的高低,花环形成率低下可由红细胞本身的缺陷引起,亦可因血清中抑制因子活性所致。同时检测以下两项,可判断红细胞免疫黏附功能及其形成原因,国内也有多篇报告肾病患者红细胞免疫黏附功能降低的报道。

八、细胞因子的检测

1. 概述

细胞因子种类繁多,如干扰素、白细胞介素、肿瘤坏死因子和各种集落刺激生长因子等,其检测方法大致可分为生物学、免疫学和分子生物学三大类。

(1)生物学测定法:根据所检细胞因子的生物学特性,亦即对特定靶细胞的促增殖效应或杀伤能力及其他效应等,计算其活性单位。所用靶细胞既有原代的小鼠脾脏或胸腺细胞,也有体外可培养传代的对所检细胞因子敏感性呈特异性生长依赖型的逮株细胞,细胞株因所检的细胞因子不同而异。这类方法中有的活细胞数、染色性、增殖细胞的 DNA 合成量或酶活性等作为判断指标,间接推算出受检细胞因子的活性。本法使用较为广泛,但在技术上大多需要培养特定的靶细胞株或依赖株,不仅手续烦琐,易污染,且细胞经长期传代培养可导致变异而阴性结果。此外,检测过程费时费力,干扰因素不少,灵敏度较低,有待改进。

(2)免疫学测定法:以细胞因子作为抗原,用血清学技术如 ELISA、免疫斑点法、放免法、免疫印迹法等定量检测。其原则是用相应的单克隆抗体包被载体,分别加受检物和标志物,最终根据标志物的显色程度或放射性,并与标准品试验结果对比,计算受检细胞因子含量。本法的优点是特异性和重复性均好,快速简便,国内外均有试剂盒供应,但稳定性和敏感性有待进一步提高。免疫学方法最大的不足是该类方法仅能反映所测细胞因子的抗原性,并不能完全真实地反映其特异的生物学活性。当细胞因子丧失促依赖株细胞增殖或杀伤靶细胞的能力时,其抗原性仍然保留,用免疫学方法仍可显示相应含量,因而所得的结果常与临床表现不完全一致。因此,如将生物学方法和免疫学方法结合应用,将得到较为满意的效果。

(3)分子生物学测定法:本法是从分子水平上检测细胞因子基因表达,即检测相应的 mRNA 合成量,推算出该细胞因子的产生与否及其合成水平。一般根据所获得的受检细胞数量及细胞中细胞因子表达水平的高低选择不同的方法,如 RNA 印迹法,操作简便,但灵敏度较低,所用操作顺序常有种属交叉性,特异性尚不理想;核酸酶保护分析法灵敏度高,但所需受检细胞量相当大;原位杂交法除高灵敏度和特异性外,可在单个细胞水平上对基因的表达进行定位。聚合酶联反应(PCR)是检测细胞因子最敏感的方法,尤其适用于微量样本的检测,或仅有极少数细胞才能表达的细胞因子基因,或基因表达低水平的标本,现已可作半定量的定量分析。分子生物学测定技术是现代生物工程学的一项最新成果,相信在不久的将来,定能普及到每个基层实验室。

2. 检测方法

以下介绍几种细胞因子测定方法。

1) 肿瘤坏死因子(TNF)

TNF 有 α 和 β 两种,后者又称淋巴毒素(LT),测定受检细胞产生的 TNF 活性时,需分别用 LPS 诱生 TNFα,PHA 诱生 TNFβ。也可直接检测血清中游离的 TNF。目前仍以生物学方法最为常用,以贴壁生长的小鼠肺成纤维细胞 L929 株为靶细胞,加定量放线菌素 D,增加靶细胞对 TNF 的敏感性,受检样品作递倍稀释与靶细胞共温后洗去死亡脱落细胞,加结晶紫酒精溶液,使活细胞着染,洗去残留染料后加 SDS 使染色细胞中的染料充分溶解逸出,读取 A_{595n} 的值,与已知量 TNF 阳性孔对照,以相当于阴性对照 50% 细胞溶解的样品最大稀释度的倒数为 TNF 活性单位,若所用样品量与活性单位不一致时,应乘上相应的换算系数,一般以 u/ml 表示。

2) 白细胞介素-2(IL-2)的检测

常用的靶细胞一类是原培养细胞如小鼠脾细胞或胸腺细胞,在短时间内科大量制备,但预先要用促有丝分裂原刺激,比较烦琐,而且这类细胞也受其他细胞因子刺激而增殖,故特异性较差。另一类靶细胞是传代培养细胞如 CTLL-2,它是

由 $C_{57}BL/6$ 脾细胞筛选出的健株细胞,其生长依赖于 IL-2。检测方法多用同位素掺入法,以掺入 CTLL-2 细胞中 ^3H-TdR 量的多少(以 cpm 值表示)反映细胞中 DNA 合成量,从而推知其增殖程度,与 IL-2 标准品作对照,推算出受检样品中 IL-2 量,一般以 u/ml 表示。

3) 白细胞介素 6(IL-6)的检测

用 IL-6 依赖细胞株 Bel 作增殖试验,国内多用四甲基偶氮唑蓝(MTT)法。其原理是活细胞,尤其是增殖细胞的线粒体富含琥珀酸脱氢酶,后者可使原呈黄色的 MTT 分解产生蓝色晶状甲臜,沉积于细胞内或细胞周围,形成的甲臜量与细胞增殖程度成正比,用异丙醇使甲臜溶解后比色,可得检测结果。

4) 干扰素(IFN)的检测

干扰素有 α、β 和 γ 3 种,其中干扰素 γ 是 T 细胞产生的一种淋巴因子,对机体防御、自稳和监视功能均有调节作用,检测 IFNγ 活性时判断淋巴细胞功能的指标之一。检测原则是制取受检细胞加 PHA、PPD 或 ConA 共温诱生,继取上清,用下列方法检测。

(1) 抗病毒试验:培养对脊髓心肌炎(EMC)病毒敏感的人肺癌细胞株 $A_{54}\rho$,加受检样品处理后,再感染 EMC 病毒,递经培养后,做病毒血凝素生成抑制试验,测血凝滴度,然后从已知滴度标准 IFN 的剂量曲线上查知未知标本中的 IFN 量。本法比免疫测定法敏感 3~10 倍,但不能区分 α、β 和 γ 3 型。

(2) ELISA:用双抗体夹心法。以抗人或鼠 IFNγ 单克隆抗体色板,以多价相应抗体作为二抗,继加酶标记物和底物显色,本法简便快速,最大敏感度为 30~100 pg/ml IFNγ,大多数细胞经刺激后产生 IFNγ 量的范围为 1~1 000 mg/ml。且不受培养液中外源性细胞因子干扰,但不能区分有活性或无活性的 IFNγ。

3. 临床意义

(1) TNF 是革兰阴性菌引起中毒性休克的重要介质,临床严重感染或败血症患者,血中 TNF 升高时易出现低血压和休克,凡血中 TNF 浓度显著增高的感染患者,病死率极高,故 TNF 升高水平是判断败血症患者预后的重要指标之一。

(2) IL-2 与许多疾病有关,体内 IL-2 产生减少或被清除,可使机体免疫应答能力明显降低,血中 IL-2 水平低下的疾病有呼吸道感染、肾病综合征、肾病终末期透析、系统性红斑狼疮以及各种肿瘤病。

(3) IL-6 是人类骨髓瘤细胞直接生长因子。体内异常产生 IL-6 可引起多克隆 B 细胞活化和自身抗体产生。系统性红斑狼疮患者外周血中 IL-6 mRNA

比健康人高 10 倍,肉瘤、胃肠道恶性肿瘤和肾细胞癌者,血中 IL-6 水平也显著升高。

(4) IFNγ 的主要作用是诱导 MHC-Ⅱ类抗原的表达,并可通过与其他因子的相互作用,参与自身免疫病的发病过程。体内 IFNγ 分泌异常时免疫功能紊乱的表现之一。

总之,这类细胞因子与疾病密切相关,其中有些为炎症介质,有些参与自身免疫发病过程,有的参与造血干细胞的增殖和定向分化等。有文献报道,细胞因子与肾脏病关系密切,这值得引起临床和科研工作者的关注。

(孙　健　史伟峰　何浩明)

第六节　肾移植排斥反应的免疫学检测

肾移植排斥反应是受者体内对移植肾抗原发生的一系列细胞和体液免疫应答,是导致移植肾功能丧失的主要原因。根据病理、发病机制、发生时间和临床进展不同,分为超急性、加速型、急性和慢性排斥反应,下面重点介绍急性排斥反应的免疫学检测。

急性排斥反应应预测和早期诊断十分重要,它直接关系抗排斥反应的及时和合理应用,也是决定移植是否成功的关键因素之一。迄今虽试过各种检测方法,但尚无单一可靠的免疫学指标,通常根据症状、体征,参考各种检测结果予以综合判断而作出诊断,以下介绍一些有一定价值的免疫学项目。

一、T 淋巴细胞数和功能检测

1. E 活性花环试验

早在 20 世纪 70 年代,学者们曾用以观察肾移植受者细胞免疫的动态变化,结果提示 E 活性花环形成细胞的增减反映受者体内 T 细胞对同种异体移植物的反应动态,发生急性排斥反应时,E-花环形成细胞百分率增高。有证为该试验可监视器官移植反应。本试验用血量少,操作简便,但影响因素较多。

2. 淋巴细胞转化试验

据报告,肾移植后早期,若无感染症状,近期内又未经输血或未用大剂量激素者,该试验所得的数值增高,似应考虑为急性排斥反应;若临床无排斥症状出现,则可作为急性排斥反应出现的预兆;如同时伴有 E 活性花环形成数的增高,则更有意义。

3. T 淋巴细胞亚群测定

据报道,CD4$^+$和 CD8$^+$T 细胞也有助于判断排斥反应,如 CD4$^+$ 细胞数正常或增高,而 CD8$^+$ 细胞数减少,CD4/CD8 比值增高,提示排斥反应;反之,CD4$^+$ 细胞数正常或减少,而 CD8$^+$ 细胞数增多,CD4/CD8 比值降低,则提示感染。

二、细胞因子的测定

现知有多种细胞因子参与移植排斥反应的免疫发生机制,文献报道的有 IL-2、IL-6 和可溶性 IL-2 受体等。

1. IL-2

据报告,在排除巨细胞病毒感染的情况下,尿中 IL-2 值可作为诊断端排斥反应的可靠指标,其出现先于排斥反应的临床症状,有一定的预测排斥反应的价值。也有报告,血浆中 IL-2 在急性排斥反应时成倍升高,并持续较长的时间。

2. IL-6

肾移植受者发生急性排斥反应时,受者血清和尿中 IL-6 量均显著升高,尤以尿中 IL-6 增高更为显著。经抗排斥治疗后,IL-6 量显著下降,故认为血清和尿中 IL-6 水平的变化可作为早期诊断肾移植排斥反应和预抗排斥治疗效果的一项指标。国内有人报道,健康人血清中 IL-6 含量均<5 u/ml,肾移植患者术前血清中 IL-6 的含量也仅为(7.2±1.3)u/ml,但出现排斥反应时,可增至(64.2±9.1)u/ml。

3. 可溶性白细胞介素-2 受体(SIL-2)

淋巴细胞在激活过程中膜上表达的 IL-2 受体,由于酶的裂解作用,IL-2R,链的胞外相对分子质量 42 000 组分脱落进入血液中,形成可溶性 IL-2 受体。因其与膜 IL-2R(mIL-2R)相互竞争结合 IL-2。故可影响机体的免疫功能。据文献报道,肾衰竭患者血清中 SIL-2R 量非常显著地高于正常人,这与 SIL-2R 在正常情况下 SIL-2R 主要依靠肾脏清除有关。移植受者血清中 SIL-2R 水平与受者移植后的病情密切相关,在出现排斥反应症状和血肌酐升高前 1～2 天,可测得 SIL-2R 水平增高故可将血清 SIL-2R 作为早期诊断急性排斥反应的参考指标之一。检测大多采用 ELISA 法。正常健康人的血 SIL－2R 为(247.5±66.5)u/ml,终末期肾衰竭患者为(745.2±349.8)u/ml,肾移植出现急性排斥反应可高达(1 064.3±358.9)u/ml,而环孢素肾中毒患者为(443.6±206.8)u/ml,急性肾小管坏死患者为(482.3±143.4)u/ml,与国外报道结果近似,说明 SIL－2R 水平检测为肾移植急性排斥反应的诊断和鉴别诊断的一项有用指标。

4. IL－2RamRNA 的检测

据文献报道,用成人 IL－2RaCDNA 探针连续肾移植患者外周血淋巴细胞 mRNA,结果显示,肾移植患者术前或术后肾功能稳定者,IL－2RamRNA 水平均很低,而术后出现明显排斥反应时,患者血中淋巴细胞中 IL－2RamRNA 水平较术前升高 50 倍。因此可以认为核酸探针技术检测淋巴细胞中 IL－2RamRNA 能否作为肾移植的早期诊断排斥反应的指标尚待验证。

5. 移植物中 IL－2 基因表达的检测

近年来,由于分子生物学的发展,已有可能利用极为敏感的 PCR 技术分析器官移植时细胞因子的表达,在移植实践中发现,IL－2 基因的表达仅限于异源移植物,且发生在排斥早期,因此选测人移植肾组织细胞 IL－2 基因的表达可预测移植排斥反应的发生,在发生排除反应的移植肾中检出大量 IL－2RamRNA 的时间比排斥的临床诊断提早 8 天,尽管这类检测难度较大,但为探针预测排斥反应的发生的指标开辟了新的途径。

(史伟峰　杨海燕)

第九章　泌尿系统疾病的特种检验

第一节　尿蛋白盘状电泳

一、检测原理

蛋白质是两性电解质,酸性环境下电离成正电荷颗粒,在碱性环境下则为负电荷颗粒。同一溶液中各种蛋白质的带电荷各有差异。盘状电泳基本原理是使十二烷基硫酸钠～聚丙烯酰胺凝胶(SDS)与尿中蛋白质进行反应,形成带负电荷的SDS蛋白质复合物,清除原来蛋白质中的电荷差异。电泳时尿中各种蛋白质的组成部分向正极移动。根据各组成部分不同的相对分子质量,电荷距离和相对分子质量的对数反比关系,尿蛋白通过聚丙烯胺的分子筛作用,将各种蛋白质按其相对分子质量的大小顺序分离。

丙烯酰胺与交联剂双丙烯酰胺在催化剂和加速剂作用下具有网络结构凝胶,网络即分子筛,这种分子筛可根据需要调节。它的分辨能力较滤纸和琼脂淀粉高。这种凝胶既有分子筛作用又有电荷载体的作用。

若同时与标准蛋白一起电泳,可以判断尿蛋白的性质和相对分子质量的范围。或选用已知相对分子质量的蛋白质做电泳移动距离的标准,如 IgG(相对分子质量16万)、转铁蛋白(相对分子质量9万)、白蛋白(相对分子质量6.9万)和溶菌酶(相对分子质量1.7万)组成组合标准蛋白对比,观察结果,按相对分子质量大小如表9-1所示。

现已证明按其相对分子质量大小一次分离尿蛋白有助于区别生理性、肾小球性、肾小管性和混合性蛋白尿。盘状电泳较 Sephadex 凝胶过滤、醋酸纤维薄膜电泳和免疫电泳简便而准确。

表 9 - 1　尿蛋白的组成和电泳特征

尿蛋白的组成	相对分子质量（×10³）	尿 蛋 白 特 征
正常类型	（10～1 000）	在白蛋白区带西侧从高分子到低分子都有分布区带白蛋白为重要组成部分
低分子蛋白尿	（10～70）	主要区带在白蛋白及白蛋白以下
中分子蛋白尿	（50～100）	主要区带在白蛋白周围
高分子蛋白尿	（50～1 000）	主要区带在白蛋白及白蛋白以上
混合型蛋白尿	（10～1 000）	低分子加高分子、白蛋白为主要蛋白带

二、临床意义

正常肾脏滤过低相对分子质量蛋白较多，高相对分子质量蛋白较少，而肾小管可能大多数滤过蛋白质重吸收。24 h 尿蛋白一般不超过 150 mg，大小分子蛋白都可以见到，其中白蛋白约占 30%。在肾小球病变时由于肾小球滤过膜通透性增加，过量的蛋白从小球滤过，超过了肾小管最大的重吸收量，故 24 h 尿蛋白明显增多，且主要是较大分子的白蛋白占 70%～78%，而 150 000 以上 70 000 以下的蛋白质很少，可出现转铁蛋白和 IgG 等。在肾小管病变时，肾小球滤膜基本正常。肾小管重吸收功能受损，致使正常通过肾小球滤膜的低分子蛋白质从尿中排出增多。当肾小球和肾小管均有病变时，不论病变始于小球或小管，都能影响整个肾单位，使肾小球的通透性和肾小管的重吸收受到损害，出现混合性蛋白尿。

肾病综合征患者肾小球病变主要是高分子或中分子蛋白尿，部分病例可伴有肾小管脂肪变性、浑浊肿胀等病变。在好转过程中，尿常规蛋白检查转为微量时，如果肾小管功能还没有恢复，这时可出现以肾小管损害为主的低分子蛋白尿。如果患者不伴有肾小管病变，且肾小球损伤已恢复，那么可见到正常类型蛋白尿。盘状电泳有助于各种肾脏病治疗过程中的动态观察。慢性肾衰竭氮质血症者，肾脏病变常表现为多数肾单位萎缩、纤维化。若见正常类型尿蛋白，表明这部分患者残存的肾单位是正常或代偿性肥大，如残余的肾单位是病变继续活动的肾单位，则经常出现异常类型蛋白尿，此时积极治疗可逆转部分肾功能。多发性骨髓瘤患者血液中免疫球蛋白轻链增多，大量从肾小球滤过，超过肾小管重吸收量，从尿中排出。

此种蛋白尿又称溢出性蛋白尿,为小分子蛋白尿,应注意和其他小管间质病变相区别。

(孙　健　杨海燕)

第二节　选择性蛋白尿测定

选择性蛋白尿是指肾小球滤膜对血浆蛋白能否通过具有一定的选择性。相对分子质量较大的蛋白质不易通过,相对分子质量较小的蛋白质较易通过。尿中仅有少量大分子蛋白质排出,这些蛋白尿称为选择性蛋白尿。非选择性蛋白尿是指不论蛋白质相对分子质量大小,以同样的速率滤过,此时尿中有大量大分子蛋白质排出。

一、测定方法

蛋白尿选择性估计,临床上一般有 3 种方法。

1. 选择性指数(SPI)

选择性指数 SPI 即测定 IgG 清除率与转铁蛋白清除率的比值:

$$SPI = \frac{\text{尿 IgG}/\text{血 IgG}}{\text{尿转铁蛋白}/\text{血转铁蛋白}}$$

SPI<0.1 者为选择性蛋白尿,SPI>0.2 者属非选择性蛋白尿。

2. 测定尿中两种大小悬殊的蛋白质

如转铁蛋白与 IgM 或 α_2 巨球蛋白,以其相对清除率对数与相对分子质量对数绘制成斜率 θ 角来表示。通常先代入直线方程,求出直线斜率 K,查三角函数表或计算 θ 角:

$$K = \frac{\lg C_1 - \lg C_2}{\lg X_1 - \lg X_2}$$

式中,C_1 为转铁蛋白清除率;C_2 为 IgM 清除率;X_1 为转铁蛋白相对分子质量;X_2 为 IgM 的相对分子质量;$\theta > 64°$为选择性的;53~64°为一般选择性,<53°为非选择性。

3. 肾小球蛋白比(RGP)

尿蛋白用 SDS－PAGE 分离,并用光密度计对其凝胶标本进行扫描积分,通过凝胶标本中蛋白质定量计算出 RPG(见式 9-1):

$$RPG= \frac{相对分子质量\ 650\,000 \sim 90\,000\ 的蛋白质量（相当于白蛋白至转铁蛋白量）}{相对分子质量 \geqslant 150\,000\ 的蛋白质量（相当于相对分子质量 \geqslant IgG\ 或有蛋白质量）} \qquad (9-1)$$

RGP>7 为选择性好,2～7 为一般选择性,<2 为非选择性。

此外,测定尿中 γ 球蛋白和白蛋白比值,此比值<10％为选择性蛋白尿,>50％为非选择性蛋白尿,此法简便,但不够准确。

二、临床意义

临床研究表明,蛋白尿的选择性好坏和病变的发展有一致性关系。小儿肾病综合征中蛋白尿呈高选择性者,其中约 97％患者为微小病变性肾病。在成人中,高选择性者常提示为微小病变型肾小球病变,偶见于膜性肾小球肾炎、增殖性肾炎或局灶性硬化性肾小球肾炎。凡高选择性者可预测对激素及免疫抑制治疗反应良好,临床见到肾小球轻微病变时呈选择性蛋白尿,当病变发展到增殖型时,则蛋白尿逐渐变为非选择性。

选择性蛋白尿测定的结果可判断肾脏疾病的预后,如当 $\theta > 64°$ 时,尿中仅排出少量的大分子 IgM,间接地反映了肾小球滤过功能好,滤膜孔径较小,病变较轻,预后较好。相反,当 $\theta < 53°$ 时,尿中排出较多的大分子 IgM,也反映了肾小球滤膜功能相当差,滤膜孔径变大,病变较重,治疗结果差。

(刘忠伦　史伟峰)

第三节　纤维蛋白原降解产物测定

许多研究提出凝血过程的变化对原发性肾小球疾病的发生和发展有极为重要的影响,且和病变的严重程度有关。机体发生凝血,即有纤溶存在。动物实验和临床肾活检免疫荧光检查都发现,在肾炎的发生发展中,有纤维蛋白沉积于肾小球基底膜和肾小囊间隙,使新月体肾炎上皮细胞/巨噬细胞增生。纤维蛋白原降解产物(FDP)的测定已广泛地应用于肾脏病的诊断中。

一、FDP 的产生

血液中的纤溶酶是以无活力纤溶酶原形式存在的。只有在血液和组织中存在的纤溶酶的作用下才转变为具有活性的纤溶酶。

纤维蛋白降解和纤维蛋白的降解过程相似。它们首先被纤溶酶水解释放出小分子多肽 A、B、C,留下尚具有凝血作用的片段 X,后者继续被纤溶水解生成片段 Y和片段 D,片段 Y 在纤溶酶作用下最后分解成片段 D 和 E(见图 9-1)。

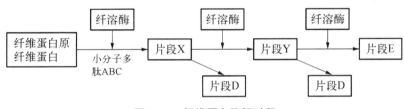

图 9-1 纤维蛋白降解过程

二、测定原理

纤维蛋白降解产物和纤维蛋白原一样具有抗原性,故可用纤维蛋白原免疫动物取得抗血清以检测 FDP,目前使用的是间接血凝抑制法。用纤维蛋白原为抗原致敏红细胞,与免抗人纤维蛋白原血清结合,产生凝集。如果标本中有 FDP,则可与抗血清结合,抑制抗血清与致敏红细胞凝集。通过抑制的程度与已知纤维蛋白液对比,算出样品中含量。正常人血 FDP<10 µg/ml。尿 FDP 应为阴性。

三、临床意义

关于尿中 FDP 来源,一是肾炎过程中纤维蛋白在肾小球沉积,同时继发激活纤溶系统,分解后从尿中排出,即受血凝支配;二是血中的纤维蛋白原经通透性增加了的基底膜滤出,在尿中纤溶系统作用下分解成 FDP。肾小球和肾小管毛细血管内外沉积的纤维蛋白也能被溶解。尿 FDP 阳性,必须除外血液系统病变和凝血病变,如弥散性血管内凝血、肺梗死、血友病、外科手术后深静脉内血栓形成等,方可考虑肾脏病变。

尿 FDP 测定已广泛应用于肾脏病的临床。尿 FDP 阳性意味着肾脏内有凝血和纤溶现象,也提示炎症。原发性肾小球肾病通常为阴性,慢性肾炎阳性率高。肾活检结果表明,FDP 升高的程度与纤维蛋白沉着的数量和病理改变有密切关系。其中病理改变为弥漫性肾小球肾炎或系膜毛细血管性肾炎者,尿 FDP 水平及组织中纤维蛋白沉着的程度均较轻型增殖性肾炎为多,尤以新月体肾炎的 FDP 最高。尿 FDP 含量反映了肾功能的损害程度,在慢性肾炎治疗过程中,临床症状缓解,肾功能恢复,尿 FDP 含量逐渐降低或转阴性。尿 FDP 阳性者表示肾脏病变炎症过程仍在进行病变活动,治疗后持续阳性者预后较差。慢性肾炎进入尿毒症后,随病情恶化,血肌酐和血尿素氮(BUN)增高,尿 FDP 排出增多。尿 FDP 增加是临床抗凝和抗血小板凝聚药物的重要指征。

测定尿 FDP 和尿 FDP 二聚体清除率(CD-d)和尿 IgG 清除率(CIgG)的比值,有助于鉴别肾性和肾外病变。若 CD-d/CIgG<1 提示肾内无纤维蛋白原沉积,如微小病变型肾病。CD-d/CIgG>1 提示肾内有纤维蛋白沉积,如新月体型肾炎、链球菌感染后肾炎、紫癜性肾炎和系膜增殖性肾炎。

目前临床测定纤维蛋白肽 A(FPA)来诊断肾静脉栓塞和肾病综合征高凝状态,被认为是一项有价值的实验指标。FPA 是一小分子多肽相对分子质量约为 2 000,这种多肽存在提示活性纤维蛋白的形成,血浆 FPA 测定已用于诊断栓塞性血管病变并估价抗凝疗效。因其相对分子质量小,易从肾小球滤过,且 FPA 在血浆半衰期仅 3~5 min,所以尿 FPA 较 FPA 可靠和稳定。

(孙前进　杨海燕)

第四节　尿 β_2-微球蛋白测定

尿微球蛋白(β_2-mG)增加主要是反映近端肾小管病变,重吸收障碍。病因较多,主要有:① 中毒性抗损害,如顺铂、镉、金、镍、汞、铜和环孢素 A;② 缺血性肾损害,如休克、肾缺血、急性肾小管坏死、妊娠中毒症、肝肾综合征、重度灼伤和手术创伤等;③ 肾小管病变,如 Fanconis 综合征、肾小管酸中毒伴肾钙化、先天性半乳糖尿症、低钙血症、低钾血症和 Bartter 病;④ 全身性疾病,如糖尿病肾病、类风湿关节炎、干燥综合征、多发性骨髓瘤、巨球蛋白血症和获得性免疫缺陷病；⑤ 其他止痛剂肾病、特发性间质性肾炎、肾盂肾炎、肾移植后、输注赖氨酸、精氨酸和乌氨酸后。

有人发现应用氨基苷抗生素后，在血肌酐增高前 4～6 天可见尿 β_2-mG 增高 2 倍以上。急、慢性肾盂肾炎因肾脏受累尿 β_2-mG 升高，而膀胱炎正常。肾盂肾炎尿 β_2-mG 升高和炎症活动有密切关系，炎症控制后，尿 β_2-mG 可降低、若炎症控制后尿 β_2-mG 升高，则要考虑肾小管功能不全。

尿 β_2-mG 减少意义较小，偶见镰状细胞贫血性肾病。

（刘忠伦）

第五节　血清胱抑素 C 测定

胱抑素 C（Cystatin C）是一种低相对分子质量蛋白质，国外学者报道其血清浓度与肾小球滤过率（GFR）密切相关，可以作为测定肾小球滤过功能的测定指标。

胱抑素 C，以前也被称为 γ-微量蛋白及 γ-后球蛋白，是一种低相对分子质量，碱性非糖化蛋白质，相对分子质量为 13 000，由 120 个氨基酸残基组成，是一种分泌性蛋白质。细胞先合成一个带信号肽的前体蛋白，编码胱抑素 C 的基因位于人类第 20 号染色体，大约为 4.3 000，包含 3 个外显子，基因上游 45～50 核苷酸处为"TATA 盒样"语列（ATAAAA）。胱抑素 C 在所有观察的组织均表达，包括肾、肝、胰、肾、肺及胎盘。

由于胱抑素 C 是一种分泌性蛋白质，故广泛地存在于各种体液中。它确切的生物学活性目前还了解不多，研究发现，胱抑素 C 是半胱氨酸蛋白酶抑制蛋白这一蛋白质大家族的成员之一，可以强烈地抑制某些半胱氨酸蛋白酶，如无花果酶、木瓜酶、组织蛋白酶等。在生理条件下，胱抑素 C 的重要功能是抑制内源性半胱氨酸蛋白酶的活性，C 基因突变可导致遗传性 C 淀粉样血管病，可发生脑动脉血管破裂，这是目前发现直接与胱抑素 C 相关的临床疾病。

一、正常参考值

4～19 岁儿童：(0.75 ± 0.089)mg/L；

20～59 岁男性：$(0.74\pm0.10)mg/L$；

20～59 岁女性：$(0.65\pm0.085)mg/L$；

60 岁以上老年人：$(0.83\pm0.103)mg/L$。

二、临床意义

1. 在肾小球滤过率方面的应用

胱抑素 C 在组织中产生的速度恒定，由于某些相对分子质量小，在生理 pH 环境中带正电荷，因此，能够自由通过肾小球滤过膜，并在近曲小管几乎完全被重吸收和降解，不再回到循环中。同时肾小管也不分泌胱抑素 C。所以，血浆或血清中胱抑素 C 的浓度就由肾小球滤过率来决定，所以胱抑素 C 是反映肾小球滤过率一个非常好的标志物。肾衰竭时，胱抑素 C 在血浆中浓度极高，相当于正常人的 10 倍，尿中浓度也很高。因此，检测血、尿中胱抑素 C 水平可以判断肾脏功能受损情况，有重要的临床价值。

2. 在其他方面应用

由于治疗因素（如移植、肾毒性、化疗）和一些禁用、慎用的药物（在糖尿病中、怀孕期间）的影响，胱抑素 C 可作为一个快速、精确而又简单地测定肾小球滤过率的方法。对于肾透析患者，可作为评价透析疗效的观察指标；对于肾移植患者，胱抑素 C 可以比 Scr 更敏感地发现早期肾小球滤过率降低，更早判断急性移植排斥。

胱抑素 C 的测定在反映肾脏疾病（尤其在肾小球滤过率）方面有诸多的优势，在其他疾病的辅助诊断上，也有重要的参考价值。

（何浩明）

第六节　尿微量蛋白的测定

尿微量蛋白是指用常规定性或定量方法难以检出的一些蛋白质。机体蛋白质不正常地经尿排泄是原发肾脏病变及其他相关疾病引起肾脏病变最重要的病理生理紊乱之一，尿微量白蛋白检测为临床上检测肾脏及某些其他器官的功能状态，提供了可靠的指标。

从理论上讲，血浆蛋白成分和肾或尿路其他部位分泌的蛋白都可在病理乃至生理情况下出现于尿中。因此,尿蛋白成分较为复杂,据来源可分为:① 血浆蛋白,包括白蛋白、IgG、IgA、IgM、轻链(K、λ)、β_2微球蛋白(β_2-mG)、补体C3、α_1-微球蛋白(α_1M)、α_2巨球蛋白(α_2M)、转铁蛋白(TRF)、游离血红蛋白(Hb)、肌红蛋白(Mb)及其他血浆蛋白和酶;② 非血浆蛋白,包括来源于肾脏的Tamm-Horsfall蛋白(THP)、分泌IgA、肾小球基底膜(GBM)抗原和来源于其他器官组织的衍生蛋白质等。

一、正常参考值

正常参考值为:(7.64 ± 6.55)mg/L(ELISA法)5~25 mg/L 免疫比浊法。

二、尿微量白蛋白测定的临床应用

1. 肾小球蛋白尿

肾小球蛋白尿是由于肾小球基底膜(GBM)滤过屏障损伤或缺陷所致,分子是以中、高相对分子质量蛋白质(60 000~500 000)为主,组成成分为白蛋白和球蛋白,如Alb、IgG、IgA、IgM、α_2M、TRF、C_3等。这些蛋白质成分的质与量常与肾小球滤膜的损伤程度有关。原发性肾小球疾病,尿白蛋白可增高,若Alb持续增高,而IgG、IgA、IgM正常,常提示肾小球病变轻微。而Alb、IgG、IgA都升高,则提示肾小球病变伴小管受累。尿IgA升高是强烈提示小管,间质病变的指标,并提示病变向慢性过渡,IgM升高可反映肾小球损害的严重性。检测尿Alb可监控肾移植急性排斥反应,其敏感性为100%,但特异性仅25%。增高是因为肾血管性排斥。此外,一些系统性疾病,如SLE、糖尿病、乙型肝炎、多发性骨髓瘤患者,也会出现尿微量白蛋白的升高。

2. 肾小管性蛋白尿

肾小管性蛋白尿是由于正常滤过的低相对分子质量蛋白质重吸收障碍所致,其成分为激素、酶、轻链、肽酶等,临床上主要应用的有:β_2-mG、α_1M、RBP等。目前,临床上应用测定尿液中Alb和β_2-mG比值用来鉴别肾小球和肾小管性肾损害,若尿Alb/β_2-mG<40,提示肾小管疾病;若尿Alb/β_2-mG<1 000,高度提示原发性肾小球疾病。另外,如妊高征孕妇,尿中β_2-mG可明显升高;乙型肝炎性肾病,尿中Alb含量也可升高。近年来报告,各种恶性肿瘤也可引起Alb水平及β_2-

mG 水平增高。

3. 糖尿病肾病

糖尿病患者早期难以发现尿蛋白的阳性结果,若用微量蛋白检测,即可发现阳性结果。据报道,若白蛋白分泌率>30 $\mu g/min$ 者,表明已发生了糖尿病肾病,应进行干预治疗;10~30 $\mu g/min$ 者,每隔 3~6 个月重测 1 次;<12 $\mu g/min$ 者,应每年复查 1 次,极早发现肾病性损害,极早治疗。

4. 高血压肾病

经近年来的研究表明,对原发性高血压病患者定期进行尿微量白蛋白测定,有利于极早地发现高血压肾病,对患者进行及时的跟踪治疗是十分有益的。

5. 与衰老的关系

尿微量白蛋白随年龄增加而升高,据调查,60~70 岁人阳性率达 20%,低于 60 岁人仅 2%,老年人糖尿病和高血压的发病率高,这意味着老年人多伴有血管损伤。若没有疾病的老年人有微量白蛋白升高时,提示今后有较高的心血管疾病的发病率和病死率。

6. 与其他疾病的关系

其他疾病如外伤、烧伤、急性胰腺炎大手术后均有升高,另外也有报告肾外恶性肿瘤(包括肺、肠道、乳腺等)的含量也有显著升高,且与患者的生存时间密切相关。亦有研究指出,微量白蛋白与梗阻性呼吸道疾病的功能有关。其临床价值尚待探讨。

(杨海燕)

第七节　视黄醇结合蛋白测定

视黄醇结合蛋白(RBP)血浆中特异结合维生素 A(视黄醇)的结合蛋白,在维生素 A 的代谢中起重要作用。RBP 由肝脏合成,与视黄醇结合后以全 RBP(holo - RBP)形式分泌。RBP 在血液中很大部分与前白蛋白结合形成蛋白-蛋白复合体,从而使这些低相对分子质量的 holo - RBP 向目的脏器供给视黄醇后变成腹视黄醇 RBP(apo - RBP),之后与前白蛋白的亲和性降低而解离,又称为游离 RBP,约占 RBP 的 10%,apo - RBP 相对分子质量小,可通过肾小球滤过。原尿中的 RBP,在肾小管几乎全部重吸收降解,重吸收率高达 99.98%。

尿液中的 RBP 绝大部分为 apo - RBP，但亦有少量 holo - RBP，这对临床检验和实践具有十分重要的临床价值。

一、正常参考值

血清：(47.2 ± 9.6)mg/L（放免法）；

尿液：(0.12 ± 0.07)mg/L（ELISA 法）。

二、临床意义

1. 血清 RBP 降低

RBP 由肝脏合成，在肝脏小胞体内与视黄醇结合后，经肝脏的高尔基装置分泌。如维生素 A 缺乏，则高尔基分泌障碍，引起血浆 RBP 浓度下降，但此时肝组织内 RBP 含量增加。在肝胆疾患时，如果肝脏合成蛋白质功能减退，RBP 的合成也会减少，此时，血浆 RBP 浓度可降低。

2. 血清 RBP 水平升高

各类肾脏疾病凡引起肾小球滤过率降低时，由于肾小球 apo - RBP 滤过率降低，所以引起血中 RBP 浓度的升高。这种升高以 apo - RBP 增加为主，此时如同时测定视黄醇和 RBP 组成时，视黄醇/RBP 的摩尔比>0.9；肾功能不全时，则此摩尔比<0.9。

3. 尿液 RBP 浓度升高的意义

RBP 作为一种低相对分子质量蛋白，其 apo - RBP 可通过肾小球滤过，正常情况下，几乎全部被肾小管重吸收降解，尿中 RBP 浓度很低，各种能引起肾小管重吸收功能障碍的疾患，如重金属中毒、抗生素肾毒性等，均有尿中 RBP 浓度的明显增加。

各种原因引起的肾小球损伤，原尿中的蛋白浓度明显增加，超过了肾小管的重吸收能力，终尿中包括 RBP 在内的各类蛋白质，尤其是中、低相对分子质量蛋白质浓度可明显增加。此外，在一些溢出性蛋白尿，如本周蛋白尿，尿 β_2 - mG 蛋白尿增多时，原尿中本周蛋白或 β_2 - mG 和 RBP 竞争性重吸收，可以致尿中 RBP 排出量增多。因此，尿液 RBP 测定是评价肾脏疾病的一个良好指标。

（杨海燕）

第八节　α₁-微球蛋白测定

α₁-微球蛋白(α₁-m)又称蛋白 HC,是相对分子质量较小的糖蛋白。由于该蛋白的产生较恒定,容易通过肾小球滤过,滤过的大部分可被肾小管重吸收降解,且其测定较少受到尿液 pH 变动的影响,因此在肾脏诊断方面被认为有重要的临床价值。

α₁-m 是一种相对分子质量约为 3 000 的糖蛋白,含糖量为 20%,等电点 pH4.5~5.0,为一种疏水配体结合蛋白。α₁-m 由肝脏产生,与内 α 胰蛋白酶抑制剂的 L 链 HI30 同一遗传密码,合成双联蛋白后在细胞内被切断分泌,其基因位点在第 9 号染色体(9 g 32~34)。血液中的 α₁-m 以两种形式存在,即游离型与 IgA 结合型。游离型可以通过肾小球滤过,绝大部分在肾小管重吸收降解,故尿中的 α₁-m 主要是游离型。与 IgA 结合型能抑制白细胞游走和抑制淋巴细胞的反应性。

一、正常参考值

血清:(18.4±2.8)mg/L(RIA 法);
尿液:(5.86±4.32)mg/L(RIA 法)。

二、临床意义

1. 血清 α₁-m 浓度变化的意义

游离型 α₁-m 经肾小球滤过,在肾小管内降解,当各类肾脏疾病引起肾小球滤过率降低时,血清 α₁-m 水平可升高。此时,α₁-m 浓度与血清肌酐、尿素和 β₂-mG 等呈显著正相关。

IgA 型多发性骨髓瘤时,血清中与 IgA 结合型浓度增加,此时血清 α₁-m 浓度增加。当肝脏有病变时,血清 α₁-m 浓度降低,有一部分肝癌,血清 α₁-m 升高,这是肝脏产生的糖蛋白的共有现象。

2. 尿液 α₁-m 测定的意义

α₁-m 作为一种低相对分子质量蛋白质的一种,与 β₂-mG、RBP 一样,在肾小管损伤时的低相对分子质量蛋白尿、肾小球损伤时的低相对分子质量蛋白尿（肾小球性蛋白尿）及混合性蛋白尿时，均有尿中 α_1-m 排出量的明显增多，因而尿液 α_1-m 排泄量的测定对各类肾功能损伤均有早期诊断的意义。

尿液 α_1-m 浓度测定有助于上、下尿路感染，肾性与肾后性血尿、蛋白尿的鉴别。在上尿路感染、肾性蛋白尿和血尿时，尿液 α_1-m 浓度明显增加。反之，下尿路感染、肾后性血尿及蛋白尿时，尿中 α_1-m 常无明显增加。

α_1-m 产生量较恒定，较少受到肾外因素的影响，被认为是具特异的肾功能损伤的试验，为临床提供了一个较好的方法。

（杨海燕）

第九节　尿中Ⅳ型胶原测定

肾小球基底膜中含量最多的糖蛋白是胶原，它是基底膜构造中的核。Ⅳ型胶原与板层素硫酸乙酰酐素蛋白多糖等构成了肾小球基底膜基质的主要成分，也在肾小球膜细胞小球毛细血管上皮及肾囊中发现。它们的产生异常与肾小球肾炎及糖尿病肾病等时的肾小球硬化密切相关。

临床上，在未出现微量白蛋白尿的糖尿病肾病早期，从免疫组化就发现肾小球基底膜肥厚。肾小球膜基质增生、扩大等组织学的变化，从而认识到有Ⅳ型胶原的蓄积，血清Ⅳ型胶原浓度在肝纤维化和糖尿病合并肾病、视网膜、神经系统疾病中均呈现高值。准确地测定尿液中Ⅳ型胶原浓度以评价肾脏胶原代谢，有极重要的临床价值。

一、正常参考值

尿液：$(0.41\pm0.19)\mu g/mmol \cdot C\gamma$（EIA 法）。

二、临床意义

1. 作为糖尿病肾病的早期诊断指标

有文献报道对尿液总蛋白正常的糖尿病患者做尿液Ⅳ型胶原排出量进行了研

究,有近 50%患者有微量白蛋白尿,尿中 Ⅳ 胶原水平在微量蛋白尿组明显高于尿白蛋白正常组。正常白蛋白组有近一半患者中尿中 Ⅳ 胶原排出量升高,而尿蛋白正常的患者中,一年后复查,也有近一半患者出现微量白蛋白尿。因此,可以认为连续监测尿中 Ⅳ 胶原对判断糖尿病早期肾损伤是一个有用的指标。

2. 利用尿中 Ⅳ 胶原与白蛋白的比值做鉴别诊断

一些研究证实,糖尿病肾病时,尿中 Ⅳ 胶原与尿白蛋白水平良好相关。在慢性肾炎时,尿中 Ⅳ 胶原水平会明显升高。研究进一步证实,糖尿病肾病时,尿中 Ⅳ 胶原/Alb 比值明显高于非糖尿病肾病患者,对了两者鉴别诊断有一定意义。

(孙前进　史伟峰)

第十章 泌尿系统疾病的
影像学检查

第一节　X 线 检 查

一、传统 X 线检查

虽然肾脏影响检查方法很多,但静脉尿路造影(IVU)由于能正确显示肾脏的解剖和病变,仍为泌尿放射诊断的柱石。在先进的影像诊断时代,IVU 指征有明显改变,但仍如过去一样,凡有严重危及生命的造影剂反应,充血性心力衰竭,怀孕和严重的氮质血症者仍属于慎用者,必要时可采用其他替代的影像学检查方法。

1. 尿路平片

尿路平片是肾脏 X 线检查的主要方法,也是尿路各种 X 线造影之前必不可少的重要步骤之一,应该强调指出,没有阅读腹部平片做出的关于肾脏各种 X 线造影的诊断,常可导致错误的结论。

2. 静脉尿路造影

静脉尿路造影或称静脉肾盂造影或排泄性尿路造影,如技术满意可清晰显示两侧肾实质和储集系统,包括肾盏、肾盂、输尿管和膀胱。

静脉尿路造影广泛应用于评估各种肾脏病变,包括血尿、创伤、先天性畸形、新生物、梗阻、感染及外科手术后并发症。

3. 用静脉尿路造影做肾功试验

该法可采用快速静脉尿路造影和尿素血清试验,如肾动脉狭窄。

4. 滴注法肾盂造影

目前尿路造影剂的给予方式多采用团注静脉注射,该法用以产生肾实质的不透线化和肾盂、肾盏的充盈,必要时同时做肾体层摄影。

5. 肾体层摄影

常规线体层摄影即可满足要求的肾体层摄影。X线摆动 40°～50°常规体层摄影提供层厚 1～2 mm 的薄切层，摆动弧度 20°～30°可得较厚层面。

6. 递形肾盂造影

进行肾盂造影系经膀胱将输尿管注入造影剂，使肾盂、肾盏、输尿管显影。本方法的主要缺点是具有创伤性，可诱发痉挛及肾绞痛。

7. 穿刺肾盂造影

为经皮将穿刺针直接刺入肾盂内，注入造影剂显示肾盂、肾盏的方法。

8. 导管法肾动脉造影

肾动脉病变，为形成继发性和可能治疗高血压原因之一，肾动脉造影对评估肾动脉狭窄起重要作用。

9. 选择性肾动脉造影

该法对肾动脉狭窄、肾动脉硬化、肾动脉栓塞及肾占位性病变的进一步定性等均有重要的临床价值。

二、水溶性含碘造影剂

肾脏 X 线检查，包括肾脏计算机机体层摄影，两者均正常使用水溶性含碘造影剂，其目的为减少毒副作用，提高安全性和效应，但实际上造影剂的不良反应，包括肾中毒性影响等并未能完全清除，因而必须引起足够重视并提出相应的防治措施。

1. 新造影剂

目前使用的造影剂多为三碘苯环的衍生物。造影剂可分为离子型或非离子型，单体或双聚体。离子型者，在水溶液中可解离成阴离子及阳离子。非离子型者，亲水性（水溶性）也很高，不离解于水中。单体造影剂指一分子造影剂中含有一个三碘化苯环。双聚体则一分子造影剂中含有两个、三个碘化环。

2. 效应及安全性

任何一种造影剂必须满足两个基本条件：首先必须有效和必须安全。虽然没有一种有效的造影剂安全没有危险性，但对造影剂而言，安全性特别重要，因此造影剂是一种药物，虽对诊断疾病有价值，但对患者并不提供直接的治疗效果。

3. 不良反应

主要症状包括出现荨麻疹，喉头水肿或支气管痉挛，非特异性反应如恶心、呕吐、酸中毒及心律不齐等,可能是由于直接化学毒性影响或高渗透性所致。

4. 造影剂后肾病

造影剂为第 3 个最常导致医源性肾衰竭的原因,仅次于低灌注状态及外科手术后,血管内注射造影剂对肾脏常可导致急性肾衰竭。

5. 造影剂使某些疾病恶化

静脉注射造影剂能使某些疾病恶化。给嗜铬细胞瘤患者做肾上腺动脉造影,肾上腺静脉造影及增强 CT 扫描,注射造影剂后可导致高血压危象。应首先给予 α-阻断剂或血管舒张剂(酚苄明)预防。

三、数字减影血管造影

数字减影血管造影的图像系高对比分辨率的影像增强系统作为 X 线接收器,数字化后,数据经计算机处理后形成,其结果是在动脉内造影剂浓度很低时可获得符合诊断要求的动脉图像。

(一)数字减影血管造影种类

1. 静脉数字减影血管造影(IVDSA)

IVDSA 所具有的优势使这种方法得以推广。IVDSA 减少了传统动脉造影的危险性,不适感减少,常可在 30~45 min 内即定成。可直接显示形成高血压的血管病变。

2. 动脉数字减影血管造影(IADSA)

IADSA 比 IVDSA 和传统血管造影两者都优越,IADSA 可提高对比密度,可观察实质内血管结构。由于缩短了造影时间,因而减少了需要患者维持较长体位不动的时间。IADSA 可较快观察图像 IADSA 为患者做动脉造影的首选方法。

(二)临床应用

1. 肾血管疾病

5%~10%高血压系因肾动脉狭窄所致。IVDSA 对识别肾动脉及其狭窄有较高的准确性。

2. 肾肿瘤

肾肿瘤 IVDSA 检查可帮助正确识别下腔静脉的通畅性、肾动脉数目、肾静脉闭塞及肿瘤定位。

3. 肾移植术

肾移植接受者,即使成功的移植也约有 25% 发生肾动脉狭窄、慢性肾排斥术中移植的缺血性损害、输尿管梗阻等。DSA 可用于评估这些变化及其血动力学意义。

四、肾脏的 CT 及螺旋 CT 检查

计算机体层摄影是利用 X 线对检查部位进行扫描,透过人体的 X 线强度用以检测器测量,经信号转换装置和计算机处理,构成检查部位的图像,CT 对诊断肾脏病变可提供有价值的信息,是泌尿影像诊断的重要手段之一。

1. 多期肾 CT 扫描

在螺旋造影剂增强 CT 扫描,肾脏增强模式可明显分为 3 期:即皮髓质期,肾图期,排泄期。多期肾螺旋 CT 扫描进一步地提高诊断的质量。

2. 螺旋 CT 血管造影

螺旋 CT 血管造影可满意获得肾动脉狭窄的诊断。

3. 肾脏疾病

(1)先天畸形:肾先天异常,包括肾缺如、肾异位或融合肾等均可显示。

(2)肾囊肿:良性单纯肾囊肿为一常见的肾脏疾病。当病变符合 CT 诊断良性囊肿标准时,诊断可非常确切,近似 100%。

(3)血管平滑肌瘤:肾肿瘤经 CT 检查发现其中含有脂肪成分者示血管平滑肌瘤。

(4)淋巴瘤:淋巴瘤的 CT 改变示为与密度相似的软组织肿块。

(5)癌肿:在肾脏、肾腺癌为常见实质性肿块,标准 CT 诊断肾脏癌的正确性＞90%,CT 为肾癌分期最好的方法,可显示肿大的肾周淋巴结,主动脉旁,下腔静脉旁或膈肌角后的淋巴结。

(6)肾脏感染:急性肾盂肾炎 CT 检查可显示肾轻度增大,轻度水肿并有肾功能损害。

五、肾脏的 MRI

MRI 的优点在于可显示 3 个位置图像,冠状位、矢状位和轴位,可清晰显示血

管结构。对肾脏的先天性畸形、肾囊性疾病、血管平滑肌脂肪瘤、肾炎性疾病等疾病均有重要的诊断价值。

（何浩明）

第二节　肾脏的超声检查

肾脏由于它本身的解剖结构,形成了很好的声学界面,构成肾脏固定的超声形态,成为超声显示较好的脏器之一,它不仅能显示肾脏的位置、大小、形态和内部结构,还能观察肾脏及其周围的各种病变。尤其是超声检查无痛苦,无创伤,不受肾功能的影响,迅速可复性强,是一个比较理想的检查方法。超声检查对肾下垂、肾先天性异常、重肾。马蹄肾、肾发育不良、多囊肾、肾积水、肾结石、肾肿瘤等均有重要的诊断价值。

第三节　肾脏核素检查

自 20 世纪 50 年代初国外学者 Oeser 等在柏林首次用放射性示踪剂测定肾功能以来,肾脏核医学不断地发展和完善。特别是 60 年代以来,应用放射性示踪法定量测定人体许多生理量,检测血流中一些有形成分和生存率,以及某些物质在机体或组织器官内的代谢状况,如摄取、分泌和排泄等,从而使肾脏核医学有更大的进展,其临床应用日趋广泛。

放射性核素检查法对于肾脏疾病的临床诊断价值十分重要,主要用于测定两肾各自的功能状态,总有效肾血浆流量,肾小球滤过率,膀胱输尿管反流与膀胱残余尿量;应用核素肾显像技术能综合反映肾脏血供、功能与形态的情况以及尿流过程的异常表现;此外,核诊断技术在移植肾术后的监护中有一定的应用价值,放射性微球灌注法判断移植前冷造肾的活力也取得了新的进展;应用体外放射分析法测定某些激素类的生理活性物质,如肾素-血管紧张素-醛固酮系统的活性,有助于肾源性高血压患者的诊治。

肾脏核素检查具有方法简便,使用安全,易于随访观察等优点,各种检查方法受肾功能状态的限制性影响较小。但是,有些方法存在着敏感性和特异性的问题,来自检测仪器、放射性药物、操作技术、数据处理等方面的因素，可直接影响方法和标准化和质量控制。因此，分析各种结果需要密切结合临床。近年来，随着新的放射性药物的出现和计算机技术的发展，γ相机、单光子发射型计算机断层仪（SPECT）及正电子断层仪（PET）相继问世，有关泌尿系的诊断方法也日趋增多，对病变检出和定位。定量诊断都有了很大的发展和提高，成为临床受欢迎的检测项目。

目前肾脏核素检查有肾动脉灌注及肾动态显像，肾静态显像，介入试验，肾小球滤过率测定，肾有效血浆流量测定，放射性肾图，血浆肾素活性的放射免疫分析法等。

（刘　成　刘　多）

第十一章　肾穿刺活组织检查

肾脏活组织检查在临床上应用已有近 80 年的历史。1923 年,Gwyn 首先给一名肾病综合征的患者做了直视下肾活检。1944 年,Alwall 对肾脏病患者做了经皮肾穿刺。在我国,1958 年,赵魁丹、周惠英等即已报道。随着电子显微镜的应用和免疫病理学的发展,目前肾活检在肾脏病诊断、治疗、病情演变的随访以及发病机制的研究等方面已成为不可缺少的一项措施。

第一节　肾活检方法概述

肾脏活组织检查方法有以下这些:

(1) 开放肾活检外科手术暴露肾脏下极,直视取材并止血。取材方法有:① 刀切取材;② 针吸取材;③ 活检钳取材。开放肾活检取材成功率高,止血效果好,可针对病灶多部位取材。但仍可发生肉眼血尿、肾周血肿、伤口感染及动静脉瘘等。一般认为只有在必需肾活检,而经皮肾活检失败或有禁忌证的情况下,才考虑采取开放肾活检的方法。

(2) 经皮肾活检肾穿针经背部皮肤刺入肾下极取材,是目前国内外最普及的肾活检方法。

(3) 经静脉肾活检:1990 年,Mal 等介绍这一新方法。局麻后将静脉导管插入右肾静脉,楔入肾下极,经导管放入经静脉肾穿针直达肾下极。穿刺时一方面推进肾穿针刺入肾脏,另一方面用注射器负压吸引肾组织。该方法的优点是损伤肾组织没有血液外流,但要避免穿透肾组织,适应证与开放肾活检相同。

(4) 经腹腔镜肾活检在必须肾活检,但经皮肾穿刺失败或有禁忌证的情况下,也可以改用经腹腔镜肾活检。具体方法是:腹腔镜经腹膜后进入肾脏附近,钝性分离暴露肾下极,然后钳取肾组织及局部止血。Gimenez 等对 32 例蛋白尿和(或)

肾功能不全的或者做了经腹腔镜肾活检,其适应证包括:经皮肾活检失败(3例)、过度肥胖(14例)、独肾(5例)、慢性抗凝(凝血功能障碍)(6例)、宗教原因拒抗可能输血(2例)、双侧肾脏多发性囊肿及异常体型(各1例)。手术全部成功,所取肾组织量达到肾脏病理检查要求,估计失血量为25.9 ml,手术操作时间为0.8~3.0 h(平均1.5 h),术后平均住院时间为1.7天。1例患者的脾脏组织被误切,但未发生不良后果。1例患者手术后肾周出血量达300 ml,未作特殊处理,自行缓解。

(何浩明)

第二节　肾活检的临床意义

有关肾活检的临床意义,已经越来越被人们所认识,概括起来有下列几方面。

(1)病因诊断一些肾脏病理改变对于肾脏病因诊断具有特异性价值。例如,移植肾脏功能及尿检异常,既可能是排斥反应,也可能是环孢素肾脏毒性作用,还有可能是原发肾脏疾病的复发,要正确做出诊断及时妥当处理,必须做肾活检。

(2)发病原理诊断对肾脏活组织进行电镜及免疫学检查,可以显示有无免疫球蛋白、补体、纤维蛋白、脂质成分等的沉积,以及肾脏固有细胞的增殖、炎症细胞的浸润程度等。根据这些改变的性质、程度及部位可以对肾脏疾病的发生原理做出某些判断。例如,肾小球基底膜外侧有大量免疫复合物呈线样沉积,是抗肾小球基底膜抗体沉积的特异性表现。

(3)根据肾脏病理类型制订治疗方案不同病理类型的肾脏病对激素及免疫抑制剂治疗的反应性是不一致的,肾活检有助于及时选择合理的治疗方案,对判断预后也有极其重要的作用。例如,对于临床表现为急性肾炎综合征的患者,如及时做肾脏穿刺活组织检查,病理诊断为细胞型新月体性肾炎,这有助于临床医师及时选择激素与免疫抑制剂冲击治疗和(或)血浆置换疗法,挽救患者的生命。

(4)了解肾脏疾病的活动性肾脏病理检查可以直接显示肾脏病变的活动性。如细胞增生浸润或渗出常表示病变有明显活动,而纤维化及玻璃样变则为慢性病变及永久性损害。另外诸如血栓形成、新月体内纤维母细胞的多寡等,均可帮助推测病变的活动度,并可提示疾病的发展倾向和预后。

(5)了解临床表现与肾脏病理改变之间的关系有些病理临床表现数年不变,肾功能亦稳定,肾脏病理也无显著变化;但另一些患者在相同情况下,肾脏活检却显示病变有缓慢进展;甚至有的患者临床上蛋白尿好转,而肾脏组织损害在加重。肾活检可更好地帮助判断疾病进展真实情况。

(6)了解肾脏损害进展的严重程度 同一种肾脏病理改变,在疾病的不同阶段,其肾脏损害的程度不同,对临床相同治疗方法的敏感性及其预后也不相同。例如,急进性肾炎时新月体量和质的变化,直接影响临床治疗的反应性;在疾病的初期,新月体形成的数量相对较少,新月体的质以细胞性新月体占优势,这时给予大剂量的肾上腺糖皮质激素或细胞毒性药物冲击治疗,配以血浆置换疗法等疗效均较显著;但是,一旦病程进入晚期,不仅新月体的数量较多,同时其性质也以纤维性新月体为主,这时对各种治疗方案的反应均较差。

(7)了解肾脏病理类型的转化 肾脏病理形态不是一成不变的,有时可从一种病理形态转变为另一种病理类型。了解肾脏病理类型的转化对于指导治疗及判断预后也很有意义。例如,急性链球菌感染后肾小球肾炎典型的病理改变时弥漫性毛细血管内增生性肾小球肾炎,但在病程中某些患者可以转变为系膜增生性肾炎,这意味着肾炎的慢性化。又例如,早期局灶性节段性肾小球硬化,肾脏病理改变轻微,经过一定时期后才出现典型的肾小球硬化性改变。

(刘 成 刘 多)

第十二章　泌尿系统疾病的检验诊断与临床

第一节　急性肾小球肾炎

一、概述

急性肾小球肾炎,简称急性肾炎,是以急性肾炎综合征为主要临床表现的一组疾病,其特点为急性起病,患者出现血尿、蛋白尿、水肿和高血压,并可伴有一过性氮质血症。多见于链球菌感染后,而其他细菌、病毒及寄生虫感染亦可引起。

二、病因

本病常因 β 溶血性链球菌致肾炎菌株(常见为 A 组 12 型等)感染所致。常见于上呼吸道感染(多为扁桃体炎)、猩红热、皮肤感染(多为脓疱疮)等链球菌感染后。感染的严重程度与急性肾炎的发生和病变的轻重并不完全一致。本病主要是有感染所诱发的免疫反应引起,链球菌的致病抗原从前认为是胞壁上的 M 蛋白,而现在多认为胞质成分(内链素)或分泌蛋白(外毒素 B 及其酶原前体)可能为主要致病抗原,导致免疫反应后可通过循环免疫复合物沉积于肾小球致病,或种植于肾小球的抗原与循环中的特异抗体相结合形成原位免疫复合物而致病。自身免疫反应也可能参与了发病机制。肾小球内的免疫复合物激活补体,导致肾小球内皮及系膜细胞增生,并可吸引中性粒细胞及单核细胞浸润,导致肾脏病变。

三、临床表现

临床表现可从无症状性血尿(大约 50%)和轻度蛋白尿至典型的急性肾炎综

合征表现,出现肉眼和镜下血尿、蛋白尿、少尿、水肿、高血压和肾功能不全。前驱期表现急性化脓性扁桃体炎、咽炎、淋巴结炎、猩红热、脓疱疮、疖肿等。前驱感染至急性肾炎之间存在潜伏期。呼吸道感染引起的潜伏期约 10 天(1～3 周),短的可为 1 周,也可长达 3～4 周。一般说来,咽部链球菌感染引起的急性肾炎潜伏期较皮肤感染后短,皮肤感染引起者平均 20 天(2～4 周),急性感染症状较轻或消退后才出现肾炎症状。

典型病例的临床表现:前驱链球菌感染后,经 1～3 周潜伏期后,急性起病,表现为水肿、血尿、高血压及不同程度的肾功能损害。

1. 尿异常

几乎全部患者均有肾小球源性血尿,约 30% 患者可见肉眼血尿,常为起病首发症状和患者就诊原因,可伴有轻、中度蛋白尿,少数患者(<20% 患者)可呈肾病综合征范围的大量蛋白尿。尿沉渣除红细胞外,早期尚可见白细胞和上皮细胞稍增多,并可有颗粒管型和红细胞管型等。

2. 水肿

80% 以上患者均有水肿,常为起病的初发表现,典型表现为晨起眼睑水肿或伴有下肢轻度可凹性水肿,少数严重者可波及全身。

3. 高血压

约 80% 患者出现一过性轻度、中度高血压,常与其钠水潴留有关,利尿后血压可逐渐恢复正常。少数患者可出现严重高血压,甚至高血压脑病。

4. 肾功能异常

患者起病早期可因肾小球滤过率下降,钠水潴留而尿量减少(常在 400～700 ml/d),少数患者甚至少尿(<400 ml/d)。肾功能可一过性受损,表现为轻度氮质血症。多于 1～2 周后尿量渐增,肾功能于利尿后数日可逐渐恢复正常。仅有少数患者可表现为急性肾衰竭。易与急进性肾炎相混淆。

5. 充血性心力衰竭

常发生在急性肾炎综合征期,水钠严重潴留和高血压为重要的诱发因素,患者可有颈静脉怒张,奔马律和肺水肿症状,常需紧急处理,老年患者发生率较高(可达40%),儿童患者少见。

6. 免疫学检查异常

起病初期血清 C3 及总补体下降,8 周内渐渐恢复正常,对诊断本病意义很大。患者血清抗链球菌溶血素"O"滴度可升高,提示近期内曾有过链球菌感染。另外,部分患者起病早期循环免疫复合物及血清冷球蛋白可呈阳性。

四、检验诊断

1. 蛋白尿

① 正常人尿蛋白定性试验：阴性。② 尿蛋白定量试验：＜100 mg/L（＜150 mg/24 h）。

2. 尿沉渣镜检

取新鲜尿液约 10 ml 于离心管内，以 1 500 r/min 离心 5 min，倒去上清液，约剩 0.2 ml 沉渣，轻轻混匀离心管，倾于玻片上覆以盖玻片后镜检，先用低倍镜（10X）观察尿沉渣有形成分的全貌及管型，然后用高倍镜（40X）观察尿沉渣有形成分的细胞和其他成分。

正常值：正常人尿沉渣检红细胞 0～3 个/HPF。若平均＞3 个/HPF，称镜下血尿。多形性红细胞＞80％时，称肾小球源性血尿（多形型）；多形性红细胞＜50％时，称非肾小球源性血尿（均一型）。正常人尿沉渣镜检白细胞不超过 5 个/HPF，正常尿液中见少量移行上皮细胞和复层鳞状上皮细胞。

3. 血沉

有魏氏法、动态血沉分析法等。

正常值（魏氏法）：小于 50 岁，男性 0～15 mm/h，女性 0～20 mm/h；大于 50 岁而小于 85 岁：男性 0～20 mm/h，女性 0～42 mm/h；儿童：0～10 mm/h。

4. 抗链球菌溶血素"O"试验

有胶乳凝集法（LAT），速率散射比浊法。正常值：LAT 法 0～250 U/ml，速率散射比浊法 0～125 U/ml。

5. 血清补体 C3 及总补体测定

血清补体 C3 及总补体分别用速率散射比浊法及总补体溶血活性（CH50）法。

正常值：速率散射比浊法检测血清补体 C3 为 0.83～1.77 g/L，溶血性检测总补体为 50～100 U/ml。

6. 尿微量清蛋白测定

放射免疫测定或免疫散射比浊。

正常值：晨尿 0.5～9.2 mg/L。

7. 尿转铁蛋白测定

放射免疫法或免疫散射比浊法。

正常值<2.0 mg/L。

五、诊断与鉴别诊断

1. 诊断

于链球菌感染后 1～3 周发生血尿、蛋白尿、水肿和高血压,甚至少尿及氮质血症等急性肾炎综合征表现,伴血清 C3 下降,病情于发病 8 周内逐渐减轻到完全恢复正常者,即可临床诊断为急性肾炎。若肾小球滤过率进行性下降或病情于 2 个月尚未完全好转者,应及时做肾活检,以明确诊断。

2. 鉴别诊断

1) 以急性肾炎综合征起病的肾小球疾病

(1) 其他病原体感染后的急性肾炎:许多细菌及寄生虫感染均可引起急性肾炎。目前较常见于多种病毒(如水痘-带状疱疹病毒、EB 病毒、流感病毒等)感染极期或感染后 3～5 天发病,病毒感染后急性肾炎多数临床表现较轻,常不伴血清补体降低,少有水肿和高血压,肾功能一般正常,临床过程自限。

(2) 系膜毛细血管性肾小球肾炎:临床上除表现急性肾炎综合征外,经常伴肾病综合征,病变持续无自愈倾向。50%～70%患者有持续性低补体血症,8 周内不恢复。

(3) 系膜增生性肾小球肾炎(IgA 肾病及非 IgA 系膜增生性肾小球肾炎):部分患者有前驱感染可呈现急性肾炎综合征,患者血清 C3 一般正常,病情无自愈倾向。IgA 肾病患者疾病潜伏期短,可在感染后数小时至数日内出现肉眼血尿,血尿可反复发作,部分患者血清 IgA 升高。

2) 急进性肾小球肾炎

起病过程与急性肾炎相似,但除急性肾炎综合征外,多早期出现少尿、无尿。肾功能急剧恶化为特征。重症急性肾炎呈现急性肾衰竭者与该病相鉴别困难时,应及时做肾活检以明确诊断。

3) 系统性疾病肾脏受累

系统性红斑狼疮肾炎及过敏性紫癜肾炎等均可呈现急性肾炎综合征;此外,细菌性心内膜炎肾损害、原发性冷球蛋白血症、血管炎肾损害等也可表现为低补体血症和急性肾炎综合征,可根据其他系统受累的、典型的临床表现和实验室检查,可资鉴别。

当临床诊断困难时,急性肾炎综合征患者需考虑进行肾活检以明确诊断。肾活检的指征为:① 少尿1周以上或进行性尿量减少伴肾功能恶化者;② 病程超过2个月而无好转趋势者;③ 急性肾炎综合征伴肾病综合征者。

(刘　成　何浩明)

第二节　急进性肾小球肾炎

一、概述

急进性肾小球肾炎是以急性肾炎综合征,肾功能急剧变化,多在早期出现少尿性急性肾衰竭为临床特征,病理类型为新月体性肾小球肾炎的一组疾病。

二、病因

它是由多种原因所致的一组疾病,包括:① 原发性急进性肾小球肾炎。② 继发于全身性疾病(如系统性红斑狼疮肾炎)的急进性肾小球肾炎。③ 在原发性肾小球病(如系膜毛细血管性肾小球肾炎)的基础上形成新月体,即病理类型转化而来的新月体肾小球肾炎。

急进性肾小球肾炎根据免疫病理可3种类型:① Ⅰ型又称抗肾小球基底膜型肾小球肾炎,由于抗肾小球基底膜抗体与肾小球基底膜(GBM)抗原相结合激活补体而致病。② Ⅱ型又称免疫复合物型,因肾小球内循环免疫复合物的沉积或原位免疫复合物形成,激活补体而致病。③ Ⅲ型为少免疫复合物型,肾小球内无或仅微量免疫球蛋白沉积。

现已证实50％～80％该型患者为原发性小血管炎肾损害,肾脏可为首发、甚至唯一受累器官或与其他系统损害并存。原发性小血管炎患者血清抗中性粒细胞胞质抗体(ANCA)常呈阳性。

三、临床表现

我国以Ⅱ型急进性肾炎多见。Ⅰ型好发于中青年,Ⅱ型及Ⅲ型常见于中、老年患者,男性居多。患者可有前驱呼吸道感染,起病多较急,病情急骤进展。表现为肉眼血尿或持续性镜下血尿、蛋白尿、尿少、水肿、高血压等急性肾炎综合征表现,早期即可出现少尿或无尿,进行性肾功能恶化并发展成尿毒症。患者常伴有中度贫血,有时存在微血管病性溶血性贫血。Ⅱ型患者约半数可伴肾病综合征,Ⅲ型患者常伴有不明原因的发热、乏力、关节痛或咯血等系统性血管炎的表现。

免疫学检查异常主要有抗 GBM 抗体阳性(Ⅰ型)、ANCA 阳性(Ⅲ型)。此外,Ⅱ型患者的血循环免疫复合物及冷球蛋白可呈阳性,并可伴血清的 C3 降低。B 超等影像学检查常显示双肾增大。

四、检验诊断

早期检查尿量减少,可出现血尿、蛋白尿,免疫学检查可行抗 GBM 抗体,抗中性粒细胞胞质抗体检查,以及血免疫复合物检查等,血清补体 C3 可有下降。

1. 血常规

常有中度至重度贫血,有时可见白细胞及血小板增高。

2. 尿量

24 h 尿量少于 400 ml 或每小时尿量持续少于 17 ml 称少尿。24 h 尿量少于 100 ml 称为无尿。多于 2 500 ml/24 h 称为多尿,若 24 h 尿量在 4 000 ml 以上称尿崩。

3. 尿常规

可见肉眼血尿,镜下可见大量红细胞,白细胞也常增多,多为中性粒细胞,单核细胞。一般呈少量至中量蛋白尿,偶见肾病综合征范围的蛋白尿。

4. 血肌酐

血液中肌酐浓度取决于肾小球滤过功能,当肾实质受损时血肌酐浓度会升高,这是检测肾小球滤过功能的重要指标。

5. 内生肌酐清除率(Ccr)

Ccr 是判断肾小球损害的敏感指标,可较早判断肾小球损害,急进性肾小球肾炎时,肾小球滤过功能降低,Ccr 随之进行性下降。可用于判断肾小球损害的程度。

6. 血尿素氮

急进性肾小球肾炎时,血尿素氮进行性升高,血尿素氮升高主要见于肾脏疾病,但血尿素氮测定不能作为肾病的早期功能的指标,但对肾功能衰竭,尤其是尿毒症有特殊价值。

7. 血 C 反应蛋白(CRP)

CRP 是最有价值的急性时相蛋白。急进性肾小球肾炎时 CRP 水平明显升高,可以作为炎症反应的有用检测指标。

8. 补体 C3

Ⅰ型和Ⅱ型急进性肾小球肾炎时,血清补体 C3,总补体下降,如 C3 持续低水平,预示预后不良。

9. 血清抗肾小球基底膜抗体(GBM)

该试验主要用于肾小球肾炎的分型诊断与鉴别诊断,约 5% 的肾小球肾炎由抗 GBM 抗体引发,为自身免疫性。Ⅰ型患者抗肾小球基底膜抗体阳性。

10. 血循环免疫复合物(CIC)

Ⅱ型患者循环免疫复合物为阳性。

11. 冷球蛋白

Ⅱ型患者冷球蛋白阳性。

12. 血清抗中性粒细胞胞质抗体(ANCA)

Ⅲ型患者血清 ANCA 阳性,原发性小血管炎患者血清 ANCA 常呈阳性。

13. 尿纤维蛋白降解产物(FDP)

急进性肾炎时 FDP 值升高,而肾病患者尿中 FDP 大多阴性。FDP 对于诊断和鉴别肾炎和肾病有一定参考价值,尿内出现 FDP,提示肾脏可能存在炎症病变,肾炎患者尿 FDP 含量与尿蛋白量成正比,FDP 与病情轻重也有密切关系。急进性肾小球肾炎时,尿蛋白含量少,而尿 FDP 含量明显增加。

14. 胱抑素 C

它是一个比较接近理想的反映肾小球滤过功能的内源性标志物,肾小球率过滤(GFR)是反映肾功能的重要指标。由于肾脏是唯一清除循环中胱抑素 C 的器官,机体产生胱抑素 C 速率也相当恒定。急进性肾小球肾炎水平可显著的升高。

五、诊断和鉴别诊断

1. 诊断

凡急性肾炎综合征伴肾功能急剧变化,无论是否已达到少尿性急性肾衰竭,应疑及本病并及时进行肾活检。若病理证实为新月体肾小球肾炎,根据临床和实验室检查能除外系统性疾病,诊断可成立。

2. 鉴别诊断

1) 引起少尿性急性肾衰竭的非肾小球病

(1) 急性肾小管坏死:常有明确的肾缺血(如休克、脱水)或肾毒性药物(如肾毒性抗生素)或肾小管堵塞(如血管内溶血)等诱因,临床上肾小管损害为主(尿钠增加、低密度尿及低渗透压尿),一般无急性肾炎综合征表现。

(2) 急性过敏性间质性肾炎:常有明确的用药史及部分患者都有药物过敏反应(低热、皮疹等)、血和尿嗜酸性粒细胞增加等,可资鉴别,必要时依靠肾活检确诊。

(3) 梗阻性肾病:患者常突发或急骤出现无尿,但无急性肾炎综合征表现,B超检查、膀胱镜检查或逆行尿路造影可证实尿路梗阻的存在。

2) 引起急进性肾炎综合征的其他肾小球病

(1) 继发性急进性肾炎:肺出血—肾炎综合征(Goodpasture 综合征)、系统性红斑狼疮肾炎、过敏性紫癜性肾炎均可引起新月体性肾小球肾炎,依据系统受累的临床表现和实验室特异检查,鉴别诊断一般不难。

(2) 原发性肾小球病:有的病理改变并无新月体形成,但病变较重和持续,临床上可呈现急性肾炎综合征,如重症毛细血管内增生性肾小球肾炎或重症系膜毛细血管性肾小球肾炎等。临床上鉴别常较为困难,常需做肾活检协助诊断。

(刘　多　李兰亚)

第三节　慢性肾小球肾炎

一、概述

慢性肾小球肾炎,简称慢性肾炎,系指蛋白尿、血尿、高血压、水肿为基本临床表现,起病方式各不相同,病情迁延,病变缓慢进展,可有不同程度的肾功能减退,最终将发展为慢性肾衰竭的一组肾小球病。由于本组疾病的病理类型及病期不同,主要临床表现可各不相同,疾病表现呈多样化。

二、病因

大多数慢性肾炎的病因尚不清楚,急性链球菌感染后肾炎迁延不愈,病史超过一年以上者或痊愈后若干年又出现临床症状者,仅占 15%～20%,绝大多数慢性肾炎系其他原发性肾小球疾病直接迁延发展的结果。慢性肾炎的病因、发展机制和病理表现不尽相同,但起始因素多为免疫介导炎症。组织学证实免疫球蛋白和补体在肾小球内分布,间接提示其免疫病因。导致病程慢性化的机制除免疫因素外,非免疫非炎症因素占有重要作用。如:肾小球病变引起肾内动脉硬化,肾血流动力学代偿性的变化引起的肾小球损伤,高血压对肾小球结构与功能的影响。

三、临床表现

慢性肾炎可发生于任何年龄,但以青中年为主,男性多见。多数起病缓慢、隐袭。临床表现呈多样性,蛋白尿、血尿、高血压、水肿为其基本临床表现,可有不同程度肾功能减退,病情时轻时重,迁延,渐进性发展为慢性肾衰竭。早期患者可有乏力、疲倦、腰部疼痛、纳差;水肿可有可无,一般不严重。有的患者无明显临床症状,少数患者起病急,水肿明显,尿中出现大量蛋白,血压(特别是舒张压)可持续性中等程度升高,患者可有眼底出血、渗出,甚至视乳盘水肿,如果血压控制不好,肾功能恶化较快,预后较差。

1. 水肿

大多数患者有不同程度的水肿,轻者即眼部,眼睑等组织松弛部位水肿,晨起比较明显,进而发展至踝部,下肢,重者则全身普遍水肿,并可伴浆膜腔积液。少数患者始终无水肿。

2. 高血压

有些患者以高血压为首发症状,大多数患者迟早会发生高血压。高血压的程度差异较大,多为中等程度升高。但持续存在难以缓解。舒张压常在 120 mmHg以上时,可发生高血压脑病及脑出血,常出现于疾病晚期。持续性高血压的程度与预后关系密切,易导致心脑血管并发症。高血压的临床表现为头胀、头痛、眩晕、眼花、耳鸣、失眠多梦、记忆力减退等。

3. 贫血

早期常无明显贫血,贫血的程度与肾功能减退有密切关系,主要与肾功能障碍时促红细胞生成素减少有关,临床上可有头晕、乏力、心悸、面色苍白等症状。

4. 尿异常改变

尿异常是慢性肾炎必有症状,尿量变化与水肿及肾功能减退有关,水肿时尿量减少,无水肿者尿量多数正常。肾功能明显下降,浓缩功能障碍者夜尿增多,尿蛋白量不一,伴轻度至中度血尿。

四、检验诊断

尿检异常(蛋白尿、血尿、管型尿等)对该病的诊断有较大价值。

1. 血常规

早期变化不明显,贫血的程度与肾功能减退有密切关系,肾功能不全者可见正色素性贫血。

2. 尿常规

可有蛋白尿、血尿、管型尿,尿密度较低,多在 1.020 以下,疾病晚期常固定在 1.010,尿蛋白从弱阳至强阳不等,常在 $1 \sim 3$ g/d,尿沉渣镜检红细胞可增多,可见颗粒管型和透明管型。急性发作期有明显血尿。

3. 肾功能

肾功能正常或轻度受损(内生肌酐清除率下降或轻度氮质血症),这种情况可持续数年,甚至数十年。随着病情发展可有不同程度的升高,并且浓缩稀释功能减退。尿渗透压低于 $400 \sim 600$ mmol/(kg·H_2O)。

五、诊断和鉴别诊断

1. 诊断

凡尿化验异常(蛋白尿、血尿、管型尿)、水肿及高血压病史达 1 年以上,无论有无肾功能损害均应考虑此病,在除外继发性肾小球肾炎及遗传性肾小球肾炎后,临床上可诊断为慢性肾炎。

2. 鉴别诊断

1)继发性肾小球疾病

如狼疮肾炎、过敏性紫癜肾炎、糖尿病肾病等,依据相应的系统表现及特异性实验室检查,一般不难鉴别。

2）AIport 综合征

常起病于青少年（多在 10 岁之前），患者有眼（球型晶状体等）、耳（神经性耳聋）、肾（血尿，轻、中度蛋白尿及进行性肾功能损害）异常，并有阳性家族史（多为性连锁显性遗传）。

3）其他原发性肾小球病

（1）无症状性血尿或蛋白尿：临床上轻型慢性肾炎应与无症状性血尿或蛋白尿相鉴别，后者主要表现为无症状性血尿和蛋白尿、无水肿、高血压和肾功能减退。

（2）感染后急性肾炎：有前驱感染并以急性发作起病的慢性肾炎需与此病相鉴别。两者的潜伏期不同，血清 C3 动态变化有助鉴别。此外，疾病的转归不同，慢性肾炎无自愈倾向，呈慢性进展，可资区别。

4）原发性高血压肾损害

呈血压明显增高的慢性肾炎需与原发性高血压继发肾损害（即良性小动脉性肾硬化症）鉴别，后者有较长期高血压，其后再出现肾损害，临床上远曲小管功能损伤（如尿浓缩功能减退、夜尿增多）多较肾小球功能损伤早，尿改变轻微（微量至轻度蛋白尿，可有镜下血尿及管型），常有高血压的其他靶器官（心、脑）并发症。

5）慢性肾盂肾炎

多有反复发作的泌尿系感染史，并有影像学及肾功能异常者，尿沉渣中常有白细胞，尿细菌学检查阳性可资区别。

（刘　成　何浩明）

第四节　隐匿性肾小球肾炎

一、概述

隐匿性肾小球肾炎是原发性肾小球疾病中常见的一种临床类型，由于临床表现轻微或毫无症状而得名，也称为无症状性血尿或蛋白尿，是一组仅表现为肾小球源性血尿和蛋白尿，而无水肿、高血压及肾功能损害的肾小球疾病。

二、病因

绝大部分起病隐匿,病因不明,病因可能与免疫因素有关。导致本病的原因可能有多种,包括链球菌和其他细菌、病毒、原虫等感染。

三、临床表现

本病多见于青少年,发病年龄大多在 10～30 岁,40 岁以上少见,男性多于女性。起病隐匿,往往缺乏水肿及高血压等肾小球肾炎症状。主要是尿检异常,不少患者是在健康体检时偶然从尿常规中发现。或因感冒,发热作尿检查时才首次发现。

隐匿性肾炎患者尿异常可分 3 种形式:

1. 无症状性蛋白尿

以轻度蛋白尿为主,尿蛋白定量<1.0 g/d,但无其他异常,也称为单纯性蛋白尿,一般预后良好,很少发生肾功能损害,可因感染或劳累等诱因使尿蛋白加重,但极少超过 2 g/d。红细胞少见,一般每高倍视野少于 5 个,此种形式多见于轻微病变,和轻度系膜增生性肾小球肾炎,也可见于膜性肾病早期。尿蛋白量在 1.0～3.5 g/d 之间者,虽无水肿、高血压及肾功能损害的临床表现,但肾活检不少患者显示病理改变并不轻,临床呈慢性肾炎转归的可能性很大。

2. 无症状性血尿

也称为单纯性血尿,以持续或间断镜下血尿为主,无尿蛋白,无其他异常,部分患者于剧烈运动后或高热时可出现一过性肉眼血尿。

3. 无症状性血尿和蛋白尿

兼有蛋白尿或镜下血尿。患者常在持续性蛋白尿及镜下血尿的基础上,因感染或过度劳累后蛋白尿及镜下血尿加重,此种形式见于多种原发性肾小球疾病,如系膜增生性肾小球肾炎、局灶性节段性肾小球硬化等,血尿伴蛋白尿,常为肾小球疾病的临床表现,病情及预后一般较单纯性血尿稍差。

四、检验诊断

对于有血尿的患者,特别需做尿红细胞形态检查和尿红细胞容积分布曲线测定,以鉴别血尿来源,同时检测尿蛋白,辅助诊断隐匿性肾小球肾炎。

1. 24 h 尿蛋白定量

隐匿性肾小球肾炎时,尿蛋白定量<1.0 g/d,以清蛋白为主。

2. 尿微量白蛋白

隐匿性肾小球肾炎时尿微量白蛋白升高,它对早期肾损害远远优于常规定性或半定量试验。

3. 尿常规检查

(1)无症状性血尿或隐匿性肾小球肾炎血尿型,有持续性镜下血尿和反复发作的肉眼血尿,尿蛋白阴性。

(2)无症状性血尿和蛋白尿型,为持续性镜下或间断肉眼血尿,伴有蛋白尿,定量检查微量和中等量。

(3)无症状性蛋白尿型,尿常规蛋白质定性阳性,沉渣显微镜检查无红细胞。

4. 尿红细胞形态

对单纯性血尿患者(仅有血尿而无蛋白尿),需取新鲜尿在相差显微镜做尿红细胞形态检查。尿红细胞形态主要用来定位血尿来源,一般变形的红细胞尿认为是肾小球源性血尿,因为肾小球滤过膜发生变化后,肾小球毛细血管内红细胞会通过损伤的基底膜,红细胞受到挤压、嵌顿、渗透压等因素的影响,发生大小、形态、血红蛋白分布的改变,成为变形红细胞。常见特征的变形红细胞有环形、靶形、芽孢形、面包圈形、花环形等,而肾单位以外血管破裂出现的红细胞为均一型红细胞。还有混合性血尿,其尿液中的红细胞包括均一型和变形红细胞。因此,尿红细胞呈多形性改变(>80%),见于各类肾小球疾病,应进一步确诊疾病性质,需做肾活检进行病理分型诊断;尿红细胞呈均一性,见于尿路系统炎症、结石、肿瘤、畸形、血液病等,需进一步确诊。

5. 尿红细胞容积分布曲线

尿红细胞容积分布曲线,可用于鉴别血尿来源。肾小球性血尿时,曲线的峰值小于正常外周血的红细胞体积,分布曲线呈不对称性;非肾小球肾炎性血尿时,曲线的峰值位于正常范围或更大。曲线呈对称或混合性分布;混合性血尿时,曲线呈双峰性。尿液中红细胞容积分布曲线和红细胞平均体积检查可提供血尿来源的依据,血细胞计数仪操作方便,也可克服人为误差。

6. 尿蛋白盘状电泳

对无症状蛋白尿患者,需做尿蛋白定量和尿蛋白电泳以区别蛋白尿性质,并做离心后尿沉渣镜检,必要时应做本周蛋白检查或尿蛋白免疫电泳。

尿蛋白电泳主要从尿中蛋白质的种类出发,通过区分不同尿蛋白的种类,对某些疑难病症,如多发性骨髓瘤、重链病等有诊断和鉴别诊断的意义,同时可以区别尿蛋白的相对分子质量大小,这对区别尿蛋白来源,以及检查尿中是否有特殊蛋白质具有重要意义。

以肾小管损害为主的疾病,如急性肾盂肾炎、肾小管性酸中毒,常出现小相对分子质量蛋白,主要电泳区带在清蛋白及清蛋白以下;以肾小球损害的疾病,如各类原发性和继发性肾小球肾炎、肾病综合征等。常出现小相对分子质量及大相对分子质量蛋白,主要电泳区带在清蛋白附近及以上;整个肾单位受损,如慢性肾衰竭等,常出现混合性蛋白尿,电泳区带在清蛋白附近为主。

五、诊断和鉴别诊断

1. 诊断

本病症状和体征不明显,肾功能正常,明确诊断比较困难,应通过长期观察,细致检查,如发现有持续性尿改变,或反复发作性血尿并能排除其他疾病后,才能作出明确诊断。

2. 鉴别诊断

对无症状性蛋白尿患者,需做尿蛋白定量和尿蛋白电泳,以区别尿蛋白的性质,必要时应做本周蛋白检查和尿蛋白免疫电泳。只有确定为肾小球性蛋白尿,且患者无水肿,高血压及肾功能减退时,才能考虑本病。做出诊断时还需排除。

(1) 功能性蛋白尿:因发热、受冻、高温、剧烈体力劳动后等引起轻度蛋白尿,称为功能性蛋白尿,这种尿蛋白仅为微量,而且以上诸因素解除后,蛋白尿即完全消失。

(2) 直立性蛋白尿:又称体位性蛋白尿,约5%的青少年于直立时间较久时出现明显蛋白尿,一般不伴镜下血尿,其原因是直立时脊椎前凸,使下腔静脉受到肝脏后缘和脊柱的压迫,导致肾淤血,或是左肾静脉横跨脊柱时受前凸的脊柱压迫所致。平卧数小时再排尿则尿蛋白消失。

(3) 其他原发性或继发性肾小球病的早期或恢复期:必要时需做肾活检确诊。

(4) 对单纯性血尿患者:诊断前还必须除外其他肾小球病,如 Alport 综合征的早期,属基底膜肾病及急性肾炎恢复期,以及系统性疾病(狼疮性肾炎,过敏性紫癜性肾炎)等。

(史伟峰　何浩明)

第五节　肾病综合征

一、概述

肾病综合征是由多种病因引起的以大量蛋白尿、低蛋白血症、水肿、高脂血症为临床特点的一组综合征。本综合征的最基本特征是大量蛋白尿,目前我国定为大于 3.5 g/24 h,肾病综合征可分为原发性与继发性。本节主要讲述原发性肾病综合征。

二、病因

肾病综合征发生于任何年龄,儿童较成年人多见,1 岁半至 4 岁儿童最常见,年轻人中男性好发,年龄较大的患者中性别分布无明显差异,能引起肾病综合征的病因很多,概括起来可分为原发性和继发性两大类。

1. 原发性或特发性

原发性肾病综合征为原发性肾小球疾病所致,需排除继发性方可诊断。常见的病理类型有微小病变性肾病、膜性肾病、局灶节段性肾小球硬化、系膜增生性肾小球肾炎、系膜毛细血管性肾小球肾炎等。

2. 继发性肾病综合征

常见有糖尿病肾病、系统性红斑狼疮、过敏性紫癜、乙型肝炎病毒相关性肾炎、肾淀粉样变、肿瘤等。

三、临床表现

肾病综合征早期征象是因蛋白而导致的泡沫尿。几乎均出现程度不同的水肿、水肿以面部、下肢、阴囊部最明显,严重时可出现熊胸、腹、心包积液,颈部皮下水肿及纵隔积液以致呼吸困难,因肺间质压力较低,当左室充盈压稍上升即可引起肺水肿。此外,因胃肠道水肿,常有食欲缺乏,恶心,呕吐,腹胀等消化系统功能紊乱症状。成人可为低血压、血压正常或高血压,取决于水钠潴留,血容量增多,血管紧张素Ⅱ产生的程度。因为低血容量和肾脏灌注减少可能发生少尿或急性肾衰,儿童患者可能发生直立性低血压甚至休克。

四、检验诊断

尿蛋白超过 3.5 g/L,血浆清蛋白低于 30 g/L,血脂升高是诊断肾病综合征的要点,故实验室检查尤为重要。

1. 血常规

可见小细胞性贫血,血小板增多。

2. 尿常规

肾病综合征患者以大量蛋白尿为特点,蛋白定性在(＋＋＋)以上,尿沉渣常含各种管型,也可有不同程度的血尿。

3. 24 h 尿蛋白定量

常≥3.5 g/24 h。

4. 血清总蛋白和清蛋白

患者均有血清总蛋白和清蛋白的降低。其降低的机制是:① 肝细胞损害影响总蛋白和清蛋白的合成;② 营养不良;③ 蛋白丢失过多(大量肾小球性蛋白尿);④ 消耗增加;⑤ 血清水分增加。

5. 血清蛋白电泳

患者可见 a_2-球蛋白和 β_2-微球蛋白的升高。

6. 血脂系列

患者存在高胆固醇和高甘油三酯血症,血清中低密度和极低密度脂蛋白浓度增加。常与低蛋白血症并存。

7. 补体 C3

50％～70％病例血清 C3 持续降低,对本病的诊断有重要意义。

8. 肾小球功能检查

原发性肾病综合征患者随肾病病变程度由轻到重,肾功能损害发生率逐渐增加,应做肾功能检查。项目包括内生肌酐清除率、血清尿素氮、血肌酐等。

9. 其他

血清铜蓝蛋白、转铁蛋白及免疫球蛋白均减少,有时可见血浆 V 因子、Ⅷ 因子、纤维蛋白原增加。

五、诊断和鉴别诊断

1. 诊断

诊断标准是: ① 尿蛋白>3.5 g/24 h;② 血浆白蛋白<30 g/L;③ 水肿;④ 高脂血症。其中① ② 两项为诊断所必需。

2. 鉴别诊断

1) 紫癜性肾炎

好发于青少年,一般有典型的过敏性紫癜病史及过敏性紫斑或皮疹,可伴关节痛,腹痛及黑便,镜检下血尿明显,肾活检有系膜区 IgA 沉积,并可发现小血管炎,这一点具有一定的特征性。

2) 糖尿病肾病

多见于中老年,有较长的糖尿病病史,同时眼底多有糖尿病视网膜病变,多伴有持续性不同程度的高血压和肾功能损害。

3) 狼疮性肾炎

常见于年轻女性,往往表现为多系统的损害,如关节疼痛,发热,面部蝶形红斑,肝脏及心血管系统病变等。狼疮性肾炎患者抗双链 DNA(dsDNA)抗体,抗核抗体阳性,血清补体,尤其是补体 C3 降低。

4) 乙型肝炎病毒相关性肾炎

多见于儿童及青少年。目前国内主要根据肾小球肾炎,肾组织中找到乙型肝炎病毒抗原,血清乙型肝炎病毒阳性,并除外狼疮性肾炎等其他继发性肾炎。

5) 肾淀粉样变性

主要发生于中老年人,肾淀粉样变性是全身多系统受累的一部分。有原发性和继发性之分。原发性淀粉样变主要累及心、肾、消化道、皮肤和神经;继发性淀粉样变性往往继发于慢性炎症或慢性化脓性疾病病灶、肿瘤及类风湿关节炎,受累时常有肾脏体积增大,确诊常需肾活检刚果红染色。

6) 骨髓瘤性肾病

骨髓瘤是所有恶性肿瘤中最易导致肾病的肿瘤,往往发生于中老年,男性在

60～69 岁,女性在 50～59 岁多见,骨髓瘤性肾病有多系统累及,伴有贫血、高钙血症、高尿酸血症、高球蛋白血症、骨质破坏、弥漫性骨质疏松、血免疫球蛋白、血和尿 κ、λ 轻链升高、骨髓有浆细胞异常增值。

(刘　成　张　珂)

第六节　IgA 肾病

一、概述

　　IgA 肾病是指肾小球系膜区以 IgA 或 IgA 沉积为主的原发性肾小球病,IgA 肾病是肾小球源性血尿最常见的病因,它是我国最常见的原发性肾小球疾病,该病首先由法国病理学家 Berger 在 1968 年报告,故又称为 Berger 病。既往认为 IgA 肾病预后良好,随着研究的深入,对该病的认识得到了进一步的提高,研究人员发现该病有许多人发生肾功能不全,在我国 IgA 肾病患者生存率 10 年为 85%,15 年为 55%,是引起终末期肾功能衰竭的一个重要原因。

二、病因

　　不少 IgA 肾病患者常在呼吸道或消化道感染后发病或出现肉眼血尿,故以往强调黏膜免疫与 IgA 肾病的发生密切相关。近年的研究证实,IgA 肾病患者血清中 IgA_1,较正常人显著升高,肾小球系膜区沉积的 IgA 免疫复合物(IgAIC)或多聚 IgA 为 IgA_1,相似于血清型 IgA,提示为骨髓源性 IgA。

三、临床表现

　　IgA 肾病是临床上最常见的肾小球疾病,好发于青少年,男性多见。临床表现多种多样。

　　1. 发作性肉眼血尿

　　多数是在上呼吸道感染、泌尿系感染、急性胃肠炎感染后,偶于疫苗注射后或剧烈运动时出现。24～72 h 内发生(偶可更短),出现突发性肉眼血尿,肉眼血尿可持续数小时至数天,通常少于 3 天。故有人称之为咽炎同步血尿,然后转为持续性镜下血尿。此后患者有不同程度的血尿和蛋白尿。部分患者血尿可消失,但常发作,发作时重现肉眼血尿,可伴有轻微的全身症状,如低热、肌肉酸痛、腰背痛、全身不适等,尿痛、尿频有时很显著,可有一过性血压及尿素氮升高。

2. 镜下血尿伴或不伴无症状性蛋白尿

是儿童和青年人 IgA 肾病的主要临床表现,约占原发性 IgA 肾病的 60%。表现为无症状性尿异常,持续性或间发性镜下血尿,可伴或不伴轻度蛋白尿(<1.0 g/d),其中少数患者病程中可有间发性肉眼血尿,偶有管型,没有高血压、水肿和肾功能异常。

3. 蛋白尿

IgA 肾病患者多数表现为轻度蛋白尿,24 h 尿蛋白定量<1.0 g。但有部分患者表现为肾病综合征,出现大量蛋白尿和低蛋白血症,尿蛋白排出量>3.5 g/24 h。

4. 急性肾炎综合征

10%~15%患者表现为血尿、蛋白尿、高血压、尿量减少、轻度水肿、氮质血症等急性肾炎综合征的表现。治疗反应及预后与病理改变程度有关。

5. 急进性肾炎综合征

不常见,肾功能在短时间内急骤恶化,表现为急性少尿型肾衰竭伴有持续性肉眼血尿,大量蛋白尿。主要见于 IgA 肾病伴有广泛新月体(>50%)形成的患者。

6. 高血压

我国 IgA 肾病早期高血压并不常见(小于 5%~10%),随着病程的延长,患者年龄的增长,高血压发病率增高。平均超过 40 岁的 IgA 肾病患者高血压的发生率可达 30%~40%,常合并不同程度的肾功能损伤。少数患者可呈恶性高血压,并可为首发表现,持续高血压患者预后差。

7. 急性肾衰竭

不到 10%的 IgA 肾病合并急性肾衰竭,其中多数患者伴肉眼血尿发作,常有严重腰痛,因严重血尿时血红蛋白对肾小管的毒性作用及阻塞作用,肾活检可显示急性肾小管坏死,广泛的红细胞管型和部分的小新月体形成。

8. 慢性肾功能不全

10 年内有 10%~20%的 IgA 肾病患者发展为慢性肾衰竭。初步估计,从 IgA 肾病诊断确立后每年约 1%~2%患者发展为慢性肾衰竭。

四、检验诊断

实验室检查可见轻、中度蛋白尿,血尿呈多形性,多样性或混合性。部分患者IgA升高,尤其是IgA-纤维连接蛋白聚合物(IgA-FN)增高更有意义,可有内生肌酐清除率降低,血尿素氮和血肌酐升高。

1. 血常规

合并上呼吸道感染者往往有白细胞计数升高,以中性粒细胞升高为主,但不是本病特点。

2. 尿常规

典型者在上呼吸道感染后出现突发性血尿,10%~15%患者呈现血尿、蛋白尿、高血压、尿量减少、轻度浮肿等急性肾炎综合征。蛋白尿一般不重,表现为轻度蛋白尿,定性在(±~++),但约15%的病例可呈现大量蛋白尿,定性在(+++)以上。IgA肾病患者尿沉渣检查常显示尿红细胞增多,相差显微镜显示变形红细胞为主,提示肾小球性血尿,但偶尔可见混合性血尿。

3. 24 h尿蛋白定量

尿蛋白定量可小于1 g/24 h,有10%~15%的患者出现肾病综合征范围的蛋白尿。

4. 肾功能

IgA肾病患者可有不同程度的肾功能减退,内生肌酐清除率降低,血尿素氮、肌酐逐渐升高。肾小管功能在早期多正常。

5. 血清IgA

多次查血清IgA水平升高可达30%~50%,近年的研究显示IgA肾病和过敏性紫癜患者,一次性检测血清IgA-纤维连接蛋白聚合物(IgA-FN),升高者可达60%左右,并有较好的特异性。

6. 影像学检查

肾脏B超、多普勒血管超声等检查,以除外肾结石,左肾静脉高压综合征、肿瘤、肾下垂等引起的血尿。

7. 肾穿刺活组织检查

本病的确诊必须靠肾活检免疫病理检查,发现肉眼或镜下血尿后要及时行进一步检查,在肾穿刺活组织确诊IgA肾病之前尚需排除能引起血尿的其他病,如肾脏结核、血管畸形、泌尿系感染、左肾静脉高压综合征、肿瘤等。

五、诊断和鉴别诊断

1. 诊断

凡出现无症状性肾小球源性血尿或不伴有蛋白尿者,尤其是在咽炎、急性胃肠炎等感染后出现同步血尿或血尿加重者,临床上应考虑 IgA 肾病的可能。但本病的确诊必须依靠肾活检免疫病理检查,其诊断依据是肾小球系膜区或伴毛细血管壁以 IgA 为主的免疫球蛋白呈颗粒状或团块状沉积。

2. 鉴别诊断

1) 非 IgA 系膜增生性肾炎

1/3 非 IgA 系膜增生性肾炎患者与 IgA 肾病均可表现为单纯性血尿。临床上鉴别困难,两者须靠肾活检病理来鉴别。

2) 链球菌感染后急性肾小球肾炎

应与呈现急性肾炎综合征的 IgA 肾病相鉴别,链球菌感染后急性肾小球肾炎前驱感染潜伏期比较长,一般在上呼吸道感染后 1～3 周(平均 10 天)出现血尿、伴蛋白尿、水肿、高血压等急性肾炎综合征的症状,血清补体降低,ASO 升高,IgA 水平正常,有自愈倾向;而 IgA 肾病患者与上呼吸道感染后间隔很短,1～3 天即出现血尿,可伴血清 IgA 水平升高,补体正常,病情反复,可资鉴别,明确诊断需要肾活检。

3) 薄基底膜肾病

是一种遗传性疾病,约 1/2 患者有家族史,常为持续性镜下血尿,肾免疫病理显示 IgA 一般阴性。靠肾脏病理电镜检查与 IgA 肾病鉴别。薄基底膜肾病电镜下弥漫性肾小球基底膜变薄。一般不难鉴别。

4) 过敏性紫癜肾炎

本病与 IgA 肾病均可表现为镜下血尿或肉眼血尿,肾脏病理活检有与原发性 IgA 肾病同样的泛系膜区 IgA 沉积,但前者有典型的肾外表现,如皮肤紫癜,关节肿痛,腹痛和血便等全身症状,可资鉴别。

5) 慢性酒精性肝硬化

患者有长期的饮酒史,50%～90% 的酒精性肝硬化患者肾组织可显示以 IgA 为主的免疫球蛋白沉积,但仅很少数患者有肾脏受累的临床表现。与 IgA 肾病鉴别主要依据肝硬化存在。

6）狼疮性肾炎

其免疫病理为 IgG、IgM，与 IgA 同时沉积，且 Clq 强阳性，以免疫病理改变，再结合临床多系统受累及血清学检查，与 IgA 肾病鉴别应该不难。

（史伟峰　孙　健）

第七节　急性间质性肾炎

一、概述

急性间质性肾炎（AIN）是一组以肾间质（炎细胞浸润）及肾小管（退行性变）急性病变为主要表现的疾病。按病因可分为 6 类：急性细菌性肾盂肾炎，全身感染所致急性间质性肾炎，系统性疾病伴发急性间质性肾炎，药物过敏所致急性过敏性间质性肾炎，异体肾移植排斥反应引起的急性间质性肾炎及特发性间质性肾炎。本节着重介绍药物所致急性间质性肾炎。

二、病因

能引起急性过敏性间质性肾炎的药物种类很多，以抗生素（青霉素类等）及非类固醇消炎药最常见。药物作为半抗原与体内组织蛋白（载体）结合，引起机体过敏反应（包括细胞及体液免疫反应），导致肾间质及小管病变。由非类固醇消炎药引起者，还能同时导致肾小球微小病变型肾病。

三、临床表现

临床症状轻重不一，潜伏期 2～44 天，平均 15 天。

1. 全身过敏表现

常有短暂的发热、皮疹、关节酸痛与腰背痛，80％患者外周血嗜酸性粒细胞计数增多，有时还可见淋巴结肿大。但是，由非类固醇消炎药引起者无全身过敏表现。

2.尿检异常

95％患者有血尿,约 1/3 为肉眼血尿,部分患者有无菌性白细胞尿,少数患者可见嗜酸性粒细胞尿及蛋白尿,多为轻度蛋白尿。但是,非类固醇消炎药引起肾小球微小病变型肾病时,却常见大量蛋白尿,并可由此引起肾病综合征。

3.肾功能损害

常出现急性肾衰竭,伴或不伴少尿,肾小管功能损害十分常见,出现肾性糖尿、低密度尿及低渗透压尿等。

四、检验诊断

急性间质性肾炎是一组以肾间质(炎细胞浸润)及小管(退行性变)急性病变为主要表现的疾病。

1.血常规

急性间质性肾炎患者有全身过敏表现,常见有药疹、药物热及外周血嗜酸性粒细胞计数增多,血循环中白细胞数常升高。

2.尿常规

多为轻至中度蛋白尿,偶有大量蛋白尿,约 95％的患者出现血尿,其中 1/3 有肉眼血尿,尿中白细胞增多,可出现白细胞管型,尿沉渣瑞氏染色可见 30％的白细胞为嗜酸性粒细胞。出现低密度尿(<1.015),低密度尿可见于急性肾小管坏死、急性肾衰竭少尿期及多尿期、慢性肾衰竭、肾小管间质性疾病等,尿密度常固定在低值(1.010±0.003),肾性糖尿是因肾小管对葡萄糖重吸收功能减退、肾阈值降低所致糖尿,见于家族性糖尿、慢性肾炎或肾病综合征伴肾小管受损时、妊娠时。

3.尿渗透压

尿渗透压增高见于高热、脱水所致肾前性少尿、葡萄糖尿等。尿渗透压降低可见于肾小管及间质的损伤,如急慢性肾衰竭、尿崩症。急性间质性肾炎患者因肾小管功能受损出现低密度及低渗透压尿,尿渗透压<220 mmol/(kg·H_2O)。

4.尿量

急性间质性肾炎时,出现尿少,甚至出现急性肾功能不全。

5.内生肌酐清除率(Ccr)

急性间质性肾炎时,内生肌酐清除率下降。

6. 血肌酐

急性间质性肾炎时,尿素氮和肌酐升高。

7. 血清尿素氮

急性间质性肾炎时,尿素氮和肌酐均升高。

8. 尿 N-乙酰-β-D 葡萄糖苷酶(NAG)

检测尿中的 NAG 酶的含量,从而判断近端肾小管的损伤程度。尿 NAG 酶是一种大分子蛋白质,相对分子质量为 130 000,正常肾小球不能滤过,尿中的 NAG 酶主要来源于近端肾小管上皮细胞中,尿 NAG 升高主要反映肾小管损伤,见于缺血或中度引起的肾小管坏死、间质性肾炎、肾移植排斥、慢性肾小球肾炎、肾病综合征等,急性间质性肾炎时,尿 NAG 含量升高。

9. 尿 β_2-微球蛋白(β_2-mG)

β_2-mG 在急性间质性肾炎时升高。尿液 β_2-mG 升高是反映近端小管受损非常灵敏的和特异性的指标,近端肾小管是 β_2-mG 在体内代谢的唯一场所,故近端小管受损时尿 β_2-mG 浓度明显增加。说明肾小管重吸收障碍,称为肾小管性蛋白尿,以区别于以清蛋白为主的肾小球性蛋白尿。

β_2-MG 在肾病主要应用于:

(1) 判断肾小管受损的程度。由于血循环中的 β_2-mG 从肾小球滤过后,几乎都被肾近曲小管摄取并降解。当肾小管功能受损时,β_2-mG 重吸收和降解减弱,清除下降。只要肾小管重吸收减少 0.01,尿 β_2-mG 排除量就增加 30 倍左右,故测定尿 β_2-mG 是判断肾小管病变敏感和特异的方法。

(2) 肾小管性蛋白尿的诊断和鉴别诊断。由于近曲肾小管是 β_2-mG 在体内处理的唯一场所,一旦肾小管轻度受损,尿 β_2-mG 显著升高,称肾小管性蛋白尿,区别于以清蛋白为主的肾小球性蛋白尿。故借助尿中清蛋白与 β_2-mG 比值(Alb/β_2-mG)用于肾小球性蛋白尿与肾小管性蛋白尿的鉴别。若尿中 Alb/β_2-mG>1 000 高度提示原发性肾小球疾病,<40 则提示肾小管疾病。

(3) 用于肾脏病的病情观察和疗效的估计。尿 β_2-mG 有助于判断肾小管和肾间质有无损害及病情的轻重。因此,β_2-mG 可作为判断肾病病情进展及预后的指标。在肾病综合征活动期,血、尿 β_2-mG 明显高于缓解期及正常对照组。提示肾小球和肾小管功能均受损,但肌酐和内生肌酐清除率异常者极少。在慢性肾盂肾炎患者,尿 β_2-mG 明显升高,治疗好转后则降至正常。

10. 血清 C 反应蛋白(CRP)

急性间质性肾炎时,CRP 水平显著升高。

11. 血清 IgE

它是血清中含量最少的一种免疫球蛋白,约占血清总量的 0.001%。IgE 主要由消化道、呼吸道黏膜中的浆细胞产生,一些寄生虫感染和过敏性疾病的患者中血清 IgE 可明显升高,急性间质性肾炎时,IgE 升高。

五、诊断和鉴别诊断

1. 诊断

典型病例有:① 近期用药史;② 药物过敏表现;③ 尿检异常;④ 肾小管及小球功能损害。一般认为有上述表现中前两条,再加上后两条中任何一条,即可临床诊断本病。但是,非典型病例(尤其是由非甾体类抗炎药致病者)常无第二条,必须依靠肾活检穿刺病理检查确诊。

2. 鉴别诊断

本病需与急性肾小球肾炎、慢性肾炎、肾病综合征等疾病鉴别。

(孙　健　史伟峰)

第八节　慢性间质性肾炎

一、概述

慢性间质性肾炎(CIN)是一组以肾小管萎缩和肾间质纤维化为主要表现的慢性病变。早期以肾小管功能损害为主,后期表现为慢性进展性肾功能衰竭。引起本病的原因很多,我国以复杂性慢性肾盂肾炎常见,而药物或免疫性疾病引起本病的发病特点与病因关系密切。

二、病因

慢性间质性肾炎病因多种多样,89% 的病例可以找到原因,11% 病因未明。

1. 微生物感染

细菌、病毒、真菌感染所致慢性间质性肾炎。

2. 药物或理化因素引起的慢性间质性肾炎

服用某些含马兜铃酸的中药(如关木通、木防己及马兜铃)后产生的马兜铃酸肾病。长期滥用镇痛药及某些肾毒性药物(庆大霉素,环孢素等),接触生物毒素,接触重金属或放射性照射所致。

3. 免疫性疾病引起

干燥综合征、系统性红斑狼疮、血管炎、结节病等可伴发慢性间质性肾炎。

4. 代谢性疾病引起

高尿酸血症、高草酸血症、高钙血症或低血钾引起的慢性间质性肾炎。

5. 血液系统疾病

多发性骨髓瘤、轻链肾病等引起的慢性间质性肾炎。

6. 病因不明

巴尔干肾病,特发性间质肾炎年龄分布明显差异,慢性间质性肾炎的发病率约为 0.25%,若为感染所致,多好发于青年女性,药物性发病者与服药(尤其是镇痛药)史有关,地区差异可能与种族、气候、饮食习惯等有关。

三、临床表现

本病多缓慢隐袭进展,常首先出现肾小管功能损害。远端肾小管浓缩功能障碍出现夜尿多、低密度尿及低渗透压尿;近端肾小管重吸收功能障碍出现肾性糖尿,乃至 Fanconi 综合征;远端或近端肾小管酸化功能障碍,均可出现肾小管酸中毒。而后,肾小球功能也受损,早期肌酐清除率下降,随之血清肌酐逐渐升高,直至进入尿毒症。患者尿常规变化甚微,仅有轻度蛋白尿,少量红、白细胞及管型。随肾功能转坏,患者肾脏缩小(两肾缩小程度可不一致),出现肾性贫血及高血压。

四、检验诊断

慢性间质性肾炎是一组以肾小管萎缩和间质纤维化为主要表现的慢性病变。常见检查项目如下。

1. 血常规

白细胞计数多正常,往往有不同程度的贫血。

2. 尿常规

常有微量蛋白尿,少数患者呈肾病综合征范围的蛋白尿,尿密度降低,尿沉渣显微镜检查可见红细胞和白细胞增多。

3. 24 h 尿蛋白定量

尿蛋白定量一般<1.5 g/24 h。

4. 尿渗透压

慢性间质性肾炎尿渗透压下降。

5. 尿液酸化功能测定

肾小管尿液酸化功能障碍,导致肾小管性酸中毒。尿液酸化功能异常可见于慢性肾盂肾炎、慢性间质性肾炎、高血压、糖尿病、慢性肾衰竭等小管间质损害。

6. 内生肌酐清除率(Ccr)

慢性间质性肾炎时,内生肌酐清除率下降。

7. 血肌酐

尿素氮和肌酐升高。

8. 血尿素

尿素氮和肌酐均升高。

9. 尿 N-乙酰-β-D 葡萄糖苷酶(NAG)

检测尿中的 NAG 酶的含量,可以反映近端肾小管的损伤程度。

10. 尿溶菌酶

溶菌酶是一种小相对分子质量的碱性蛋白水解酶,具有溶解某些细菌的作用,在如下情况下可增多:肾小管疾病,如重金属(汞,镉)抗生素中毒所致肾小管坏死,急性肾小管坏死,先天性肾小管发育不全,范可尼综合征,慢性萎缩性肾小管病变。泌尿系感染时溶菌酶升高,但治愈后即正常,是尿路感染的早期诊断指标。尿溶菌酶升高提示肾小管病变,持续下降提示肾小管功能恢复较差,急性单核细胞白血病时尿溶菌酶也会升高。

11. 尿酚红排泄试验(PSP)

应用酚红注射液静脉注入人体后,绝大部分经肾小管分泌排出体外,当肾小管出现病变时,酚红指示剂的排出量会减少。如 2 h 内酚红总排除出量<50%,提示

肾小管分泌功能减低。慢性肾小球肾炎、肾盂肾炎、肾小动脉硬化症、肾淤血时,总排出量也会降低。尿毒症时排出量可能接近 0。

12. 尿液浓缩稀释试验

正常人 24 h 尿量 1 000～2 000 ml,12 h 尿液＜750 ml,昼夜尿量比为 3～4:1,最高尿密度＞1.018,最高和最低尿密度之差＞0.008～0.009,急性肾小球肾炎尿量减少,尿密度增加。慢性肾小球肾炎,尿量增多,尿密度降低。急性肾盂肾炎时,浓缩和稀释试验结果变化不大。高血压病肾功能失代偿期可出现多尿、夜尿增多及尿密度降低症状。慢性间质性肾炎时,尿液浓缩稀释试验异常,提示肾小管功能损害。

五、诊断和鉴别诊断

1. 诊断

在本病早期,一般无肾小球疾病临床特征,如水潴留、水肿、高血压等;而肾小管功能障碍发生较早且与肾小球功能减退不成比例。另外有肾功能减退但无高血压,并伴有轻度蛋白尿、尿 β_2-微球蛋白增加时,均支持本病的诊断。

2. 鉴别诊断

慢性间质性肾炎的组织病理学表现对病因学无特异性。疾病早期,尽管髓旁和髓质区域有严重病变,活检的皮质标本可无异常。当与肾小球肾炎鉴别有困难时,可用肾活检来确认。

(刘　成　孙前进)

第九节　肾小管酸中毒

一、概述

因远端肾小管管腔与管周液间氢离子(H^+)梯度建立障碍,或近端肾小管对碳酸氢盐离子(HCO_3^-)重吸收障碍导致的酸中毒,即为肾小管酸中毒。部分患者虽已有肾小管酸化功能障碍,但临床尚无酸中毒表现,此时则称为不完全性肾小管酸中毒。

二、肾小管酸中毒类型

(一)低血钾型远端肾小管酸中毒

1. 病因

此型系由远端肾小管酸化功能障碍引起,主要表现为管腔与管周液间无法形成高 H^+ 梯度。致此障碍的主要机制有:① 肾小管上皮细胞 H^+ 泵衰竭,主动泌 H^+ 入管腔减少(分泌缺陷型);② 肾小球上皮细胞通透性异常,泌入腔内的 H^+ 又被动扩散至管周液(梯度缺陷型)。

此型儿童患者常由先天遗传性肾小管功能缺陷引起,而成人却常为后天获得性肾小管-间质疾病导致,尤常见于慢性间质性肾炎。

2. 临床表现

(1)高血氯性代谢性酸中毒:由于肾小管上皮细胞泌 H^+ 入管腔障碍或管腔中 H^+ 扩散返回管周,故患者尿中可滴定酸及铵离子(NH_4^+)减少,尿液不能酸化至 $pH < 5.5$,血 pH 下降,血清氯离子(Cl^-)增高。但是,阴离子间隙(AG)正常,此与其他代谢性酸中毒不同。

(2)低血钾症:管腔内 H^+ 减少,从而钾离子(K^+)替代 H^+ 与钠离子(Na^+)交换,使 K^+ 从尿中大量排出,导致低血钾症。重症可引起低钾性瘫痪、心律失常及低钾性肾病(呈现多尿及尿浓缩功能障碍)。

(3)钙磷代谢障碍:酸中毒能抑制肾小管对钙的重吸收,并使 $1,25(OH)_2 D_3$ 生成减少,因此患者出现高尿钙、低血钙,进而继发甲状旁腺功能亢进,导致高尿磷、低血磷。严重的钙磷代谢紊乱常引起骨病(骨痛、骨质疏松及骨畸形)、肾结石及肾钙化。

3. 检验诊断

(1)血常规:多正常。

(2)血电解质测定:以低血钾为特征,血氯离子增高,同时可伴有低血钙,低血磷。

(3)血气分析:高氯性代谢性酸中毒,血 pH 下降,阴离子间隙(AG)正常。

(4)尿常规检查:尿 $pH > 5.5$。

(5)尿钾、尿钙检查:尿液中钾排出增多及钙排出增多。

(6)尿酸化功能测定:尿铵排泄量 $< 40 \ mmol/d$,可滴定酸减少。

（7）氯化铵试验，当血 HCO_3^- 降至 20 mmol/L 以下而尿 pH＞5.5，则诊断本病。

（8）尿 PCO_2 测定：一旦尿液呈碱性，无论血 HCO_3^- 浓度是否恢复正常，如尿 PCO_2＞9.3 kPa，可认为集合管 H^+ 分泌能力无异常。

4. 诊断和鉴别诊断

（1）诊断：出现 AG 正常的高血氯性代谢性酸中毒、低血钾症，化验尿中可滴定酸或 NH_4^+ 减少，尿 pH＞5.5，如出现低血钙、低血磷、骨病、肾结石或肾钙化，则更支持诊断。

（2）鉴别诊断：此型需与近端肾小管酸中毒，Fanconi 综合征相鉴别。

（二）近端肾小管酸中毒

1. 病因

此型系由近端肾小管酸化功能障碍引起，主要表现为 HCO_3^- 重吸收障碍。也可由先天遗传性肾小管功能缺陷及各种后天获得性肾小管-间质疾病引起，儿童以前者为主，成人以后者为主。

2. 临床表现

它有如下特点：

（1）虽均为 AG 正常的高血氯性代谢性酸中毒，但是化验尿液可滴定酸及 NH_4^+ 正常，HCO_3^- 增多。而且，由于尿液仍能在远端肾小管酸化，故尿 pH 常在5.5以下。

（2）低血钾症常较明显，但是，低钙血症及低磷血症远比远端肾小管酸中毒低，极少出现肾结石及肾钙化。

3. 检验诊断

（1）血常规检查：多正常。

（2）尿常规检查：尿糖阳性，尿 pH 值常低于5.5。

（3）尿 HCO_3^- 增多。

（4）血气分析检查：AG 正常的高血氯性代谢性酸中毒。

（5）血电解质检查：低血钾明显，而低血钙较轻。

（6）尿钾检查：尿钾升高。

（7）尿酸化功能测定：尿可滴定酸及铵离子正常。

（8）尿液氯基酸检查：尿液氯基酸阳性。

（9）碳酸氢盐重吸收试验：HCO_3^- 排泄分数大于15％即可诊断。

4. 诊断和鉴别诊断

（1）诊断：存在 AG 正常型高血氯性代谢性酸中毒，尿中 HCO_3^- 丢失，低血钾，尿钾排泄增加，PCO_2 超过 70 mmHg，可能同时出现 Fanconi 综合征的临床表现。如氨基酸尿、葡萄糖尿等即可考虑本病。

（2）鉴别诊断：本病需与低血钾型远端肾小管酸中毒等有关疾病相鉴别。

（刘　多　刘忠伦）

第十节　Fanconi 综合征

一、概述

Fanconi 综合征是一种遗传性或获得性近端小管复合性转运功能缺陷病。由于近端肾小管对多种物质重吸收障碍，引起以糖尿、全氨基酸尿、不同程度的磷酸盐尿、碳酸氢盐尿和尿酸等有机酸尿为主的临床表现；可同时累及近端和远端肾小管，伴有肾小管性蛋白尿和电解质过多丢失，以及由此引起的各种代谢性继发症，如高氯性代谢性酸中毒，低血钾，高尿钙和骨代谢异常等。儿童 Fanconi 综合征多为遗传性，包括胱氨酸病、Wilson 病、半乳糖血症、遗传性果糖不耐受症等，而成人 Fanconi 综合征多为获得性肾小管缺陷所致，如多发性骨髓瘤、轻链沉积病、移植肾、干燥综合征、慢性间质性肾炎及重金属或药物肾损害。本病患者常无原发性肾小球病变，肾小球功能一般正常或与酸中毒程度不成比例。

二、病因

病因分两大类，第一类是遗传性或特发性；第二类是获得性。

特发性 Fanconi 综合征可分为 3 种类型：

（1）婴儿型：多于出生后 6～12 个月发病，常因多尿、烦渴、脱水、消瘦、便秘、呕吐、拒食乏力和发热症状就诊。患儿可有抗维生素 D 佝偻病及严重营养不良，肾性全氨基尿是必有现象，血浆氨基酸浓度正常，实验室检查常有低血钾、低血磷、低血钙和碱性磷酸酶升高，并有高氯性代谢性酸中毒，尿中可滴定酸及 NH_4^+ 减少，尿糖微量或 4～5 g，血糖正常，预后差。常死于尿毒症、酸中毒或继发感染。

（2）慢性型：常于 2 岁后发病，症状较轻，突出表现为侏儒和抗维生素 D 佝偻病。

（3）成人型：起病缓慢，10～20 岁后发病，有多种肾小管功能障碍，如糖尿、全氨基酸尿、磷酸盐尿、低血钾和高氯性酸中毒等，突出表现是软骨病。少数患者还可有酮症，晚期可出现肾功能衰竭。

三、临床表现

1. 近端肾小管重吸收障碍的复合型溶质丢失

表现为葡萄糖尿、高磷酸盐尿、多种氨基酸尿、肾小管性蛋白尿、大量重碳酸盐丢失而致代谢性酸中毒。

2. 代谢性骨病

尿钙丢失而致低钙血症，同时伴有多尿、多饮、烦渴等，严重者可因长期低血钙、低血磷，继发性甲状旁腺功能亢进及酸中毒而发生肾性骨病，出现骨痛和骨畸形。遗传者如未及时治疗，易较早发生肾功能衰竭而死亡。获得性者因原发病不同而不同，如继发于浆细胞病的 Fanconi 综合征，半数患者可发生肾衰竭，明显高于其他原因引起者。

3. 刷状缘缺失型

因葡萄糖与各种氨基酸的转运载体完全丧失，故这些物质的清除率接近于肾小球滤过率，即几乎全部未吸收，因而与普通型不同，其葡萄糖再吸收曲线不是 A 型而是 O 型。此外，各种氨基酸清除率构成的清除图谱是平线，失去了正常人或普通型患者的清除图谱，即清除率大的更大、小的较小的曲线图谱。

四、检验诊断

Fanconi 综合征为近端肾小管复合性功能缺陷疾病

（1）血常规：多正常。

（2）尿常规：肾性糖尿，磷酸盐尿，尿酸盐尿，碳酸盐尿。

（3）血电解质检查：低血钾，低磷血症及低钙血症。

（4）尿液氨基酸检查：呈阳性。

五、诊断和鉴别诊断

1. 诊断

（1）全氨基酸尿。

（2）葡萄糖尿：患者血糖正常，尿糖排泄增加。

（3）尿中磷酸盐丢失，低血磷。

（4）近端肾小管重吸收碳酸盐障碍，常伴有肾小管性酸中毒，表现为高氯性代谢性酸中毒。

（5）大量尿钠丢失引起低血压，低血钠和代谢性碱中毒。

（6）可检测到少量小相对分子质量肾小管性蛋白尿。

（7）常有高钙尿，由于同时存在多尿，很少发生肾结石和肾钙化。

（8）因尿酸丢失过多引起低尿酸血症、多尿、尿 pH 升高，一般无尿酸结石形成。

2. 鉴别诊断

本病需与低血钾型远端肾小管酸中毒，近端肾小管酸中毒等疾病相鉴别。

（何浩明　杨海燕）

第十一节　肾动脉狭窄

一、概述

肾动脉狭窄是指一侧或两侧肾动脉主干或主要分支发生狭窄，狭窄程度一般大于 50% 是继发性高血压最常见的原因，约占成年人高血压的 10%。

二、病因

引起肾动脉狭窄的常见原因主要有 3 种：① 动脉粥样硬化；② 纤维肌发育不良；③ 大动脉炎。动脉粥样硬化是西方国家最常见的原因，多见于青壮年男性，近 90% 的病例在 30 岁以下。纤维肌结构不良青年多发，女性多于男性。

肾动脉狭窄常引起高血压,这是由于肾缺血导致肾素分泌增加,活化体内肾素-血管紧张素-醛固酮系统,使外周血管收缩,水钠潴留而形成。肾缺血还可导致肾小球硬化、肾小管萎缩及肾间质纤维化。

三、临床表现

发病年龄一般小于 30 岁或大于 50 岁,30 岁以下者占 78%。肾动脉狭窄由动脉粥样硬化或大动脉炎引起,常有原发病的肾外表现,前者可出现脑卒中、冠心病及外周动脉粥样硬化,后者可出现无脉征。临床上往往表现为长期高血压突然加剧或急发性高血压发展迅速,呈恶性高血压症状,舒张压升高明显,常超过 110~120 mmHg,上腹部血管杂音,2/3 病例可于上腹部、肾区或背部闻及收缩期杂音,音调高,呈连续性。

四、检验诊断

肾动脉狭窄常出现肾血管性高血压。

1. 血 K^+ 测定

约 15%肾血管性高血压患者因血浆醛固酮增多而出现低血钾证。

2. 尿常规

轻度蛋白尿,少量红细胞及管型。

3. 血浆肾素活性测定

部分肾血管高血压患者肾素活性增高。肾素活性是肾性高血压诊断、治疗和估计预后的指标。肾素在分泌型肿瘤、肝硬化腹水、恶性高血压、肾血管性高血压及阿狄森病中增高。巴特氏综合征、Wilson 病和肾近球细胞瘤也可引起高醛固酮和高肾素,急性肾功能衰竭时肾素增高,经透析肾功能恢复后,肾素水平也随之下降。充血性心力衰竭,妊娠时也可见肾素升高,原发性醛固酮增多症肾素则降低。

4. 卡托普利试验

口服卡托普利 25~50 mg,测定服药前及服药 1 h 后外周血肾素活性,服药后肾素活性明显增高为阳性。

5. 两肾肾静脉血肾素活性测定

插导管分别取两侧静脉血测肾素活性,两侧肾素活性差别大时为阳性。

五、诊断和鉴别诊断

1. 诊断

年龄小于 30 岁(特别是女性)或大于 50 岁,突然发生中等或严重高血压,用一般降压药效果不佳,须考虑肾血管性高血压,诊断主要依靠下列 5 项检查,前 2 项检查为初筛检查,后 3 项检查为主要诊断手段,尤其是肾动脉造影常被认作诊断的"金指标"。

(1)超声检查:B 超检查能准确测定双肾大小,彩色多普勒超声检查观察肾动脉主干及肾内血流变化,从而提供肾动脉狭窄间接信息。

(2)放射性核素检查:仅做核素肾显像意义不大,阳性率极低。需作卡托普利肾显像试验(口服卡托普利 25~50 mg,比较服药前后肾显像结果)。肾动脉狭窄侧核素摄入减少,排泄延缓,从而提供间接诊断信息。

(3)MRI 或 CT 血管造影:能清除显示肾动脉及肾实质影响,并可三维成像。对诊断肾动脉狭窄敏感性及特异性均较高,不过它们有时会过度显示肾动脉狭窄程度,由于 CT 血管造影的造影剂对肾脏有一定的损害,故血清肌酐 $>221\,\mu mol/L$ 的肾功能不全患者不宜行此项检查,此时应选用 MRI 显像血管造影。

(4)肾动脉血管造影:需经皮插管至肾动脉进行选择性肾动脉造影,能准确显示肾动脉狭窄部位、范围、程度及侧支循环形成的情况,是诊断的"金标准"。肾功能不全患者应选用非离子化造影剂,造影完成后应输液、饮水,以减轻造影剂对肾脏损害。

(5)卡托普利试验:表现为肾血管性高血压患者,还应检查外周血肾素活性,并做卡托普利试验(口服卡托普利 25~50 mg,测定服药前及服药 1 h 后外周血肾素活性,服药后肾素活性明显增高为阳性)。有条件者还应做两侧肾静脉血肾素检查(分别插管至两侧肾静脉取血化验,两侧肾素活性差别大为阳性)。检测肾素不但能帮助诊断,还在一定程度上帮助预测疗效(肾素增高的单侧肾动脉狭窄患者,血管成形术后降血压疗效较好)。

2. 鉴别诊断

本病需与肾动脉栓塞和血栓形成等相关疾病鉴别。

(刘　多　孙　健)

第十二节　肾动脉栓塞和血栓形成

一、概述

肾动脉血栓和栓塞是指肾动脉主干及其分支的血栓或栓塞,可引起肾缺血及梗死。

二、病因

肾动脉栓塞的栓子主要来源于心脏(如心房纤颤或心肌梗死后附壁血栓、换瓣术后血栓、心房黏液瘤等),但也可来源于心脏外(如脂肪栓子、肿瘤栓子等)。肾动脉血栓可在肾动脉病变(如粥样硬化、炎症、动脉瘤等)或血液病变(凝固性增高)基础上发生,但更常见于动脉壁创伤(如经皮经腔肾动脉球囊扩张术)引起。

三、临床表现

临床症状及症状轻重主要取决于肾动脉阻塞程度及范围,肾动脉小分支阻塞可无症状,而主干或大分支阻塞却常诱发肾梗死,引起患者剧烈腰痛、脊肋角叩痛、高血压、蛋白尿及血尿、无尿,甚至急性肾衰竭。常伴有下肢远端栓塞,全身更广泛的栓塞可发生急性胰腺炎和胃肠出血等。

四、检验诊断

选择性肾动脉造影是肾动脉血栓和栓塞最直接又可靠的诊断手段,检验诊断项目偏少。

(1)尿常规:可出现蛋白尿及血尿,若双肾动脉广泛阻塞时,常致无尿及急性肾衰竭。

(2)血浆肾素活性测定:约60%患者可因肾缺血导致肾素释放出现高血压。

(3)细胞因子检测:血清 IL-2 水平降低,IL-8、、IL-18 水平升高。

五、诊断和鉴别诊断

1. 诊断

可疑病例应做放射性核素肾显影检查,若存在节段性肾灌注缺损(分支阻塞)或肾灌注完全缺如(肾动脉主干完全阻塞),则提示本病。最直接可靠的诊断手段仍为选择性肾动脉造影。

2. 鉴别诊断

本病需与小动脉性肾硬化症、肾静脉血栓形成等疾病相鉴别。

（刘　多　孙前进）

第十三节　小动脉性肾硬化症

一、概述

小动脉性肾硬化症系长期高血压或急骤发展的高血压引起肾小动脉弥漫性病变,导致肾功能恶化的疾病,按疾病的发展性质,本病可分为良性小动脉肾硬化症及恶性小动脉肾硬化症。

二、病因

本病继发于高血压,是全身动脉粥样硬化的一部分。良性小动脉肾硬化病程较长,一般病程 10～15 年,小部分患者(1%～8%)可能为恶性小动脉肾硬化,恶性小动脉肾硬化病程短,发展迅速,表现恶性高血压,肾功能急剧恶化,短期内进入肾功能衰竭。

该病临床上多见于 50 岁以上人群,是西方国家导致终末期肾衰竭的第 2 位疾病(约占 25%),我国的发病率也在逐年的提高。

三、临床表现

(1) 常有中等程度以上高血压及其他临床症状。

（2）可伴有心、脑、眼底动脉硬化及其表现。

（3）有轻度蛋白尿，其程度与高血压呈正相关。恶性高血压患者血尿明显（约1/5患者出现肉眼血尿），蛋白尿较多（约1/3患者出现大量蛋白尿）。

（4）良性小动脉性肾硬化后期可有夜尿，尿密度及尿渗透压降低，以致肾功能不全表现。恶性小动脉性肾硬化肾功能进行性恶化，常于发病数周至数月后出现少尿，进入终末期肾衰竭。

四、检验诊断

良性小动脉肾硬化症和恶性小动脉肾硬化症的检验诊断比较相近，且可检验项目不多。

（1）尿常规：良性小动脉肾硬化症时，呈轻度蛋白尿，有少量红细胞及管型。恶性小动脉肾硬化症时，出现血尿（约1/5患者出现肉眼血尿），蛋白尿（约1/3患者出现大量蛋白尿），管型尿及非感染性白细胞尿。

（2）24 h尿蛋白定量：良性小动脉肾硬化症时升高，但一般<1 g/d。

（3）肾功能检查：恶性小动脉肾硬化症时，尿素氮和肌酐进行性升高。

五、诊断和鉴别诊断

1. 诊断

可根据患者的年龄（多数在50岁以上）诊断良性小动脉肾硬化。长期高血压病史，伴有心脑动脉粥样硬化表现及眼底改变，结合临床有夜尿增多、轻度蛋白尿、伴肾功能（特别是肾小管功能）减退等症状来确定。X线检查、肾核素扫描、B超检查发现肾脏缩小有助于诊断。恶性肾小动脉肾硬化诊断主要依据短期内出现高血压，舒张压在110 mmHg以上，并伴有视力模糊、视神经乳盘水肿以及快速进行性肾衰竭。

2. 鉴别诊断

良性小动脉肾硬化主要应与慢性肾炎鉴别。其中高血压病史是很重要因素，先有长期高血压病史，后有蛋白尿，甚至肾脏损害，可诊断良性小动脉性肾硬化；相反，先有尿检异常、水肿，然后出现高血压，则慢性肾炎的可能性大。恶性小动脉肾硬化主要应与进行性肾小球肾炎和肾动脉梗死鉴别。急性肾小球肾炎多见于青壮年，血压升高程度相对较轻。心脏和视神经乳盘水肿改变不明显。肾动脉梗死常发生于有心脏病史者或心脏，大血管手术后，常有剧烈腰痛、体温升高等症状。

（刘　成　何浩明）

第十四节　肾静脉血栓形成

一、概述

肾静脉血栓形成是指肾脏静脉系统内（包括主干及其大小分支或同时在下腔静脉内）发生的血栓。

二、病因

肾静脉血栓常在下列情况下发生：① 血液高凝状态（如肾病综合征）；② 肾静脉受压，血流淤滞（如肿瘤、血肿压迫）；③ 肾静脉血管壁受损（如肿瘤侵犯）。临床上以肾病综合征并发肾静脉血栓最常见，据统计 20％～50％的肾病综合征患者（尤其是膜性肾病患者）并发肾静脉血栓。

三、临床表现

肾静脉血栓形成的临床表现取决于被阻塞肾静脉大小、血栓形成快慢、血流阻断程度及有无侧支循环形成等，约 3/4 肾病综合征患者并发肾静脉血栓形成（尤其是较小分支时）并无临床症状。按肾静脉阻塞的程度和形成快慢，可分为：① 急性完全型：多见于婴幼儿，主要表现为急性腰痛、发热、血白细胞计数升高、血尿、蛋白尿、少尿、水肿及急性肾衰竭等；② 慢性不完全型：好发于成年人，表现为慢性腰痛、血尿、蛋白尿，甚至出现肾病综合征。同时伴有下腔静脉血栓者，可见腹壁及下肢静脉的侧支循环。肾静脉血栓破裂、脱落可出现肺栓塞等症状。

四、检验诊断

肾静脉血栓形成的检验项目主要有凝血功能及高凝检查，确诊依靠选择性肾静脉造影检查。

（1）尿常规：出现血尿（镜下或肉眼血尿）及蛋白尿。

（2）肾功能检查：尿素氮和肌酐升高。

（3）出凝血及高凝检查：20％～50％肾病综合征并发肾静脉血栓形成，出现血液高凝状态。血浆凝血酶原时间和部分凝血活酶时间缩短，纤维蛋白原含量增多，凝血因子Ⅱ∶C、Ⅴ∶C、Ⅵ∶C、Ⅹ∶C、Ⅷ∶C、Ⅸ∶C、Ⅺ∶C、Ⅻ∶C 等活性增加，确诊肾静脉血栓形成必须依靠肾静脉造影检查，若发现血管腔内充盈缺损或静脉分支不显影即可确诊，老年人做 D-二聚体、VWF、FDP 检查。

五、诊断和鉴别诊断

1. 诊断

确诊肾静脉血栓形成必须依靠选择性肾静脉造影检查（包括数字减影血管造影），若发现静脉腔内充盈缺损或静脉分支不显影即可确诊。非创伤性影像学检查（如 MRI、CT 及多普勒超声）对发现肾静脉血栓形成欠敏感，仅对肾静脉主干大血栓诊断有一定帮助。

2. 鉴别诊断

本病需与小动脉性肾硬化症等疾病相鉴别。

（孙　健　刘　成）

第十五节　急性肾衰竭

一、概述

急性肾衰竭是肾脏本身或肾外原因引起的肾脏泌尿功能急剧降低，以致机体内环境出现严重紊乱的综合征。主要表现为少尿或无尿、氮质血症、高钾血症和代谢性酸中毒。一般而言，在短期内血清尿素氮（BUN）、血肌酐（Scr）迅速升高，每日 BUN 升高大于 3.57 mmol/L，及 Scr 升高大于 44.2 μmol/L 时应考虑为急性肾衰竭。

二、病因

急性肾衰竭有广义和狭义之分,广义的急性肾衰竭可分为肾前性、肾性和肾后性 3 类。狭义的急性肾衰竭是指急性肾小管坏死。

1. 肾前性

主要是指各种原因引起血容量绝对或相对不足而导致肾脏严重缺血、肾小球灌注不足、肾小球滤过率降低的一种情况,常见原因有心血管疾病,如急性心肌梗死、充血性心力衰竭、心包填塞等导致心输出量下降;感染性疾病,如细菌性败血症、中毒性菌痢、急性化脓性胆囊炎、急性胰腺炎等,引起感染性休克;失血性疾病,如消化道大出血、手术大出血、产后大出血等引起的失血性休克;药物或血清过敏引起的过敏性休克;大量脱水,如剧烈呕吐、腹泻等引起有效循环血容量不足,以上情况如得不到及时纠正,则可发展为急性肾小管坏死。

2. 肾后性

主要是由于急性尿路梗阻而引起,主要原因有结石、血块、肿瘤压迫、误扎双侧输尿管、磺胺及尿酸结晶、凝溶蛋白等。

3. 肾性

主要是由肾缺血或肾毒性物质引起。肾毒性物质,包括一些药物,如磺胺类药物、碘造影剂、氨基糖苷类抗生素、头孢第一或第二代抗生素等。以及一些生物毒素,如蛇毒、蜂毒等,在一定条件下都可以引起急性肾小管坏死。严重的肾缺血,如重度外伤、大面积烧伤、大量失血、重症感染,特别是合并休克者,易导致急性肾小管坏死。此外,血管内溶血释放出来的血红蛋白,以及肌肉大量创伤(如挤压伤、肌肉炎症)时释放的肌红蛋白,通过肾脏排泄,可损害肾小管而引起急性肾小管坏死。原发性肾小球疾病,如急进性肾炎、肺出血肾炎综合征、急性间质性肾炎、溶血性尿毒症综合征,肾血管疾病,如肾动脉粥样梗死、肾静脉血栓形成、恶性肾小球硬化症等均可引起急性肾衰竭。

三、临床表现

急性肾衰竭患者多数既往无肾脏病史,但病因明确,如严重创伤、外科术后、重度感染、缺血征、产科合并症、严重呕吐腹泻、循环功能不良或用肾毒性药物等导致肾血流量不足或肾毒性损害等原因。除原发病的临床表现外,绝大多数呈少尿型急性肾小管坏死,典型的临床表现可分3期。

1. 起始期

此期患者常有导致急性肾小管坏死(ATN)发生的病因。例如,低血压、缺血、严重感染和使用肾毒性药物等,但尚未发生明显的肾实质损害。此阶段如果纠正病因,往往可以避免急性肾衰竭的发生。但随着肾小管上皮发生明显损伤,GFR下降,临床上急性肾衰竭综合征的表现变得越来越明显,则进入维持期。

2. 维持期

又称少尿期。典型病程为7～14天,但也可短至几天,长至4～6周。患者可出现少尿($<400\,ml/24\,h$)。但也有些患者少尿不明显,尿量在$400\,ml/24\,h$以上,被称为非少尿型急性肾衰竭。非少尿型急性肾衰竭的患者病情大多较轻,预后较好。然而,不论尿量是否减少,随着肾功能的减退,临床上均可出现一系列尿毒症表现。该期急性肾衰竭主要有以下表现。

(1) 水、电解质和酸碱平衡紊乱可表现为代谢性酸中毒:这主要是因为肾排酸能力减低,同时又因急性肾衰竭合并高分解代谢状态,使酸性产物明显增多所致;另可出现高钾血症,除肾排泄减少外,酸中毒、组织分解过快也是主要原因。严重创伤、烧伤等所致横纹肌溶解引起的急性肾衰竭,有时每日血钾上升$1.0～2.0\,mmol/L$以上;再有低钠血症,主要是由水滞留过多引起的。此外,还可有低钙、高磷血症,但远不如慢性肾衰竭时明显。

(2) 全身并发症:由于急性肾衰竭(ARF)所致的病理生理改变和尿毒症毒素作用,可引起各系统的临床表现,出现食欲缺乏、恶心、呕吐、腹胀、腹泻等,严重者可发生消化道出血。过度容量负荷可出现呼吸困难、咳嗽、憋气、胸痛、心动失常及心肌病变,严重者还可出现意识障碍、躁动、瞻望、抽搐、昏迷等尿毒症症状。

3. 恢复期

该期肾小管细胞再生、修复,肾小管完整性恢复。肾小球滤过率逐渐恢复正常或接近正常范围。少尿型患者开始出现利尿,可有多尿表现,每日尿量可达$3\,000～5\,000\,ml$,或更多。通常持续1～3周,继而再恢复正常。与肾小球滤过率相比,肾小管上皮细胞功能(溶质和水的重吸收)的恢复相对延迟,常需数月后才恢复。少数患者可最终遗留不同程度的肾脏结构和功能缺陷。

四、检验诊断

（1）尿量：正常人尿量为 $1\,000\sim2\,000$ ml/24 h，平均 $1\,500$ ml。24 h 尿量少于 400 ml 或每小时尿量持续少于 17 ml 称为少尿；24 h 尿量小于 100 ml 称为无尿。多于 $2\,500$ ml/24 h 称为多尿。

（2）尿常规：pH$<$7.0，尿蛋白定性"＋～＋＋"或以上，呈小管性蛋白尿；尿密度$<$1.014 甚至固定在 1.010 左右；尿沉渣镜检可见粗大颗粒管型，少数红细胞及白细胞。

（3）尿渗透压：急性肾衰竭患者常因肾小管功能损害出现低密度尿及低渗透压尿，尿渗透压$<$350 mmol/(kg·H_2O)。

（4）尿钠：正常情况下，滤过钠 99.9％被重吸收，急性肾衰竭时，尿钠排泄增多，常超过 $40\sim60$ mmol/L，至少不低于 30 mmol/L，尿钠测定的重要意义是了解是否有大量盐损失，确定摄入量是否足够，并协助术后电解质的监测，协助判断呕吐，严重腹泻，肾衰竭患者的电解质平衡。

（5）血常规：红细胞，血红蛋白均下降，白细胞计数增多，血小板计数减少。

（6）血电解质：血钾多大于 5.5 mmol/L，部分可正常或偏低，血镁、血磷增高，血钠正常或降低。

（7）二氧化碳结合力：二氧化碳结合力可作为评价血液酸碱平衡的指标。减低可见于各种原因引起的酸中毒及代谢性碱中毒；增高见于各种原因引起的碱中毒及代偿性酸中毒。

（8）血清尿素氮/血肌酐：血清尿素氮/血肌酐升高。但氮质血症不能单独作为诊断依据。因肾功能正常时，消化道大出血患者尿素氮也可以升高。血肌酐升高，血清尿素氮/血肌酐$\leqslant$10 是重要诊断依据。

（9）钠排泄分数（FENa）：FENa（％）$>$2，FENa（％）是鉴别肾前性氮质血症和急性肾小管坏死的敏感指标。肾前性氮质血症 FENa（％）$<$1，急性肾小管坏死 FENa（％）$>$2，前者重吸收钠加强，使 FENa（％）甚至降至 0.1，后者往往超过 3。

（10）自由水清除率：正常值为-30，负值越大，肾功能越好；越接近 0，肾功能损害越严重。$-30\sim-25$，说明肾功能已开始有变化，$-25\sim-15$ 说明肾功能轻、中度损害，$-15\sim0$ 说明肾功能严重损害。自由水清除率（CH_2O）指单位时间内（1 min 或 1 h）从血浆中清除到尿中的不含溶质的水量，目前认为 CH_2O 能更准确地反映肾脏的浓缩功能，该法有助于早期诊断。

五、诊断和鉴别诊断

1. 诊断

根据原发病因,肾功能急速进行性减退,结合相应临床表现和实验室检查,对诊断并不困难。

2. 鉴别诊断

(1)急性肾衰竭与肾前性少尿鉴别:根据病史及补液试验,血尿生化检查有助于鉴别。

(2)急性肾衰竭与慢性肾衰竭鉴别:通常根据各种疾病具有的特殊病史,临床表现,化验异常及对药物治疗的反应可做出鉴别诊断。肾活检常可帮助鉴别。

(刘 成 刘 多)

第十六节 慢性肾衰竭

一、概述

慢性肾衰竭(CRF)是发生在各种原发或继发性肾脏疾病的基础上,肾功能逐渐消退,直至衰竭,而出现的机体内环境紊乱的综合征。根据肾功能损伤的程度,临床上可分为 4 个阶段。肾储备能力下降期:GFR 减少至正常的 $50\%\sim80\%$(临床上常用内生肌酐清除率代表 GFR),血肌酐 Scr 正常,一般无临床症状。氮质血症期:GFR 减少至正常的 $25\%\sim50\%$,Scr 高于正常,但小于 450 $\mu mol/L$,可有多尿、夜尿增多、轻度贫血等症状;肾衰竭期:GFR 减少至正常的 $10\%\sim25\%$,Scr 显著升高,($450\sim707$ $\mu mol/L$),贫血较明显,夜尿增多及水、电解质紊乱,代谢性酸中毒,并可有轻度胃肠道,心血管和中枢神经系统症状。尿毒症期:GFR 减少至正常的 10% 以下,Scr 大于 707 $\mu mol/L$ 以上,肾衰竭的临床表现和血生化异常非常明显。

二、病因

慢性肾衰竭病因很广,各种肾脏疾病的晚期均可发生,常见病因有以下几类:

① 慢性肾小球肾炎；② 肾小管—间质性肾炎，如慢性肾盂肾炎、药物性肾病等；③ 继发于系统性肾病，如狼疮性肾炎；④ 代谢性疾病，如糖尿病、痛风等；⑤ 慢性尿路梗阻；⑥ 先天性肾脏病，如多囊肾、遗传性肾病等，此外，肾血管疾病在中老年中也非常多见。在我国，慢性肾小球肾炎时最常见的原因，占总发病率的 50% ～ 70%，而在西方国家，糖尿病肾病、高血压良性肾小球动脉粥样硬化分别占第 1 位、第 2 位，慢性肾小球肾炎相对较少。

三、临床表现

1. 胃肠道表现

为此病最早，最常见的临床症状，食欲缺乏是最早表现。尿毒症患者常有恶心、呕吐、腹泻、舌炎、口有尿臭味。消化道出血也很常见，多由于胃黏膜糜烂或消化性溃疡。

2. 精神神经系统表现

疲乏、失眠、注意力不集中是慢性肾衰的早期症状之一。其后会出现性格改变、抑郁等，尿毒症患者出现精神异常，对外界反应淡漠、谵妄、昏迷等。晚期常有周围神经病变，患者可有肢体麻木、烧灼感或疼痛感，不安腿综合征，肌无力，最常见的是肢端袜套样分布的感觉丧失。

3. 心血管系统表现

① 高血压：80% ～ 90% 多是由于水钠潴留，血容量增加引起，5% ～ 10% 是由于肾素-血管紧张素-醛固酮活性增高引起。② 心力衰竭是常见的死因之一，其原因大多与水钠潴留及高血压有关。也有部分患者与尿毒症心肌病有关。③ 严重者可出现尿毒症性心肌炎，心包积液多为血性。④ 动脉粥样硬化，进展迅速，是由高脂血症和高血压所致。

4. 造血系统表现

贫血为常见症状，主要原因是肾产生促红细胞生成素减少。此外，铁的摄入减少，叶酸的缺乏，体内蛋白质的缺乏，透析过程中的失血，红细胞生成时间缩短，毒素对骨髓的抑制等也是重要原因。晚期患者多有出血倾向。尿毒症患者容易发生感染，白细胞计数正常或轻度减少，但粒细胞和淋巴细胞相对减少。

5. 呼吸系统表现

严重酸中毒时呼吸深长，呼出的气体有尿味，尿毒症毒素可引起尿毒症肺炎，由于肺泡毛细血管通透性增加,引起肺充血。

6. 皮肤表现

皮肤瘙痒是常见症状,可能与在皮肤和神经末梢的沉积,以及继发性甲旁亢有关。尿毒症患者面部肤色较深并萎黄,有轻度水肿感,称为尿毒症面容。

7. 肾性骨营养不良症

是尿毒症骨骼改变的总称,包括纤维囊性骨炎、肾性骨软化症、骨质疏松症、肾性骨硬化症等。可引起骨痛、自发性骨折,临床上有症状者不足 10%,肾性骨营养不良与继发性甲状旁腺功能亢进、活性维生素 D 合成障碍、营养不良、铅中毒、慢性酸中毒有关。此外,长期透析可引起动力缺失性骨病和透析相关性淀粉样变骨病,后者可能是由于 β_2-微球蛋白淀粉样变沉积于骨所致。

8. 免疫系统机能低下

易继发感染,常见的感染是肺部和尿路感染。估计患者发热程度时需注意。尿毒症患者基础代谢率下降,患者体温低于正常人 1℃。

9. 电解质和酸碱平衡紊乱

① 低钠血症和钠潴留,尿毒症患者对钠的调节功能差,容易产生低钠血症。反之,钠的摄入过多,则会潴留在体内,引起水肿、高血压,严重者易发生心力衰竭。② 钾的平衡失调,大多数患者的血钾正常,一直到尿毒症时才会发生高钾血症,主要见于摄入钾增加、输库血、酸中毒,应用抑制肾排钾药物,如血管紧张素转换酶抑制剂或血管紧张素受体阻滞剂、保钾利尿剂等。③ 低钙血症和高磷血症升高等,造成钙磷在全身多系统广泛沉积,$1,25(OH)_2D_3$ 生成障碍等,都会使血钙减少。高血磷和低血钙刺激甲状旁腺,引起继发性甲状旁腺功能亢进。④ 代谢性酸中毒:尿毒症患者都有轻重不等的代谢性酸中毒,与酸性代谢多如潴留,肾小管生成氨排泌氢离子功能减退有关,如二氧化碳结合力<13.5 mmol/L,则可有较明显症状,患者疲乏软弱,呼吸深而长,甚至进入昏迷状态。

四、检验诊断

1. 尿常规

尿常规的改变可因基础病因不同而有所差异,可有蛋白尿、红细胞、白细胞或管型,也可以改变不明显,尿蛋白多在"＋～＋＋＋"之间,尿密度多在 1.018 以下,尿毒症时固定在 1.010～1.012 之间。夜间尿量多于日间尿量。尿沉渣检查,可见红细胞、白细胞、上皮细胞及颗粒管型,也可有蜡样管型。

2. 24 h 尿蛋白定量

正常人 24 h 尿中蛋白≤150 mg/24 h,尿液中蛋白质含量超过 150 mg/24 h 称为蛋白尿。适合于《成人和儿童的指南》,大多数情况下,用尿试纸可用于发现和监测成人和儿童蛋白尿。通常不需要收集 24 h 尿或夜间尿用于发现和监测成人和儿童蛋白尿,最好检测一次晨尿。任意尿也可以用于检查,大多数情况下用尿试纸检测尿蛋白,如患者尿试纸检查蛋白阳性(+以上),应在 3 个月内用定量方法确定是否有蛋白尿(尿蛋白/尿肌酐),尿清蛋白/尿肌酐,1～2 周内,患者两次或两次以上定量阳性,应被诊断为持续性蛋白尿。慢性肾脏病患者检查尿蛋白应使用定量方法。

3. 尿渗透压

① 尿渗透压增高:高热、脱水等所致肾前性少尿、葡萄糖尿等;② 尿渗透压降低:可见肾小管及间质损伤,如急慢性肾衰竭等,尿崩症、慢性肾衰竭患者常因肾小管功能损害出现低密度尿及低渗透压尿。

4. 血常规

血红蛋白一般在 80 g/L 以下或 40～60 g/L,终末期可降至 20～30 g/L,可伴有血小板计数降低或白细胞计数偏高,白细胞计数正常,血小板计数正常或降低,但功能下降。

5. 血肾功能

血清尿素氮、血肌酐增高。由于血清尿素氮水平受多种因素影响,特别与摄入蛋白质有关。不能单独成为衡量肾功能损害轻重的指标。血肌酐水平一般比较稳定,老年人、肌肉减少的患者,其水平偏低,应结合临床估计。

6. 血电解质

血钙<2.0 mmol/L,血磷>1.7 mmol/L。

7. 总蛋白和清蛋白测定

总蛋白可正常或降低<62 g/L,白蛋白<30 g/L。

8. 血气分析

晚期常有 pH 下降,AB、SB 及 BE 均降低,PCO_2 呈代偿性降低。

9. 其他指标

慢性肾衰发展到尿毒症时,其并发症检测指标发生变化,PTH 升高、血脂异常、出凝血延长、血尿酸增高、糖耐量减退等。

10. 肾小球滤过率(GFR)

GFR 是直接反映肾脏滤过功能,确诊 GFR 分期的主要依据。20 世纪 80 年代,同位素法被公认为 GFR 的《金标准》,但其因放射性污染、价格、设备等因素,很大程度限制了临床的使用范围,目前血肌酐(Scr)仍是应用最广泛的肾功能检测指标,但灵敏度较低。血清肌酐水平不应单独作为评价肾功能的指标,用收集 24 h 尿方法测定 GFR 不方便,易出现标本收集误差,但价值也不是很大。

11. 清蛋白/血肌酐

尿蛋白/血肌酐比值>45 mg/mmol 或清蛋白/肌酐比值>30 mg/mmol 时可考虑尿蛋白为阳性。对尿蛋白阳性患者应通过分析晨尿样本除外体位性蛋白尿,1～2 周内有 2 次以上尿蛋白阳性者(尿蛋白/血肌酐>100 mg/mmol)应考虑进行肾活检。

12. 胱抑素 C

胱抑素 C 是一种由 120 个氨基酸组成,相对分子质量为 13 000,人的胱抑素 C 基因片段位于 20 号染色体上,其基因序列在大多数组织中能稳定表达,无组织特异性,人体几乎所有的有核细胞均可产生胱抑素 C,且生成速度稳定,不受炎症、饮食、体重及肝功能变化的影响。

血清胱抑素 C 是一个比较接近理想的反映肾小球滤过功能是内源性标志物,胱抑素 C 可经肾小球自由滤过,在近端肾小管上皮细胞分泌,肾脏是唯一清除循环中胱抑素 C 的器官,机体产生胱抑素 C 速率也相当恒定,胱抑素 C 是较血清肌酐有更高的敏感性和特异性,较为理想的反映 GFR 的内源性标志物。

五、诊断和鉴别诊断

1. 诊断

慢性肾衰竭的诊断不难,过去病史不详的,有时需要与急性肾衰竭相鉴别,贫血、尿毒症面容、高磷血症、低钙血症、血甲状旁腺浓度升高、双肾缩小,支持本病诊断。严重贫血者应与消化道肿瘤,血液系统疾病相鉴别。此外,还应重视对原发病及肾功能恶化的诱发因素鉴别,判定肾功能损害程度。

2. 鉴别诊断

(1)基础疾病的诊断,早期较易,主要是肾脏影像学检查和肾活检危险性较小,诊断意义较大。晚期则较难,但一些疾病仍然有治疗价值。如狼疮性肾炎、肾结核、缺血性肾病、止痛剂肾病、高钙肾病等。

（2）寻找促使肾衰竭的恶化因素：① 血容量不足，常见于有钠水丢失的患者；② 感染：常见呼吸和尿路感染；③ 尿路梗阻，最常见为尿路结石；④ 心力衰竭和严重心律失常；⑤ 肾毒性药物，如使用氨基糖苷类抗生素，X 线造影剂等；⑥ 急性应激状态，如严重烧伤、大手术；⑦ 高血压，如恶性高血压或高血压的降压过快过剧；⑧ 低钙血症、高磷血症或转移性钙化。

（史伟峰　孙　健）

第十七节　泌尿系统细菌感染

一、概述

　　泌尿系感染是尿液中致病微生物繁殖并侵犯泌尿系的任何部位（包括肾脏、输尿管、膀胱、尿道及前列腺）所引起的疾病。主要分为上尿路感染和下尿路感染。上尿路感染主要是指肾盂肾炎、肾脓肿、输尿管炎；下尿路感染主要是指膀胱炎、尿道炎。肾盂肾炎指肾盂及肾间质内的致病微生物引起的急性或慢性炎症，在尿路梗阻、免疫缺陷、糖尿病、败血症等情况下，易出现肾脓肿和肾周脓肿等严重的泌尿系感染及并发症。膀胱炎指感染局部局限于膀胱浅表黏膜的炎症。泌尿系感染的病原体主要是细菌，也可为真菌、衣原体、支原体、寄生虫和病毒等。

二、病因

　　最常见的致病菌是肠道革兰阴性杆菌，其中大肠埃希菌最为常见，占 70% 以上，其他依次是变形杆菌、克雷伯杆菌、产气杆菌、沙雷杆菌。产碱杆菌、粪链球菌、铜绿假单胞菌、葡萄球菌、革兰阳性菌少见，只占 5% 以下。致病菌常为一种，少数为 2 种以上细菌混合感染。男女发病率之比 1∶10。有症状的尿路感染，以生育年龄的已婚女性最常见，这与性生活有关，已婚女性发病率为 5%，未婚少女发病率为 2%，孕妇菌尿征发病率为 7%，男性 50 岁以后因前列腺肥大才较易发生尿路感染，老年男女尿路感染的发病率可达 10%～12%，多表现为无症状细菌尿，长期卧床的患者留置尿管超过 3 天，90% 以上可出现菌尿征。

三、临床表现

1. 急性膀胱炎

占尿路感染的 60%，多由上行感染引起，一般由膀胱三角区和后尿道炎症刺激所致，同时伴有急性尿道炎，主要表现为尿路刺激症状（尿频、尿急、尿痛），及排尿不适。部分患者排尿终末有中下腹痛。一般无明显全身感染症状，常有白细胞尿，偶有血尿（镜下血尿或肉眼血尿）。

2. 急性肾盂肾炎

急性起病，主要临床表现是：① 尿路刺激症状。② 全身感染性症状：包括寒战、发热、乏力、头痛、食欲缺乏、恶心、呕吐、血白细胞计数总数升高等。血培养可能阳性，可发生败血症。③ 局部症状，常有腰痛、脊肋区叩击痛及压痛，一般无高血压及氮质血症。肾浓缩功能下降，治疗后可恢复正常，伴有尿路刺激症状伴真菌尿患者中，还有 50%～70% 感染局部在膀胱，还有 30%～50% 患者存在隐匿性的上尿路感染。因此，对于单纯表现下尿路感染的患者，也要警惕隐匿性的上尿路感染。

3. 无症状细菌尿

又称为隐匿性菌尿，患者有细菌尿而无任何尿路感染症状，细菌尿可来自膀胱或肾。多见于孕妇、老人、留置尿管和使用尿道器械患者，故产前检查应重视尿细菌定量培养，无症状细菌尿不会影响老人的寿命。

四、检验诊断

1. 尿常规

为临床上常用的检测项目。常规检查包括颜色、透明度、密度、酸碱度、分析物化学反应、尿沉渣显微镜形态学几个组成部分。

（1）外观：尿路感染时尿色可清或浑浊，极少数<5% 有肉眼血尿。脓尿时可呈灰白色云雾状浑浊，由于尿液外观影响因素众多，诊断意义有限。

（2）急性尿路感染时尿中可有蛋白，多属黏蛋白，慢性肾盂肾炎时尿蛋白量可增多，一般不超过 1 g/24 h，尿亚硝酸盐还原试验在大肠埃希菌等细菌感染时可呈阳性反应，从而提示细菌存在。但革兰阳性球菌和假单胞菌感染时，由于不能还原硝酸盐而呈阴性结果,尿路感染时由于中性粒细胞增加,干化学法以白细胞酯酶法检测可呈假阳性结果,潜血标本在血尿标本中可呈阳性反应,但放置过久的血尿标本中呈阳性反应,但也会因细菌过氧化酶污染或肌红蛋白尿等因素造成假阳性反应。

(3) 显微镜检查:当尿沉渣白细胞数量>5 个/HPF 时,提示存在泌尿系统炎症,需注意的是:许多其他疾病影响肾功能时,也会影响尿液中白细胞数量的增多,而碱性尿或低渗尿由于白细胞破坏导致无法检出,故无白细胞检出也不能排除尿路感染。当尿沉渣 RBC>3 个/HPF 时,称为镜下血尿,可见于半数以上急性尿路感染者,管型尿仅见于肾盂肾炎患者,尤其是白细胞管型对诊断有很大帮助。

2. 尿液细菌培养

在正常情况下从肾脏排泌至膀胱的尿液是无菌的,由于前尿道及尿道口有大量细菌寄居。膀胱中的尿液经尿道排出体外时,可受污染而在培养时出现阳性结果,导尿法收集尿液也可能将细菌带入膀胱。因此,对不同方法获取尿液标本培养结果需进行正确的评价,才能指导临床合理治疗。一般认为,清洁中段尿标本中单种细菌菌落计数达到一定标准才会有诊断意义。

3. 尿涂片细菌检查

在正常情况下,清洁中段尿涂片为阴性或每高倍视野细菌数少于 10 个。如果细菌数为 15~30 个/HPF,提示尿培养菌落数大于 10^5 CFU/ml。对于已经使用抗生素的病例,尿培养结果可为阴性,尿涂片细菌检查操作方便,设备简单,适用于大规模筛选之用。

4. 血常规

急性肾盂肾炎时血中白细胞计数可升高。

5. 细胞因子检测

血 IL - 6、IL - 8 可升高。

6. 尿抗体包裹性细菌

用免疫荧光分析证实来自肾脏的细菌包裹性抗体。可广泛应用与上下尿路感染的定位诊断,其准确性约 83%,但在某些前列腺炎,膀胱炎及大量蛋白尿时可出现假阳性的结果。

7. 尿酶测定

约有 25%的肾盂肾炎患者尿中乳酸脱氢酶高于下尿路感染者。肾盂肾炎时尿中的 N-乙酰-β-D 氨基葡萄糖甘酶高于下尿路感染者,因酶存在于肾小管的上皮细胞内,迄今对于应用于泌尿道感染定位诊断的尿酶的研究仍在研究中。

8. 尿 β_2-微球蛋白

有助于鉴别上下尿路感染,上尿路感染易影响肾小管对分子蛋白质的再吸收,尿 β_2-微球蛋白升高,而下尿路感染尿 β_2-微球蛋白不会升高。

9. 肾功能

通常有肾小管功能减退,可有尿钠、尿钾排除增多,代谢性酸中毒,尿少时血钾可增高。晚期出现肾小管功能障碍,血 BUN、SCr 增高,并可导致尿毒症。

10. 氯化三苯四氮唑试验

本试验阳性率可达 80%~90%,假阳性率为 3%~4%,革兰阳性球菌阳性率低,但当菌数>10^7 CFU/ml 时,也大多可获得阳性结果。本试验中,一部分亚硝酸盐试验阴性的菌尿可显示阳性。需注意的是本试验对葡萄球菌、变形杆菌和铜绿假单胞菌可能出现阴性的结果。

五、诊断和鉴别诊断

1. 诊断

常不能依靠临床症状和体征来确诊,主要靠实验室检查,特别是尿细菌学检查。凡是有真性细菌尿者,均可诊断尿路感染。临床表现为膀胱炎患者,约 1/3 是肾盂肾炎,故不能依靠症状和体征定位。临床上如患者发热>38℃有明显肋脊角疼痛和叩痛,血白细胞计数增加者可诊断为肾盂肾炎。但不少肾盂肾炎没有上述典型表现,妇女如仅有膀胱炎症状患者,可先进行 3 天抗菌疗法,如能治愈,则常为膀胱炎,如复发,则多为肾盂肾炎。

复发性感染存在下列情况下出现的尿路感染:① 尿路结构异常,如梗阻、多囊肾、结石、留置尿管等。② 尿路功能异常,如脊髓损伤、糖尿病或多发性硬化引起的神经源性膀胱。③ 肾实质性损害。④ 患者免疫力低下时,如患有糖尿病、艾滋病等。复发性尿路感染多为肾盂肾炎,严重者可发生败血症,可发展为严重的肾损害,非复发性尿路感染常见于妇女,多为反复发作的急性膀胱炎,亦可为急性肾盂肾炎,极少发生慢性肾盂肾炎,一般不会导致永久性肾损害。

2. 鉴别诊断

(1) 慢性肾盂肾炎:慢性肾盂肾炎的诊断,影像学检查须有局灶粗糙肾皮质瘢痕,伴有相应肾盏变形。否则即使尿路感染病史很长,亦不能诊断本病。常有一般慢性间质性肾炎的表现,并有间歇的尿路感染发作病史。

(2)肾结核:尿频、尿急、尿痛更突出,一般抗菌药物治疗无效。晨尿培养结核杆菌阳性,尿沉渣可找到抗酸杆菌,普通细菌培养结果阴性,结核菌素试验阳性,血清结核菌抗体检测阳性。静脉肾盂造影可发现肾结核 X 线征,部分患者可有肺、附睾等肾外结核,可资鉴别。注意肾结核常与尿路感染并存,经抗菌药物治疗后,仍有尿路感染症状或尿沉渣异常者,应高度怀疑肾结核的可能性。

(3)尿道综合征:患者虽有尿频、尿急、尿痛的症状,但多次检查均无真性细菌尿。尿道综合征可分为:① 感染性尿道综合征最常见,患者尿液中有白细胞,是一种性病,患者常有不洁性交史,由沙眼衣原体、淋球菌或单纯疱疹病毒引起;② 非感染性尿道综合征:较少见,无白细胞尿,病原体检查阴性,可能是焦虑性精神状态所致。

(杨海燕　何浩明)

第十八节　泌尿系统真菌感染

一、概述

真菌性尿路感染可分为原发性真菌感染和机会性真菌感染。原发性真菌感染多发于细胞介导免疫缺陷的患者;机会性真菌感染多发于各种原因所致的吞噬功能障碍患者,包括代谢不良、慢性消耗性疾病,激素或免疫抑制剂治疗。近年来,由于长期或大量应用广谱抗生素而并发男女真菌尿路感染的病例越来越多。

二、病因

人体暴露于受污染的环境而感染,原发性真菌感染的常见的病原菌有皮炎芽生菌、组织胞质菌等;机会性真菌感染包括曲霉菌、隐球菌或念珠菌、球拟酵母菌等感染,罕见的真菌感染有地丝菌、青霉菌、芽生菌等感染。其中白色念珠菌感染最常见。真菌性泌尿系统感染,其发生率约占尿路感染的 60%,以女性多见,男女比例为 1∶4。

三、临床表现

患者可无症状或仅有脓尿,也可呈典型尿路感染表现。系统性真菌感染者常有发热、寒战等全身症状,分以下几种临床类型。

1. 肾盂肾炎型

临床表现与细菌性肾盂肾炎相似,可表现为急性或慢性,主要有两种形式:① 多发性肾皮质脓肿;② 集合管或乳头弥散性真菌浸润,可伴有乳头坏死。两种形式常同时出现,常伴真菌球形成。

2. 膀胱炎型

主要症状有尿频、尿急、尿痛、尿液混性或血尿,偶有气尿(尿中念珠菌对尿中糖发酵产气所致),有时在膀胱内可见大的真菌球,肉芽肿形成。

3. 输尿管梗阻型

由真菌球引起,真菌球移行至输尿管,可发生肾绞痛,若双侧输尿管完全梗阻则出现无尿、肾盂积液等。

4. 肾乳头坏死型

临床表现同一侧肾乳头坏死,由于乳头坏死脱落,静脉肾盂造影(IVP)可见多个不规则的小空洞。

5. 瘘管型

皮炎芽生菌、组织胞质菌、新型隐球菌尿路感染,可出现膀胱结肠瘘管、尿路皮肤瘘管。

四、检验诊断

1. 尿常规

在未经离心的清洁尿标本中平均每高倍视野有 1 个真菌以上,即相当于定量培养 $>10^4$ CFU/ml。另外,念珠菌以酵母菌和真菌丝两种形式存在于尿中。有人认为真菌丝存在即意味着入侵,但对这种说法有争议。

2. 尿路培养

清洁尿中段尿菌落计数在 10^4 CFU/ml 以上,导尿标本菌落计数在 10^3 CFU/ml 以上者即有诊断价值,但有人认为凡在导尿标本培养真菌阳性者均可认为是感染。

3. 其他

血清抗念珠菌抗体(血清沉淀素、凝集素等)的测定有助于诊断,肾念珠菌感染的患者血清沉淀素的阳性率为 83%,但有约 10% 的假阳性。

五、诊断和鉴别诊断

1. 诊断

主要依据临床表现,反复血尿标本培养结果。凡存在真菌感染的易感因素(如长期使用抗生素或免疫抑制剂治疗、糖尿病、老年人等),尿路刺激征明显,存在气尿或尿中白细胞增多,而细菌培养结果阴性时,均应怀疑真菌性尿路感染存在,男性的清洁中段尿标本或女性导尿标本中,凡真菌培养阳性都意味着尿路真菌感染,导尿标本 $\geqslant 10^3$ CFU/ml 或新鲜尿镜检 10 个视野平均 1~3/HPF 可诊断。血液查抗念珠菌抗体滴度持续升高达 1:320 以上也可诊断。

2. 鉴别诊断

本病需与其他细菌性泌尿系统感染者相鉴别。

(李兰亚　刘忠伦)

第十九节　前　列　腺　炎

一、概述

前列腺炎是一组临床综合征,主要表现为尿道灼烧感、尿频、尿痛、尿不尽以及尿滴沥。有时尿流变细、无力,有会阴、耻骨上、腹股沟、腰骶区的疼痛或不适。

二、病因

目前认为前列腺炎并非单一疾病,而有几个不同类型的疾病总称,它们的病因、临床表现各不相同。目前一般应用的前列腺综合征分类即把前列腺炎分为:Ⅰ型:急性细菌性前列腺炎;Ⅱ型:慢性细菌性前列腺炎;Ⅲ型:慢性非细菌性前列腺炎/慢性骨盆疼痛综合征,这一型又可进一步分为ⅢA型(炎症性的慢性骨盆疼痛综合征)和ⅢB型(非炎症性的慢性骨盆疼痛综合征);Ⅳ型:无症状性炎性前列腺炎。

前列腺炎常见于青、中年,很少累及青春期前的儿童。前列腺炎与前列腺增生、前列腺癌并称为前列腺三大疾病,调查结果显示前列腺炎患者门诊就诊数量远高于后两者,发病率即流行率为5%~8%。

三、临床表现

1. 急性细菌性前列腺炎

表现比较典型,突发高热,寒战乏力,突然发病时全身症状可掩盖局部症状,局部可有尿频、尿急、尿痛、尿道灼烧感、排尿不畅,严重时可有急性尿潴留发生。直肠指诊可以发现前列腺肿胀,触痛明显,腺体坚韧不规则,前列腺液有大量白细胞,但需要注意的是急性期原则上不作前列腺按摩,以免发生菌血症或脓毒血症,因为急性前列腺炎通常会伴发急性膀胱炎,可以进行尿培养检查了解致病菌。

2. 慢性前列腺炎

包括慢性细菌性前列腺炎和慢性非细菌性前列腺炎以及前列腺痛。患者之间临床表现各不相同。主要症状是尿频、尿急、尿痛,耻骨上、会阴部疼痛不适,可有浑身不适、腰部酸痛、疲乏,不少患者排尿后或排便后有白色分泌物从尿道口流出,合并精囊炎时可有血精,不少患者还有性功能减退,勃起功能障碍,慢性细菌性前列腺炎和慢性非细菌性前列腺炎在临床表现上有很多相似之处,两者前列腺按摩液中白细胞会增多,但非细菌性前列腺炎患者前列腺细菌培养结果为阴性,前列腺痛患者前列腺按摩液白细胞正常。

四、检验诊断

1. 尿常规

急性前列腺炎时,若有细菌感染,细菌产氨可使尿液 pH 升高,某些革兰阴性杆菌感染引起的前列腺炎可见亚硝酸盐阳性,急慢性前列腺炎可见尿白细胞计数升高,只是急性前列腺炎尿中白细胞计数升高更为显著,甚至出血可见红细胞,血行感染之前列腺炎则尿液检查可能正常。

2. 前列腺液常规

前列腺炎常伴有前列腺液检查异常,若为急性感染性前列腺液,为避免按摩引起感染扩散,不做前列腺液检查。前列腺有炎症时前列腺液呈减少甚至无液可采,颜色可呈黄色或红色,有点变浑浊,黏稠度增高。患者可见红细胞,但精囊炎、结核、结石、恶性肿瘤或按摩手法过重,也可使前列腺液中出现红细胞;前列腺炎时,白细胞增多且聚集成簇;炎症严重时,可见大量脓细胞团块并使前列腺液异常黏稠;若炎症好转,白细胞会减少。但白细胞的增多也可能是假象,前列腺按摩液中大量白细胞可能来自尿道疾病(尿道炎、尿道狭窄、湿疣和憩室),健康男性在性交和射精后数小时,前列腺液中白细胞数也可增多;前列腺炎时,可见卵磷脂小体减少,分布不均或聚集成堆,炎症严重时卵磷脂小体消失;前列腺炎时,前列腺颗粒细胞可增多至 10 倍,但正常老年人也可见颗粒细胞增多。前列腺液检查若见到滴虫,即可诊断为滴虫性前列腺炎;染色若见嗜酸性粒细胞增多,可能为过敏性或变态反应性前列腺炎。

3. 血常规

前列腺急性感染时,白细胞计数总数升高,中性粒细胞百分数增高。慢性前列腺炎一般不会引起血系的显著变化。

4. 前列腺特异性抗原(PSA)与游离 PSA(fPSA)

PSA 是前列腺癌的诊断与疗效的参考指标,但前列腺炎可见血清 PSA 升高(通常<8.0 μg/L)。PSA 的半衰期为 2~3 天,一般在治疗 3~6 周后可恢复正常。

5. 前列腺液或尿液病原体检查

几乎所有的急性前列腺炎,约 5% 的慢性前列腺炎由病原体感染引起。若能检出病原体或病原体抗体,可以对因治疗,提高疗效。

6. 尿液和前列腺液分段定位培养

该方法是诊断慢性前列腺炎的"金标准",由于该法存在有假阳性和假阴性,现已不常用。目前可进行前列腺液 L 型细菌培养,厌氧菌培养,对临床的诊断和治疗具有很大的临床价值。

7. 前列腺液锌含量测定

前列腺炎时,前列腺锌浓度降低,而前列腺增生锌浓度也降低,但不显著,而前列腺癌时锌浓度显著升高。

8. 前列腺液免疫球蛋白

慢性前列腺炎可见 IgG 和 IgA 升高,如果是细菌性前列腺炎时升高更显著;

IgM 可在炎症初期或急性感染时升高,随后下降。

9. 前列腺液乳酸脱氢酶(LDH)

LDH 有 5 种同工酶,分别为 $LDH_1 \sim LDH_5$,其中 LDH_5/LDH_1 可作为反映上皮细胞损伤程度的参考指标: $LDH_5/LDH_1 < 1$。

10. 内毒素

鲎试验。该方法是一种定性试验,较培养法更加敏感、特异。慢性前列腺炎和非炎症性慢性骨盆疼痛综合征患者,前列腺液或按摩后尿液中内毒素浓度明显升高。该法可作为培养阴性患者诊断病因的补充手段。

五、诊断和鉴别诊断

1. 诊断

急性细菌性前列腺炎有典型的症状,直肠指诊前列腺肿胀、压痛,局部温度升高,形成脓肿时有波动感,诊断并不困难。慢性细菌性前列腺炎诊断依据主要有反复尿路感染的病史,前列腺液中持续有致病菌存在,前列腺液检查可见白细胞>10个/HPF,卵磷脂小体减少。

2. 鉴别诊断

慢性细菌性前列腺炎与慢性非细菌性前列腺炎的鉴别依靠前列腺液的细菌培养,慢性细菌性前列腺炎细菌培养结果多为阳性,ⅢA 型(炎症性的慢性骨盆疼痛综合征),前列腺液检查有致病菌,白细胞>10个/HPF;ⅢB 型(非炎症性的慢性骨盆疼痛综合征)或前列腺癌,前列腺液检查无致病菌,白细胞<10个/HPF。

(刘忠伦　何浩明)

第二十节　前列腺增生

一、概述

良性前列腺增生是引起中老年男性排尿障碍的最为常见的一种良性疾病,主要表现为组织学上的前列腺间质和腺体成分的增生。解剖学上的前列腺增大和膀胱出口梗阻症状。这三者之间不存在明显的相关性,而且一般前列腺增生患者也不同时具有以上特征。

二、病因

目前,前列腺增生症的病因尚不十分明了,但流行病学资料提示前列腺增生与男性老年化有关,前列腺增生必须同时具备年龄的增长和有功能的睾丸两个条件。老年化对人的影响十分复杂;而与前列腺相关的最重要的器官是睾丸,其分泌的雄激素以维持前列腺的生长,结构和功能的完整。临床实践证实青春期切除睾丸,前列腺不发育。

前列腺增生与体内雄激素及雌激素的平衡失调关系密切。睾酮是男性主要的雄激素,目前研究发现睾酮是通过 5α-还原酶的作用转化成双氢睾酮后对前列腺产生作用的,双氢睾酮是雄激素刺激前列腺增生的活性激素,已有研究发现增生的前列腺组织中双氢睾酮的含量明显高于正常前列腺组织。但是目前对雄激素引起的前列腺增生的机制尚不清楚,多数学者认为与间质及上皮细胞的增殖和凋亡的平衡性受破坏有关。雄激素对前列腺增生亦有一定的影响。

三、临床表现

前列腺增生症的症状是随病理改变而逐渐出现的,患者在 50 岁以上出现症状,症状的严重程度与前列腺大小不成比例,而与梗阻程度及是否存在感染有关,主要表现有膀胱刺激症状、梗阻症状和并发症。

1. 主要症状

(1) 尿频、尿急:前列腺增生早期最常见的症状是尿频,且逐渐加重,尤其是夜尿次数增多。

(2) 进行性排尿困难:排尿困难是前列腺增生最重要的症状,主要表现为排尿缓慢、费力、尿线细小、射程短、尿流沥、排尿不尽等。

(3) 尿失禁:当梗阻加重到一定程度,膀胱过度充盈致使少量尿液从尿道流出称为充盈性尿失禁。

(4) 急性尿潴留:前列腺增生的任何阶段,如受凉、饮酒、劳累等诱因而引起腺体及膀胱颈部充血水肿时,即可发生急性尿潴留。患者膀胱极度膨胀,下腹部疼痛,不能排尿。

2. 并发症

（1）血尿：前列腺增生致使前列腺表面静脉曲张，是老年男性血尿最常见的原因之一。

（2）泌尿系感染：前列腺增生造成下尿路梗阻后极易造成泌尿系感染，尤其是残余尿出现时，感染机会更高。

（3）膀胱结石：长期下尿路梗阻，特别是残余尿的增多，尿液中的结晶在膀胱内蓄积，加之常并发泌尿系感染等多种因素，促使膀胱结石形成。

（4）肾功能损伤：多为前列腺增生晚期症状，表现为食欲缺乏、贫血、水肿等。因此，老年男性出现不明原因的肾功能不全症状，应首先排除前列腺增生。

四、检验诊断

1. 尿常规

尿常规可以确定下尿路症状患者是否有血尿和蛋白尿、脓尿及糖尿等。前列腺增生患者尿常规检查一般正常，有时膀胱梗阻可发生镜下血尿和肉眼血尿，若合并感染，可见白细胞升高，pH 升高，亚硝酸盐阳性，尿蛋白阳性。

2. 血常规

前列腺增生患者血常规检查一般正常，若合并感染，则引起血系的改变，白细胞计数升高，中性粒细胞升高，若长期严重尿梗阻引起尿毒症，则会出现贫血。

3. 肾功能

肾功能在前列腺增生早中期时一般正常，若有严重尿梗阻或梗阻时间较长，则可导致肾积水，肾功能不全。此时肾功能检查可见血 BUN、Ccr 水平升高。

4. PSA

前列腺增生可见血清 PSA 升高，但前列腺癌、前列腺炎、泌尿系感染、前列腺穿刺、急性尿潴留、留置导尿、直肠指诊及前列腺按摩等均可导致血清 PSA 值升高，血清 PSA 作为一种危险因素可以预测前列腺增生的临床进展，从而指导治疗方法的选择。

五、诊断和鉴别诊断

1. 诊断

根据患者的症状，诊断前列腺增生并不困难，一般需作以下检查：

（1）直肠指诊：是简单而重要的诊断方法。如检查肛门括约肌张力（区别神经源性膀胱功能障碍）和前列腺情况，注意前列腺大小，中央沟是否消失，有无结节，前列腺硬度，有无压痛等。前列腺增生时首先表现在前列腺中央沟变浅或消失。根据这点可以对前列腺增生作出初步诊断。如发现前列腺有可疑硬结，应进行 B 超引导下的系统活检以除外前列腺癌。

（2）B超：B超能了解前列腺的形态、结构，测定前列腺的体积，残余尿量，还可以发现早期前列腺癌并行 B 超引导下的前列腺系统活检。经直肠超声测定前列腺体积都较腹部途径准确，目前已普遍采用。

（3）尿流率：为尿动力学检查中一种无创伤性检查，要求患者排尿量在 150 ml 以上，最重要的参考为最大尿流率 Q_{max}，$Q_{max} \geqslant 15$ ml/s 为正常，$Q_{max} < 10$ ml/s 常作为手术指征之一，尿流率也是前列腺增生患者治疗前后比较的最佳评估参考之一。

（4）尿动力学：此项检查通过压力流率曲线分析逼尿肌功能以及判断是否存在膀胱颈口梗阻。此项检查对于鉴别排尿困难是由膀胱颈口梗阻引起还是神经源性膀胱功能障碍有重要意义。特别是对于考虑手术治疗的患者，此项检查有重要意义。

（5）膀胱镜检查：膀胱镜检查并不是前列腺增生症患者诊断所必经的检查。但需根据前列腺的形态大小决定是否行尿道前列腺电切除术（TURP），有血尿或膀胱结石时需要了解是否经尿道气压弹道碎石时应行膀胱镜检查。

（6）血 PSA：是前列腺癌的重要筛查指标，患者 PSA>4.0 ng/ml，应考虑前列腺癌的可能，但 PSA 的影响因素较多，前列腺增生也可导致血 PSA 升高。

（7）血 BUN、Ccr 测定：能了解肾功能的状态。

（8）其他：尿常规检查可了解有无泌尿系感染。尿动力检查可用于手术疗效评估，还可作为与某些神经源性的排尿障碍鉴别手段。

2. 鉴别诊断

（1）神经源性膀胱功能障碍：临床表现上与前列腺增生非常相似，主要表现为排尿困难、残余尿增多、肾积水、肾功能下降，但患者前列腺一般不大，患者常有中枢或周围神经系统损害的病史，尿动力检查可以明确诊断。

（2）前列腺癌：前列腺增生患者有并发前列腺癌的可能。因此，临床上对前列腺增生患者进行前列腺癌筛选是有必要的。如前列腺直肠指诊触及硬结，或血清 PSA 升高，或经直肠 B 超检查发现前列腺内可疑低回声病灶，应进行直肠前列腺活组织检查。

（3）膀胱颈梗阻：发病年龄较轻，一般在 40～50 岁，尿动力学检查存在膀胱出口梗阻，但是直肠指诊或 B 超检查无前列腺增生大，一般由慢性炎症性病变引起，膀胱镜检查可以鉴别。

（刘　多　刘　成）

第二十一节　前　列　腺　癌

一、概述

前列腺癌为世界上常见的男性恶性肿瘤之一，在美国前列腺癌发病率居男性肿瘤之首，死亡率仅次于肺癌。在我国，前列腺癌发病率远低于欧洲国家，但随着人的寿命的延长，发病率也有逐渐上升的趋势。

二、病因

前列腺癌的病因仍不十分明确，但研究证明与激素、遗传、饮食等有密切关系，前列腺组织的正常生长以及功能的维持依靠睾酮和双氢睾酮，在青少年阶段切除睾丸者不会发生前列腺癌。提示前列腺癌的发生与性激素有密切关系。近期研究也指出脂肪摄入多，尤其是动物脂肪摄入与前列腺癌的发生有高度相关性，前列腺癌患者兄弟患病的可能性比正常人高 3 倍，提示前列腺癌的发生与遗传有一定关系。

三、临床表现

早期前列腺癌无明显的临床表现，常在直肠指诊或前列腺增生手术后病理检查被发现，其临床表现缺乏特异性，主要有 3 个方面。

1. 膀胱出口梗阻症状

膀胱出口梗阻是前列腺癌最常见的症状，主要症状有夜尿增多，尿频，尿不尽，尿线变细，严重时可以发生尿潴留等，常常与前列腺增生引起的症状相类似，但病程进展一般较快,有时缺乏进行性发展的过程,但前列腺癌和前列腺增生同时发生,因此膀胱出口梗阻不具有特异性。

2. 局部浸润症状

前列腺癌在腺体内或向外生长都会产生相应的症状,向尿道生长会出现血尿,尿痛等症状,侵犯尿道外括约肌可表现为尿失禁,累及包膜外的血管神经束会出现性功能障碍;精囊侵犯不常见,可以表现为血精,侵犯膀胱三角区可引起上尿路积水,严重时可发展成肾衰竭。

3. 转移症状

前列腺癌远处转移最为常见的是骨转移以骨盆和腰椎最常见,常表现为转移部位的骨痛,病理性骨折也有一定的发生比例。前列腺癌的淋巴转移的发生率很高,但尚难以发现,只有在转移淋巴结增大压迫相应器官或引起输尿管梗阻、水肿、腰痛、下肢淋巴结水肿时才发现。前列腺癌转移至淋巴结和骨以外的器官比较少见,但一旦发现即提示肿瘤转移广泛,预后不良。

四、检验诊断

1. 血常规

晚期前列腺癌患者血红蛋白下降,红细胞计数减少。

2. 尿常规

镜检可见红细胞增多,通常为镜下血尿,亦可发现尿脱落细胞,甚至癌细胞。

3. 前列腺液检查

患者前列腺液中可见红细胞,如发现癌细胞,诊断准确率较高。

4. 血睾酮

血清睾酮水平的高低与临床前列腺癌的发生不相关,但在治疗后,血清睾酮水平明显下降,临床上常用于前列腺癌治疗过程检测。

5. 前列腺酸性磷酸酶

酸性磷酸酶是溶酶体的标志酶,在前列腺组织中及其活性较其他组织高出100~1 000倍,可作为前列腺癌的辅助诊断,伴骨转移时升高明显,未转移的可正常或轻度升高,已转移的患者血清酸性磷酸酶活力可达正常人的几十倍,但前列腺肥大、胃癌、结肠癌、甲状腺癌、肾癌、卵巢癌、霍奇金病、多发性骨髓瘤患者血清酸性磷酸酶也可有中度升高。

6. 血清 PSA

(1) 血清总 PSA：PSA 是组织特异性抗原,而非癌特异性抗原,在许多非前列腺组织及体液中也存在,如乳腺、羊水、胎盘等;良性前列腺增生、前列腺炎、急性尿潴留以及前列腺的相关各种检查均可以引起 PSA 水平的增高,并且 PSA 的增高大多在 4.0～10.0 ng/ml。此外,早期局限性前列腺癌时血清 PSA 可不升高,目前,PSA>4.0 ng/ml 就可以进行活检,但由于受取材部位的影响,阳性率只有 1/3,重复检查可再增加 10%～20% 的阳性率。

血清 PSA 还可以作为前列腺癌根治术后的病情监测,放疗前后的病情检测和雄激素去除治疗期间病情检测的有效指标。

PSA 对前列腺组织有特异性,但对前列腺癌并无特异性,各种良性前列腺病变如前列腺增生,亦可出现 PSA 升高,为了将前列腺癌和前列腺良性病变区分开来,近年来在此基础上应用了其一些指标,特别是当血清 PSA 为 4.0～10.0 ng/ml 时,对前列腺癌的诊断有较大帮助。

(2) 血清游离 PSA(fPSA)和游离 PSA/总 PSA 比值(fPSA/tPSA)：血清总 PSA 在 4.0～10.0 ng/ml 时,利用 fPSA/tPSA 比值可以提高前列腺癌的检出率和检出特异性。前列腺癌的 fPSA/tPSA 比值低于前列腺增生。

(3) PSA 密度(PSAD)：良性前列腺增生可引起 PSA 水平增高,临床检测 PSA 在 4.0～10.0 ng/ml 时,往往多为前列腺增生,因为前列腺增生在人群中的发病率远高于前列腺癌。一般认为当 PSAD>0.15 时,前列腺癌的危险性增加。

(4) PSA 变化速率(PSAV)：临床研究表明,PSA 变化速率超过每年 0.75 ng/ml 的患者中,可发现 47% 患前列腺癌。需注意的是,血清 PSA 浓度可受多种因素影响,特别是 PSA 升高和前列腺的创伤有关,常规的直肠指诊,前列腺按摩,前列腺活检,膀胱镜操作,留置导尿等均可使 PSA 明显升高,故血清 PSA 测定应在前列腺操作前或操作后至少 1 周进行,前列腺活检后则需等待更长时间。

(5) 前列腺移行带特异性抗原密度：前列腺增生患者中 PSA 升高主要是因为移行带体积增大,导致该区产生过量的 PSA,而前列腺癌往往发生于外周带,故前列腺移行带体积无明显增大,理论上说 PSA 值相同时,前列腺癌患者的 PSAT 值比前列腺增生患者高。

(6) 根据血清中 PSA 水平对前列腺癌转移的早期诊断,一般采用 RT－PCR 法测定,PSAmRNA 和 DD_3 mRNA 正常人一般均为阴性,前列腺癌为阳性。

五、诊断和鉴别诊断

1. 诊断

前列腺癌诊断应包括直肠指诊,经直肠 B 超和血清 PSA 检测等。进一步的确诊需进行前列腺组织学检查,转移灶需要通过全身骨扫描,MRI 等检查。直肠指诊联合 PSA 检查是目前公认的早期发现前列腺癌的最佳方法。

(1) 直肠指诊:大多数前列腺癌起源于外周带,70%的前列腺癌可以通过指诊摸到前列腺结节,一般质地较硬。直肠指诊对于前列腺癌的早期诊断与分期有重要价值。50 岁以上有下尿路症状的男性每年至少进行一次直肠指诊作为筛查前列腺癌的主要方法之一。考虑直肠指诊可以影响 PSA 值,应该在血 PSA 测定后进行。

(2) B 超检查:经直肠 B 超检查在诊断前列腺癌方面相对于传统的经腹 B 超存在优势,可以发现肿瘤为低回声,超声检查的诊断准确率明显高于直肠指诊。并且可以检测前列腺癌是否穿透包膜,超声引导下的前列腺穿刺活检是目前采用的最普通的前列腺活检方法。

(3) MRI:可以检查前列腺包膜的完整性,判断是否侵犯前列腺周围组织,而且对于检测前列腺癌的盆腔淋巴结转移有其特殊的优势。

(4) 血清 PSA:PSA 可以作为前列腺癌筛查、早期诊断、疗效评价、预后判断的指标。但 PSA 是前列腺特异性抗原而不是前列腺癌特异性抗原,在前列腺增生,前列腺炎等情况下也可以升高。

(5) 全身骨扫描:前列腺癌最常见的远处转移是骨转移,一旦确诊前列腺癌,应该进行全身骨扫描,有助于前列腺癌准确的临床分期。

(6) 前列腺穿刺活检:是确诊前列腺癌必需的,一般行多点穿刺检查。

2. 鉴别诊断

膀胱颈口梗阻症状是前列腺癌的主要表现,需要与其他引起膀胱颈口梗阻症状的疾病鉴别。

(1) 前列腺增生:前列腺增生患者有并发前列腺癌的可能,因此临床中对前列腺增生患者进行前列腺癌筛选检查是必要的,如前列腺直肠指诊触及硬块或血清 PSA 升高,或经直肠 B 超检查发现前列腺内可疑低回声病灶,应进行经直肠前列腺活组织检查。

(2) 膀胱颈梗阻:发病年龄较轻,一般在 40～50 岁,尿动力学检查存在膀胱出口梗阻,但是直肠指诊或 B 超检查无前列腺增大以及硬结,PSA 不升高。

(刘 成 史伟峰)

第二十二节 泌尿系统结石

一、概述

尿路结石是肾结石、输尿管结石、膀胱结石和尿道结石的总称,为常见的泌尿外科疾病之一,其原因很复杂,目前仍不明了。尿路结石多数原发于肾脏和膀胱,输尿管结石往往继发于肾结石,尿路结石往往是膀胱内结石随尿流排出受阻所致。尿结石的发病率男性高于女性,肾与输尿管结石多见于 20～40 岁的青壮年,膀胱和尿道结石多发生在 10 岁以下儿童和 50 岁以上的老年患者。

二、病因

1. 内在因素

尿石发病有明显的个体差异,不同种族,年龄发病情况也不同,有家庭发病倾向。在美国,黑种人发病率低,白种人发病率高,70 岁白种人男性有尿结石者达 1/8,尿石发病男女比例为 3/1。有报告 5％的肾结石患者有家族病史,家族性肾小管酸中毒者 70％有肾结石,肾钙沉着症,胱氨酸尿,黄嘌呤尿,二羟腺嘌呤尿都与遗传有关,可以出现结石。有人认为尿石发病可能与环境有关,尿石患者的配偶尿钙排泄也增加,主要与饮食有关,尿石的高发年龄为 20～40 岁,大部分患者 20 多岁发病。

2. 外在因素

(1) 地区性分布:我国尿石发病率有明显的地区差异,南方高于北方,尿石症所占的比例最低的是黑龙江,最高的是贵州,相差 20 多倍。

(2) 饮食:食物和营养对尿石的形成有巨大影响。营养不良容易发生小儿膀胱结石,肾输尿管结石多发于发达国家成年人。目前,我国已很少见到营养不良所致的膀胱结石,膀胱结石可能见于偏食儿童,我国常见的膀胱结石是老年良性前列腺增生致尿路梗阻而引起。食糖消耗在尿石高发区比低发区高几倍到几十倍,我国广东东莞地区食糖多者,发生尿石危险性也增加,饮水多可以减少尿石的发生。

（3）气候：干热缺水是尿石的诱因，结石容易在夏季发病，高温出汗，尿浓缩，增加了尿结晶的形成，尤其是尿酸，胱氨酸结晶。

（4）职业：通常情况，尿石患者办公室行政人员多于体力劳动者。宇航员失重情况下因高尿钙，低枸橼酸尿，尿 pH 下降，尿容量小易发生尿石。

3. 尿液改变

（1）尿中形成结石的物质排出增多：如尿中钙，草酸，尿酸的排出增加。痛风，尿持续酸性，慢性腹泻及有些利尿剂使尿酸排出增加，长期卧床，甲状旁腺机能亢进，特发性高尿钙症使尿钙排出增加；草酸肠道吸收增加，内源合成增加可致高草酸尿症。

（2）尿酸碱度改变：酸性尿易形成尿酸结石和胱氨酸结晶，碱性尿易形成磷酸铵镁及磷酸钙结石。

（3）尿量减少：可使尿中形成结石的物质浓度增高。

（4）尿中枸橼酸，镁，焦磷酸盐，酸性黏多糖，肾钙素等抑制晶体形成和聚集的物质减少。

（5）尿路感染：使尿的基质增加，促进晶体黏附。

4. 解剖结构异常

尿路的梗阻，狭窄，憩室可使尿中的晶体或基质沉积，如继发细菌感染，脓块可能成为结石的核心，而且炎症产生的有机物质可破坏尿中的晶体，胶体的平衡，更有利于结石的形成。

三、临床表现

1. 上尿路结石

肾和输尿管结石又称上尿路结石，主要症状是与活动有关的疼痛和血尿，其程度与结石的大小，部位，活动及有无损伤，感染和梗阻等有关，一般肾盂内较大的结石，如鹿角状结石，因活动度小常无明显的临床症状，而较小的阵阵疼痛可为钝痛或绞痛，部位为脊肋部，腰部或腹部，可为间歇性或持续性疼痛。发作时可仅为腰部不适或胀痛，活动和劳累后可诱发和加重。肾绞痛为一种刀剖样剧痛，常伴有大汗，恶心，呕吐和腹胀。疼痛放射的部位因结石梗阻部位不同而不同；肾盂输尿管联结处或上段输尿管梗阻时，疼痛可放射至同侧睾丸或阴囊和大腿内侧；输尿管中段梗阻时，疼痛反射至中下段，右侧易和急性阑尾炎混淆；结石位于输尿管膀胱全段或输尿管开口处,常伴有尿频尿急及尿道和阴茎头部放射痛,肾绞痛体检时常有肋脊角压痛,肾区叩痛。

通常患者都有肉眼和镜下血尿,后者多见,有时活动后的镜下血尿是上尿路结石唯一的临床表现,血尿的程度和结石对黏膜的损伤程度有关。

上尿路结石可引起梗阻或感染,梗阻引起肾积水,体检可及增大的肾脏。感染如急性肾盂肾炎或肾积脓时,可出现畏寒,发热,疼痛进一步加重。

双侧上尿路结石可引起完全性梗阻或孤立上尿路完全梗阻,可导致无尿,肾衰竭。

2. 下尿路结石

包括膀胱结石和尿道结石。膀胱结石典型的症状为排尿突然中断,疼痛放射至远端尿道及阴茎头部,伴排尿困难和膀胱刺激症状。小儿常用受搓拉阴茎,跑跳及改变排尿姿势缓解疼痛,继续排尿。由于排尿费力,腹压增加可伴有脱肛。常伴有终末血尿,并发感染时膀胱刺激症状加重,并有脓尿。

尿道结石典型症状为排尿困难,点滴状排尿,尿痛,严重的可发生急性尿潴留及会阴部剧痛。

四、检验诊断

尿路结石主要由晶体和基质两类物质组成,晶体成分占了绝大部分,基质主要来源于尿中黏蛋白。结石以晶体成分来命名,如草酸钙结石,尿酸结石等。对患者血液,尿液中就结石成分的分析为样本结石成因以及结石的防治提供线索和依据。

1. 尿常规

多数患者有镜下血尿,合并感染时,尿中白细胞增多。新鲜尿液沉渣检查有时可发现草酸钙,磷酸钙,尿酸或胱氨酸结晶。尿 pH 改变对肾结石的形成有重要影响。尿 pH 降低有利于尿酸结石和胱氨酸结石形成;而 pH 升高有利于磷酸钙结石(pH＞6.6)和磷酸铵镁结石(pH＞7.2)形成。远端肾小管酸中毒时,尿 pH 通常会大于 6.0。从尿中排出的各种结晶、盐类成分,是健康人尿中常见的正常成分一般无临床意义,但如果伴有大量红细胞,又有腰痛或膀胱刺激症状,多为结石指征。非晶形尿酸盐和磷酸盐一般无重要意义,但碱性尿中大量三联磷酸盐析出。有时可形成尿道阻塞并可形成结石。总的来说,尿中若出现不明结晶物,首先要予重视,结合患者情况,对结晶形态及溶解特性等进行检查,并进一步做化学确证试验搞清结晶成分。

2. 血钙

血钙浓度增高,常见于甲状旁腺功能亢进,维生素 D 增多症,多发性骨髓瘤,代谢性骨病等。

3. 血无机磷

甲状旁腺功能亢进患者肾小管重吸收磷受抑制,尿磷排泄增多,血磷常见减低,血钙增高,尿钙排泄增加,易形成结石。

4. 血尿酸

由于高尿酸血症常伴有尿中尿酸排出增加,因而可形成尿酸结石,另外,尿酸是含钙结石,特别是草酸钙结石形成的危险因素之一。一则尿酸或其钠、铵盐结晶本身就能异质成核,使含钙晶体取向附生,二则尿酸能降低葡胺聚糖对草酸钙晶体的抑制活性,从而促成了它的生长和聚集。血尿酸可用来计算成石概率,以判断结石倾向和复发倾向。

5. 血甲状旁腺

甲状旁腺素有溶骨作用,并可促进肾远曲小管对钙的重吸收,使血钙升高,常伴尿钙升高,约 55% 的甲状旁腺功能亢进者会发生肾结石。

6. 氯化铵试验

按每千克体重给予口服氯化铵 0.1 g,3 h 后,每小时测尿 pH,共 5 次。任何一次尿 pH 不能降至 5.5 以下则有诊断价值。氯化铵试验用于辅助诊断远端肾小管酸中毒,酸中毒时肾小管重吸收枸橼酸盐增加导致低枸橼酸尿,促使结石形成。另一方面,酸中毒使尿液呈碱性,碱性尿利于钙盐沉积于肾髓质,形成肾髓质钙化或结石。

7. 24 h 尿钙定量

低钙饮食时 <3.75 mmol/24 h;一般饮食时 <6.25 mmol/24 h;高钙饮食时可达 10 mmol/24 h。泌尿系结石大部分为含钙结石,尿钙过高是形成结石的重要因素。引起尿高钙的疾病很多,与尿石症关系密切的是伴高血钙的原发性甲状旁腺功能亢进和不伴高血钙的肾小管酸中毒,髓质海绵肾和特发性高钙尿。

8. 24 h 尿磷

正常人为 12.9~42.0 mmol/24 h,尿中无机磷排泄增加,使得磷酸氢盐易形成结晶,诱发或直接参与结石形成。

9. 24 h 尿草酸测定

正常人为 91~456 μmol/24 h,草酸是形成含钙结石的重要因素,尿中草酸主要为内生的,其中 20%～40% 来自维生素 C,从食物中直接摄取的只占 10%～15%。尿草酸增高是草酸钙结石最重要的原因之一。目前 24 h 尿液分析又是测定草酸是否升高的唯一方法。

10. 24 h 尿尿酸测定

正常人为 2.4～4.1 mmol/24 h,尿尿酸过高易形成尿酸结晶,是尿酸结石及部分含钙结石的重要原因之一。

11. 24 h 尿镁测定

正常人 3.0～5.0 mmol/24 h,镁能预防结石形成,低于正常值时易形成结石。

12. 24 h 尿枸橼酸

肾小管酸中毒或尿路感染患者往往尿枸橼酸低,故可用作辅助诊断,从而找出含钙结石的病因,作为疗效的监测手段。枸橼酸能与钙结合形成可溶性络合物,降低钙石盐饱和度,抑制其成核生长。因此,低枸橼酸尿能促使钙石形成。尿枸橼酸一方面可用作综合指标推断成石倾向,另一方面还可以发现特发性低枸橼酸尿患者,这些患者用枸橼酸钾治疗,往往能取得成功。

13. 24 h 尿胱氨酸测定

正常人为 83～830 μmol/24 h。胱氨酸尿症是一种先天性代谢性疾病,尿中可出现胱氨酸结晶,易引起尿路复发性胱氨酸结石,胱氨酸尿时该值高于参考值,杂合子胱氨酸尿症患者每日尿胱氨酸排量小于 3 320 μmol,而纯合子每日尿胱氨酸多大于 3 320 μmol。

14. 24 h 尿酸性黏多糖测定

正常人<50 cpc 单位/gScv,酸性黏多糖是结石中的基质成分排泄过多有助于结石形成。

15. 结石成分分析

可以采用结石化学成分粗略定性分析,结石的 X 线衍射分析,结石的红外光谱分析,结石的扫描电子显微镜分析,结石的偏光显微镜观察,结石的光谱半定量分析,以上方法各有长处和短处,搞结石研究人员可根据本单位的实际情况进行选择。

五、诊断和鉴别诊断

1. 诊断

根据病史和体征以及实验室的相关检测指标,诊断并不困难。

2. 鉴别诊断

（1）上尿路结石：与活动有关的疼痛和血尿，尤其是典型的肾绞痛发作有助于此病的诊断确立。询问病史要注意了解有无形成结石的原发病因和影响因素，如：饮食、药物、感染、活动水平、系统性疾病、遗传、解剖异常及手术史等，并应问清楚发作时的情况，确认疼痛发作及其放射的部位等。体检主要是排除其他可引起腹部疼痛的疾病如急性阑尾炎、异位妊娠，卵巢囊肿扭转，急性胆囊炎，肾盂肾炎等，疼痛发作时肾区的叩击痛。B超检查：结石表现为特殊的声影，可发现平片不能显示的小结石和阴性结石，并评价肾积水情况和肾皮质的厚度，并了解腹部及盆腔的情况，利于鉴别诊断。X线：确定结石的部位，特点及解剖形态，泌尿系平片可发现95%以上的结石，排泄性尿路造影可以评价结石所致的肾结构和功能的改变，有无引起结石的尿路解剖异常；逆行尿路造影往往在其他方法不能确定结石的部位或结石以下尿路病情不明时采用，CT扫描能发现以上检查不能显示的或较小的结石，并了解较多的结石以外的信息，更有利于鉴别诊断。放射性核素肾显像：评价治疗前后的肾功能及恢复情况。内镜检查：输尿管镜、肾镜、膀胱镜检查在平片无结石显示而IVP显示有充盈缺损时采用，可明确诊断。

（2）下尿路结石：根据典型的临床表现，B超、X线检查结果，必要时行膀胱镜检查可诊断膀胱结石，B超检查简便有效，结石表现为特殊的声影，并随体位变换而移动，膀胱镜检查最可靠，并可发现膀胱内其他问题。尿道结石：前尿道结石可通过仔细的扪诊发现，直肠指诊可触及后尿道结石，X线片能见结石阴影，尿道镜可直接观察到结石。

（刘　成　史伟峰）

第二十三节　泌尿系统结核

一、概述

泌尿系统结核是全身结核病的一部分，其中最重要的是肾结核。肾结核大多继发于肺结核，结核杆菌经血行进入肾脏，形成结核病灶。随着肾结核病的发展，细菌随尿液下行，向输尿管、膀胱、尿道播散，还可延及生殖系统，临床表现取决于病变范围和各部位继发结核病变的严重程度，最常见的症状出现在膀胱。

二、病因

肾结核好发于 20～40 岁的青壮年,男多于女,约 90％为单侧性。肾结核由结核杆菌引起,大多数继发于肺结核,也可继发于骨关节、消化道结核。

三、临床表现

肾结核症状主要表现在膀胱,而非肾本身症状。早期仅有尿液检查上的异常,如尿呈酸性,可见少量蛋白和红细胞、白细胞等。无明显临床症状和影像学改变,随着病变进展,临床上才出现多种症状。

1. 尿频、尿急、尿痛

尿频、尿急、尿痛是肾结核的典型表现之一。尿频常是最早出现的临床症状,初期因结核杆菌刺激膀胱引起,后来由于膀胱本身发生结核病变出现溃疡及膀胱炎引起,尿频加重并可以出现尿急、尿痛。晚期,膀胱挛缩,尿频可以进一步加重。

2. 血尿

血尿是肾结核的另一重要表现,多为终末血尿,结核病变侵犯血管出现肉眼及显微镜下血尿。血尿一般在膀胱刺激症状之后发生,但有的血尿为初发症状者。

3. 脓尿

脓尿是肾结核的常见症状,肾结核患者均有不同程度的脓尿,严重者尿呈米汤样,显微镜下可以见到大量脓细胞。

4. 腰痛和肿块

仅少数患者肾脏破坏严重发生结核性肾积脓或有肾周围炎,或当血块、干酪样物质堵塞输尿管时,可引起腰部钝痛或绞痛,肾区可触及肿大的肾脏并有压痛,这些并不多见。较大肾积脓或巨大肾积水,在就诊时作为肿物被发现。

5. 男性生殖系统结核

男性肾结核患者有 50％～70％伴发生殖系统结核。临床上最明显表现为附睾结核,输精管结核时输精管可有“串珠样”改变。

6. 全身症状

大多不明显,但在晚期或并有其他器官活动性结核时,患者常有发热、盗汗、消瘦、贫血、乏力、食欲缺乏和血沉加快等全身结核中毒症状。严重的双肾结核或合并对侧肾积水时,尚可出现贫血、水肿、恶心、呕吐等慢性肾功能不全症状,甚至突然发生血尿。

四、检验诊断

泌尿系统结核的诊断包括临床诊断、病原体诊断和病理诊断,故在病理方面的诊断难以做到,因此应重视临床诊断与病原体诊断。结核病的实验室检查是发现病原体的主要手段,是结核病的诊断和确定化疗方案的重要依据,是考核疗效、评价治疗效果的可靠标准。

1. 血沉(ESR)

活动性结核病患者血沉常常加快,可作为与其他肾脏疾病鉴别诊断的指标之一,随着病情的好转、康复而逐渐恢复正常,可根据血沉动态变化来判断结核病情的发展过程及临床治疗的疗效。但血沉是一种非特异性指标,受生理因素的影响,急性炎症、风湿活动期、红斑狼疮、多发性骨髓瘤、贫血和肿瘤等,血沉均会加快。高球蛋白血症、重金属中毒等情况,血沉亦会加快。

2. 尿常规

早期肾结核患者往往无任何临床症状,只有在尿液检查时发现异常,尿液呈酸性,有少量蛋白、红细胞和白细胞。血尿是肾结核的重要症状,发生率为50%～60%,其中肉眼血尿约占10%,多在尿频、尿急、尿痛等膀胱刺激症状发生后出现,部分患者血尿也可是最初的症状。肾结核患者一般均有不同程度的脓尿,显微镜镜检尿内可见大量脓细胞,严重者尿呈米汤样,也可混有血液,呈脓血尿。肾结核患者治疗期间应定期做尿常规检查,以观察治疗效果。

3. 血 BUN

泌尿系统结核患者出现肾功能损害时血中 BUN 水平升高,血 BUN 检测是肾脏滤过功能的敏感指标,肾功能下降时,在血 Ccr 发生明显变化前,血 BUN 通常会升高,其增高的程度与肾脏功能受损程度成正比,故对病情判断和预后检测有重要意义。

4. Ccr 检测

泌尿系统结核患者出现肾功能损害时血中肌酐含量增高,虽然血 Ccr 和 BUN 对肾脏疾病诊断有一定帮助,但只有在肾脏病变较为严重(GFR 下降至正常的50%以下)时才会升高。由于肌酐摄入及生成量较稳定,故测定血清 Ccr 较 BUN

浓度更能准确反映肾小球的功能。

5. 内生肌酐清除率

泌尿系统结核患者的肾功能可能会受到严重损害,甚至出现尿毒症危及生命,内生肌酐清除率是一个反映肾功能损伤的较早指标。其水平降低可反映肾小球的早期损害,并可根据降低的程度来判断肾小球滤过功能的损伤程度,其水平在 $51\sim75$ ml/(min・1.73 mm^2)时为轻度损伤;$31\sim51$ ml/(min・1.73 mm^2)时为中度损伤;小于 30 ml/(min・1.73 mm^2)时为重度损伤,其水平小于 40 ml/(min・1.73 mm^2)时应限制蛋白质摄入,低于 30 ml/(min・1.73 mm^2)时噻嗪类利尿剂治疗往往无效;一般以小于 10 ml/(min・1.73 mm^2)作为进行人工肾透析治疗指征。

6. 尿液普通培养

诊断肾结核的重要线索为慢性膀胱炎症状,即逐渐加重的尿频尿痛或伴有血尿的表现,见到患者只有膀胱刺激症状而无结核中毒症状,不能说认为是泌尿系感染而轻率否定了肾结核。除肾结核外,引起膀胱炎症状的另一类疾病常为泌尿系的非特异性感染。泌尿系的非特异性感染患者做尿培养时,可培养出大肠埃希菌及其他化脓性球菌,如无细菌生长,则结核的可能性大,但培养出普通细菌并不能否定结核,因为有 $20\%\sim60\%$ 的肾结核可合并感染。

7. 涂片法找结核分枝杆菌

泌尿系统结核时,结核杆菌可随尿液排出。结核分枝杆菌抗酸染色涂片镜检是结核病病原学诊断的直接提示,也是临床早期诊断、疗效判断、病情评估和流行病学监控的重要依据。一般认为尿液直接涂片查到抗酸杆菌有诊断价值。泌尿系结核始于肾脏,可蔓延至输尿管、膀胱及生殖系。

8. L 型结核杆菌检查

凡能破坏肽聚糖结构或抑制肽聚糖合成的因素都可以诱导细菌形成 L 型。L 型结核杆菌检查对诊断菌阴结核病有重要意义。临床上,细菌 L 型的主要意义在于细菌仍有致病性,而且是临床上感染漏诊的主要原因,细菌 L 型需在高渗和营养丰富的条件下才能生长,细菌 L 型生长缓慢,培养 $2\sim7$ 天才见生长,无阳性发现可报告无 L 型细菌生长,根据需要还可做结核分枝杆菌培养。

9. 结核分枝杆菌 DNA 检测

目前,临床标本结核分枝杆菌的 PCR 检测结果,在结核病的临床诊疗中,只能作为辅助参考,不能作为结核病诊断的主要指标,临床医师在参考结核分枝杆菌

PCR检查的同时,必须同时参照结核杆菌的、传统的微生物学检查(包括抗酸染色检查,特别是分枝杆菌培养检查)的结果并参考临床检查手段得到结果进行综合判断。

10. 噬菌体法检测结核分枝杆菌

方法是先以特异性噬菌体感染,裂解标本中的结核分枝杆菌,再用杀病毒剂消除所有未感染结核分枝杆菌的噬菌体,而结核分枝杆菌胞内的噬菌体继续扩增,进而裂解细胞,释放噬菌体。裂解释放的噬菌体感染即添加的敏感细胞,在其胞内扩增并裂解敏感细胞,敏感细胞菌苔上出现肉眼可见的噬菌斑。如待检标本不含结核杆菌,噬菌体被杀病毒剂完全清除,故无噬菌体感染敏感细胞,敏感细胞菌苔上无噬菌斑出现。

11. 结核菌素试验

结核菌素有两种,一种为旧结核菌素(OT),另一种为纯蛋白衍生物(PPD),结果为:① 阳性:注射部位硬结,红肿直径 $0.5\sim1.0$ cm,这表明机体曾感染过结核,出现超敏反应,但不表示正患结核病;② 强阳性:硬结直径超过 1.5 cm 以上,表明可能有活动性结核,应进一步检查;③ 阴性:注射部位有针眼大的红点或稍有红肿,硬结小于 0.5 cm,说明无结核感染。结核菌素试验主要用于测定人群中结核分枝杆菌的感染。需说明的是阴性反应并不能排除结核病,应考虑下列情况:① 结核杆菌感染初期,机体尚未建立抗结核免疫;② 老年人,整体免疫功能衰退;③ 严重结核病患者,如结核性胸膜炎,全身粟粒性结核,细胞免疫功能低下,结核杆菌感染较严重时,会增强抑制 T 细胞功能,使结核菌素试验受抑制,称为变态缺失;④ 结核病患者同时患有麻疹或使用免疫抑制剂者,免疫功能受抑,以上诸情况,结核菌素试验可呈阴性反应。

12. 抗 PPD - IgG 检测

正常人为阴性。检测患者血清中抗 PPD - IgG,可作为活动性结核分枝杆菌感染的快速诊断方法之一。结核分枝杆菌感染机体后,可刺激机体产生抗体。目前认为抗体在抗结核免疫方面无保护作用,但高滴度的抗 PPD 抗体对于结核分枝杆菌的感染,特别是肺外感染,或无法分离到结核分枝杆菌的患者,有一定的辅助诊断价值,但特异性和灵敏度均不高。一般来说,其阳性的价值相当于结核菌素试验,表明结核分枝杆菌感染,但不能据此诊断结核病。相反,抗体阴性的价值相对要高,可以用来除外结核病,但由于抗结核抗体存在很高的假阴性,其实际应用也受到抑制。

五、诊断和鉴别诊断

1. 诊断

诊断肾结核的重要线索为慢性膀胱炎,凡是原因不明的慢性膀胱炎,症状持续并逐渐加重,伴有终末血尿;青年男性患者有慢性膀胱炎,普通尿培养无细菌生长,经抗菌治疗无明显疗效;体检发现前列腺缩小、变硬,表面高低不平,附睾、精索硬结或输精管增粗,阴囊有慢性窦道者,均应考虑泌尿系统结核的可能,下列检查有助于诊断。

(1) 尿液检查:尿液涂片法找结核分枝杆菌或尿液结核杆菌培养对诊断肾结核有决定意义。

(2) 泌尿系 X 线平片检查:对肾结核诊断有意义的表现为肾脏输尿管钙化影,全肾广泛钙化可诊断为肾结核,局限的钙化灶与结石和肿瘤钙化相鉴别。肾结核后期肾轮廓可异常,皮质区可见钙化阴影。

(3) 静脉肾盂造影检查:早期为局部肾盏显影延迟,病变进一步发展,一个或多个肾盏边缘模糊不规则呈虫蚀状,输尿管变形有多处狭窄和扩大呈串珠状,形态不规则,肾皮质变薄,肾脏轮廓也扩大,肾显影延缓,输尿管可缩短、硬化,形态固定不变,也可钙化而呈不规则的条索状致密阴影,当病变波及整个肾脏时,肾组织已为坏死的干酪组织和空洞所替代,此时肾功能已完全丧失,表现为无功能肾,肾脏不显影,诊断不明时行逆行泌尿系造影。

(4) CT 或 MRI 检查:对于晚期肾结核可以清楚地显示扩大的肾盂肾盏,皮质空洞以及钙化,MRI 对于对侧肾积水的诊断有独到之处,对于晚期肾结核,IVP 显影不良时 CT 和 MRI 可以显示优势。

(5) 膀胱镜检查:早期典型病变为膀胱黏膜浅黄色的粟粒样结节,多数在输尿管口附近及三角区,较重者可见到黏膜充血、水肿和溃疡;溃疡处的肉芽组织易误诊为肿瘤,应取活组织进一步明确诊断。病侧输尿管口向外上方牵拉,回缩形成"高尔夫球洞"状改变,这是膀胱结核的另一典型表现,有时可见浑浊脓性尿液喷出,膀胱容量过小(<100 ml)或急性膀胱炎时,应避免膀胱镜检查。

2. 鉴别诊断

排尿刺激症状与血尿在很多泌尿系统疾病中都可以发生,特别要注意引起我们的是一些表现为尿频,尿急而久治不愈的慢性膀胱炎患者。

肾结核引起的排尿刺激症状一般长期存在,一般以尿频为最初症状,并且有进行性加重的特点,一般抗生素治疗无效。而非特异性膀胱炎多见于女性,病原体常为大肠杆菌,发病突然,开始即尿频、尿急、尿痛明显,经抗生素治疗后可以很快缓解,病程较短,但反复发作。

(孙前进　何浩明)

第二十四节　肾　癌

一、概述

肾癌占肾脏肿瘤的 80％左右,多发生于肾实质,少数发生与肾盂。由于肾癌的病理变化复杂,临床表现多样,早期诊断有一定困难,预后不良。

二、病因

肾癌的原因不明,其发病与吸烟,肥胖,长期血液透析,长期服用解热镇痛药物等有关;某些职业如石油,皮革,石棉等产业工人患病率高;少数肾癌与遗传因素有关,称为遗传性肾癌或家属性肾癌,占肾癌总数的 4％,非遗传因素引起的肾癌称为散发性肾癌。

三、临床表现

肿块,疼痛,血尿和发热是肾癌的主要表现。其中前三者被称为三联症,但当三者出现时,已不是早期症状。间歇性无痛肉眼血尿是常见症状,表明肿瘤已侵入到肾盏、肾盂,疼痛为腰部隐痛或者钝痛。主要是由于肿瘤生长牵拉肾脏包膜或者侵犯腰肌所引起。当肿瘤较大可在腹部或者腰部触及肿瘤。多数患者仅出现一项或两项症状。发热的原因一般为肾肿瘤产生的内生致热源所引起。除此之外,还有很多肾外表现,如:血压升高,血沉加快,贫血,肝功能异常,免疫系统改变,激素改变,尿多胺升高,血癌胚抗原升高,血钙升高,Hb 和 RBC 升高,男性精索静脉曲张等。另外,约有 10％患者会有转移症状,如病理骨折,咯血等。

四、检验诊断

1. 尿常规

40％～60％的肾癌患者出现血尿,可为肉眼血尿或镜下血尿,多数为无痛性血尿,尿内有时还带血丝,大多数病例血尿的出现是因为肿瘤侵入肾盂、肾盏而引起的,一般只见红细胞增多,蛋白与白细胞不多。但血尿的发生不是肾癌的早期症状,而是病变发展到晚期的症状。另外,尿常规完全正常,也不能除外肾脏肿瘤。

2. 血常规

血常规异常可表现为贫血,血红蛋白降低,约见于30％的病例,原因不明,贫血显著的病例,预后不良;红细胞计数增多,Hb增高,约见于5％的病例,系肿瘤产生促红细胞生成素导致,血红蛋白可高达200 g/L以上;另外,可出现类白血病反应,白细胞计数可达$(60\sim100)\times10^9$g/L,此时可有血小板增多。上述异常,在肿瘤切除后可恢复正常。

3. 血沉

肾癌患者往往血沉加快,这与贫血及发热有关,合并发热和血沉增快者预后差。

4. 肝功能

肾癌患者肝功能改变包括碱性磷酸酶升高、胆红素升高、血浆清蛋白以降低。

5. 血钙

肾癌患者能分泌一种溶骨因子,促使骨吸收,致血钙增高,肾癌切除后症状迅速解除,血钙亦恢复正常。

6. 血C反应蛋白(CRP)

肾癌患者出现急性反应物质的上升,主要是CRP的升高,多见于肿瘤发育迅速时,血清CRP测定结果阳性时对肾癌的诊断有一定帮助。

7. 凝血酶原时间(PT)

患者可出现凝血酶原时间延长。

8. 癌胚抗原(CEA)

正常人小于5 ng/ml,肾癌患者血清CEA的阳性率为56％,只可作为肾癌的一个辅助筛选指标。

9. 血清γ-烯醇酶

正常人为(3.1 ± 0.9)mg/ml,肾癌患者血清γ-烯醇酶阳性率为51％,Ⅲ期、Ⅳ

期肿瘤阳性率高于Ⅰ期、Ⅱ期,肿瘤切除后数值下降,转移复发者明显升高,此酶有助于诊断、分期及疗效的观察。

10. 血清 α_2-巨球蛋白

属于急性时相反应蛋白的一种,多见于肿瘤发育速度快的病例。

11. 血清结合珠蛋白

约 60% 的肾癌患者结合珠蛋白水平增高。

12. 血清铁蛋白

55% 左右肾癌患者血清中铁蛋白升高,且与临床分期呈正相关。

13. 血清铁

肾癌患者血清铁含量低于正常,可能与血中红细胞生成增加有关,可作为肾癌的肿瘤标记和术后随访指标之一。

14. 血清癌抗原(CA50)

CA50 是一种非特异性的光谱肿瘤标志物,肾癌患者可见 CA50 升高,但只能用于辅助诊断和监测肿瘤进展。

15. 血清肿瘤 M_2 型丙酮酸激酶(Tumour M_2-PK)

Tumour M_2-PK 很可能成为目前唯一可用于临床诊断肾癌的生化指标。就目前发现的所有肿瘤标志物来看 Tumour M_2-PK 的特异性是最高的,但是,对其特异性而言,Tumour M_2-PK 的灵敏度偏低,目前,研究还在进一步的深入,Tumour M_2-PK 将可能是一种非常有前途的肾癌肿瘤标志物。

五、诊断和鉴别诊断

1. 诊断

(1) 实验室诊断:主要针对肾外表现,但多为非特异性的。

(2) 影像学检查:X 线:KUB+IVU,只能显示肿瘤的间接征象,可以发现肾盂肾盏受压变形,但当肿瘤较小,对肾盏未造成压迫时,不能发现肿瘤;血管造影、肾动脉造影可以发现肿瘤,但临床已很少使用;腔静脉造影:可以发现肾静脉和腔静脉是否存在瘤栓,但临床也很少使用。

(3) 超声检查:可以早期发现肾肿瘤,并对肾癌与肾错构瘤具有鉴别意义。血管多普勒检查有助于肾静脉和腔静脉瘤栓的发现。

(4) CT 和 MRI:是临床常用的检查,不仅可以发现肿瘤,还可用于肿瘤分期,对诊断和治疗具有重要意义。

2. 鉴别诊断

（1）肾脏良性肿瘤：肾囊肿、肾血管平滑肌脂肪瘤、肾血管瘤，应用现代影像学技术多数可以鉴别；肾淋巴瘤、肾脏炎性假瘤、黄色肉芽肿肾盂肾炎，较难鉴别，必要时进行手术探查和肿瘤病理学检查。

（2）肾脏恶性疾病：肾盂癌，早期多有血尿，IVU 及 MRI、CTU 可见肾盂充盈缺损；Wilms 瘤为儿童常见的肾脏肿瘤。

（3）肾外肿瘤：有时，肾外肿瘤病因与肾脏位置紧密，容易与肾癌混淆，如肾上腺肿瘤、腹膜后肿瘤，仔细的阅片与影像学处理技术的应用，可以鉴别之。

（刘　成　刘　多）

第二十五节　肾母细胞瘤

一、概述

肾母细胞瘤又称为 Wilms 瘤，为小儿泌尿系统最常见的恶性肿瘤。

二、病因

肿瘤可能源于后肾胚基，肾母细胞增生复合体可能转化为肾母细胞瘤。妊娠 36 周以后仍有后肾胚基，如汇合，侵入肾脏并逐渐扩大，称为肾母细胞增生，可发展成为恶性肿瘤。目前，肾母细胞瘤与胚基-肾母细胞复合物之间的关系尚不十分清楚。

三、临床表现

腹部肿块或腹大为常见症状，多为无意中发现。肿瘤较小时，对患儿的营养发育及健康状态无影响。30％患儿有血尿，其中 10％～15％有肉眼血尿，部分患儿可有高血压，可能与肾血管受压缺血，肾素分泌增加或肿瘤细胞分泌肾素有关。此外，偶有低热及腹痛，但多不严重。

四、检验诊断

肾母细胞瘤是小儿常见的泌尿系统恶性肿瘤,有些患者以血尿为首发症状,血尿发生率约为 25％,部分患者可有血浆肾素活性及促红细胞生成素水平升高。分子遗传学研究已经确定存在多个肾母细胞瘤基因,涉及泌尿生殖系统发育中的多个基因及多次遗传改变。然而,肾母细胞瘤至今尚无满意的特异性标记物应用于临床,有待继续探索。

1. 尿常规

尿常规检查不少病例有血尿和蛋白尿,但尿中多不能找到癌细胞,血尿呈间歇性,可呈肉眼血尿,也可为镜下血尿,但血尿是晚期症状之一,提示预后不佳,可为成人患者的首发症状。

2. 血常规

一般会有轻度贫血,偶尔肿瘤自发性破裂或损伤后发生破裂,患儿出现急性贫血,但也有少数病例反而出现红细胞增多,这可能与红细胞生成素增高有关。

3. 血沉

患者 ESR 一般均较高,达 $15\sim90$ mm/h,特大的晚期肿瘤血沉(ESR)增快更显著,认为是预后不良的一个指标。

4. 乳酸脱氢酶(LDH)及其同工酶

患儿血清 LDH 增高,对于肾母细胞瘤患者 LDH 是目前常用于临床疗效监测的标记物。

5. 血清神经元特异性烯醇化酶(NSE)

可见 NSE 轻微升高,NSE 是一种神经元和神经内分泌细胞所特有的一种酸性蛋白酶,为小细胞肺癌(SCLC)最敏感,最特异的肿瘤标志物,肾母细胞瘤有升高,但不明显,可用于肾母细胞瘤的临床疗效监测。

6. 血浆肾素活性

部分患者可出现血浆肾素活性升高,有学者认为,这可能与瘤组织分泌肾素的生化功能有关,但也有血浆肾素活性不升高者。

7. 血清促红细胞生成素活性

可升高,并出现红细胞增多症。

8. 血清透明质酸

由于透明质酸刺激因子活性升高,引起患儿血中透明质酸值增加。

9. 肿瘤标志物

肾母细胞瘤至今尚无满意的特异性标志物应用于临床,近年来已确认肿瘤抑制基因 WT1 和 WT2 缺失与部分肾母细胞瘤的发生有关,还有待进一步的证实。

五、诊断和鉴别诊断

1. 诊断

B超,经静脉肾盂造影和 CT、MRI 检查为重要诊断手段,一般诊断并不困难。

2. 鉴别诊断

主要应与肾外伤血肿、肾囊肿、肾周围感染和其他腹膜肿块鉴别,可采用影像学检查以资鉴别。

(刘 成 刘 多)

第二十六节　膀　胱　肿　瘤

一、概述

膀胱肿瘤是泌尿系统最常见的肿瘤,绝大多数来自上皮组织。

二、病因

目前研究表明,膀胱癌的发生与致癌基因及抑癌基因表达异常有关。如 9 号染色体缺陷、Ha-ras 基因突变、P^{21} 和 P^{53} 异常有关。吸烟、从事接触致癌物质的职业、食品添加剂及药物等也与膀胱癌的发生有关,现已确认:1-萘胺、2-萘胺、联苯胺等可致膀胱癌的发生,体内色氨酸代谢异常与膀胱癌的发生具有相关性。而慢性膀胱炎症的长期慢性刺激可能会引起膀胱鳞癌的发生。

三、临床表现

血尿时膀胱癌的主要临床症状,85%～90%的患者有肉眼血尿病史,间歇性血尿比持续性血尿更常见。其次是尿频、尿急、和尿痛等膀胱刺激症状,此时多提示广泛原位癌或浸润癌可能,如有远处转移或输尿管梗阻,将出现骨痛或腰痛。

四、检验诊断

目前用于膀胱癌诊断,监测的传统手段是尿液分析、膀胱镜和尿细胞学检查。膀胱镜检查并做组织活检是膀胱肿瘤诊断的"金标准",但因是一种有创检查,患者依从性差。尿细胞学检查有较高的特异性,在不同的分级中检测阳性率为50%～90%,但敏感度低,低度表浅性的肿瘤往往为假阴性。膀胱癌生物学标记作为膀胱癌的早期诊断,监测以及预后评估的有效手段正受到越来越多的关注。

实验室尿检是诊断膀胱癌的重要线索,除了尿常规检查外,目前也有许多敏感,特异的标志物用于膀胱癌的检测,多个项目联合检测可以提高诊断膀胱癌的可靠性。由于实验室的相关项目均为无创伤检测,患者容易接受。

1. 尿常规

膀胱癌比较明显的早期症状是血尿,而且发生率很高。膀胱癌血尿,多为无痛性和间歇性,多数是全程血尿,膀胱癌开始时血尿并不严重,有时仅为镜下血尿,且间歇出现,如果尿沉渣中红细胞每个高倍视野中超过 5 个,应注意膀胱癌的可能。

2. 血常规

膀胱癌晚期肿瘤反复出血,可造成严重的贫血。

3. 肾功能

肾功能检验包括 BUN、Ccr、尿酸等。如肿瘤位于输尿管口造成梗阻时可出现患侧肾积水、患侧腰痛、肾肿胀,进而损伤肾功能。

4. 尿基质金属蛋白酶 2(MMP2)

正常人<10 IU/ml,MMP2 是一种细胞核有丝分裂期蛋白,正常人尿中含量很少,但膀胱癌上升显著,超过<10 IU/ml 为阳性,其检测膀胱癌的敏感性为70.5%,特异性为75.2%,在膀胱癌浸润时特异性可达100%,NMP22 可作为一种良好的诊断尿路移行细胞癌的肿瘤标志物,方法快,且患者无痛苦。且不受化疗、

肿瘤恶性程度及范围的影响,不受吸烟、种族、年龄及其他泌尿系统疾病如糖尿病、心血管疾病、自身免疫性疾病和肾功能不全等因素影响,血尿及卡介苗膀胱内灌注后的尿液均不影响检测结果。

5. 尿膀胱肿瘤抗原(BTA)

正常人为阴性。其测定原理是用人 IgG 包裹的胶粒与肿瘤抗原形成反应,通过特定试纸反映出来,非专业人员在 5 min 内可完成该试验,敏感性 77%,特异性为 95%。阳性率随肿瘤分级的增高而增加。

6. 尿 ABO(H)血型可以测定

正常人为阳性。正常尿路上皮富有 ABO(H)血型抗原,它不是肿瘤的抗原,而是一种组织抗原,在移行细胞癌患者中,这些物质的存在与否,对预后有意义,膀胱黏膜上皮表面的 ABO(H)抗原部分或完全丢失者,表示该肿瘤的恶性程度高并且易复发,预后差。保留 ABO(H)血型抗原者时则肿瘤不易出现浸润。

7. 尿 N-乙酰-β-D 氨基葡萄糖苷酶(NAG)

正常尿 NAG 活性呈偏态分布。NAG 在肾组织中含量很多,被列为肾特异性酶。近年来尿 NAG 活性测定发现,NAG 活性与膀胱肿瘤的病理分级有一定关系,8 例膀胱肿瘤 II 期患者均增高为正常上限的 2~5 倍。对膀胱癌组织内的 NAG 活性测定表明,其 NAG 含量大大升高,较正常组织高 8.5 倍,但是尿 NAG 升高并非是膀胱肿瘤的特异性表现,故应配合其他诊断方法,以提高诊断的准确性。

8. 尿纤维蛋白降解产物(FDP)

正常人为$(28\pm17)\mu g/L$,患者尿纤维蛋白降解产物和膀胱癌的活动度有关,但假阴性率达 23%,有报告一组 30 例尿细胞学检查阴性,尿纤维蛋白降解产物正常者,93%未发现膀胱肿瘤,两项检查阳性的患者,88%存在膀胱移行细胞癌。

9. 尿端粒酶活性

正常人为阴性。膀胱癌患者会出现端粒酶活性升高。尿端粒酶活性检测不仅为膀胱癌的早期诊断和复发提供了一种无损伤高敏感的手段,尤其是对恶性程度不高的膀胱癌的诊断比细胞学检查具有更敏感及更客观的优势。

10. 尿 Survivin 蛋白

应用反转录-PCR(RT-PCR)方法半定量测定 Survivin mRNA:正常人为阴性,Survivin 蛋白存在于人的各种胚胎组织中,在正常成人已分化完全的组织中都不表达,而当细胞发生转化或者细胞恶变时又重新获得表达且在绝大多数人类肿瘤细胞中都高表达。有研究发现,检测尿 Survivin 诊断膀胱癌的敏感性可达

100％,特异性为 95％,且尿中 Survivin 水平与肿瘤的分级正相关,其敏感性高于尿脱落细胞学,在各个级别的膀胱癌中尿 Survivin 蛋白敏感性均高于尿脱落细胞学,特别是在低级别的肿瘤中也保持较高的敏感性。

五、诊断和鉴别诊断

1. 诊断

通过病史及临床表现,可以作出初步诊断,大多数患者没有明显的体征,部分晚期患者可以通过双合诊于下腹部触及膀胱肿物。盆腔和淋巴结转移时,也可有双下肢的淋巴性水肿,尿液细胞学检查简单,患者易于接受,常用于膀胱癌的筛查,但假阴性率较高。其检出率与尿液的收集方法、肿瘤大小和分级等有关。超声、经静脉肾盂膀胱造影,CT、MRI 等影像学检查手段有助于膀胱癌的诊断。膀胱镜检查不仅可以用于膀胱肿瘤的诊断,而且可以通过活检的手段,达到病理确诊的目的。

2. 鉴别诊断

膀胱肿瘤的鉴别诊断主要是血尿的鉴别,临床上能够引起血尿的疾病很多,可大体分为如下几类:

(1) 泌尿系统和男性生殖系统肿瘤:肾癌、肾盂肿瘤、输尿管肿瘤、尿道肿瘤、前列腺癌、良性前列腺增生等。

(2) 膀胱炎症性疾病:非特异性膀胱炎、膀胱结核肉芽肿、腺性膀胱炎、放射性膀胱炎、膀胱血吸虫病。

(3) 尿石症:肾盂结石、输尿管结石、膀胱结石等。

(4) 临近器官肿瘤浸润:子宫、阴道、卵巢、直肠、乙状结肠。

(5) 内科疾病:肾炎,出血性疾病。

(6) 其他:如服用保泰松,磺胺类药物等。

(何浩明　刘忠伦)

第二十七节　肾盂肿瘤

一、概述

肾盂肿瘤约占上皮肿瘤 5％,其中 90％以上为移行上皮肿瘤。

二、病因

病因不明。有研究认为与病毒、环境因素包括咖啡、烟草、染料以及制革工业中使用的有机溶剂等化学物质有关。

三、临床表现

肉眼血尿是常见的初始症状,其特点是间歇性,无痛性全程肉眼血尿、血块、肿瘤组织通过输尿管或肿瘤侵及腹膜后组织时可引起肾绞痛。

四、检验诊断

肾盂肿瘤实验室诊断主要包括血液和尿液常规检查和肿瘤标志物测定,用于疾病诊断和病情检测。

1. 尿常规

肾盂肿瘤最常见的临床症状是血尿,发生率为 75%。实验室检查尿常规可见肉眼血尿或镜下血尿,镜下血尿常见于早期或分化良好的肿瘤,镜检尿沉渣除可见红细胞外,若患者伴有尿路感染可出现脓尿、细菌尿,镜下看到白细胞或细菌。有时在尿沉渣中可查获异形细胞,据此可诊断肾盂肿瘤,但阳性率较低,输尿管导管引流发现肿瘤细胞可以更正确地诊断肾盂输尿管癌,为提高阳性率还可应用等渗生理盐水冲洗,甚至刷取活检,提高诊断的阳性率。

2. 血钙

患者在进行性癌肿病例中发现有高血钙症出现。

3. 血癌胚抗原(CEA)

患者血清 CEA 水平升高,但只作为初筛指标,特异性不佳。

4. 人绒毛膜性腺刺激素(HCG)

正常参考值:男性$<51\ IU/L$,未妊娠妇女$<71\ IU/L$,妊娠妇女$>50\ IU/L$(不同孕周和不同年龄孕妇含量不同)。肾盂肿瘤患者血清 HCG 水平可显著升高。

五、诊断和鉴别诊断

1. 诊断

症状体征通常不明显,尿脱落细胞学检查以及刷洗活检可以发现癌细胞。IVU 结合进行肾盂造影对肾盂肿瘤的诊断准确率可达 80%,其典型表现为充盈缺损。肾动脉造影一般不使用,假阳性率达 40% 以上。B 超、CT、和 MRI 检查有重要价值。其中 CT 检查对肾盂肿瘤诊断的准确率可达 90% 以上,对临床分期及手术方案的制订有意义,应用内镜检查(输尿管镜)可以直接看到肿瘤。

2. 鉴别诊断

(1) 肾肿瘤:当肾肿瘤侵及肾盂时,比较不容易鉴别,选择性肾动脉造影可以获得较为准确的诊断,肾细胞癌表现为肿瘤阴影增强和典型的肿瘤血管糊,而肾盂癌则缺乏典型的肿瘤血管形态。

(2) 结石:肾盂内阴性结石所致的充盈缺损有时与肾盂癌类似,B 超和 CT 检查可资鉴别。

(3) 肾盂内血块:有时肾盂内出血,会使肾盂内出现血块。患者有血尿病史,IVU 显示肾盂内充盈缺损,容易与肾盂癌混淆。动态 B 超检查和 CT 增强扫描可以鉴别。

(刘　成　孙　健)

第二十八节　输尿管癌

一、概述

输尿管上皮肿瘤包括上皮性乳头状瘤、移行细胞瘤、乳头状癌、浸润性癌、鳞状上皮癌、腺癌及未分化癌等。其中移行细胞癌最多见,占输尿管肿瘤的 75%~90%。

二、病因

目前还不十分清楚,分子生物学的研究显示可能与癌基因和抑癌基因的功能异常有关,也有研究认为:原发性输尿管癌可能与外源性致癌物质刺激有关,这些物质可能是苯胺、联苯胺、2-萘胺等。内源性致癌物质如色氨酸代谢的产物也可诱导输尿管癌的发生。而局部刺激如反复的炎症也可能引起局部的癌变。

三、临床表现

1. 血尿

血尿是最常见的症状,多为肉眼血尿,可出现条索状血块。

2. 疼痛

20%～50%的患者可能出现腰痛,多为钝痛,血块阻塞可引起输尿管痉挛,发生绞痛。

3. 感染症状

肿瘤出血,可能会引起尿路感染。

4. 腹部肿块

腹部出现可疑的肿块。

四、检验诊断

1. 尿常规

可见肉眼血尿或镜下血尿,伴尿路感染可出现脓尿、细菌尿,有时在尿沉渣中可查获异形细胞,为了准确诊断,可刷取活检,以提高阳性率。

2. 血钙测定

患者可出现高钙血症。

3. 血清 CEA 检测

患者 CEA 水平升高,但只能作为初筛指标,特异性不变。

4. 血清 HCG

患者 HCG 水平升高。

五、诊断和鉴别诊断

1. 诊断

依据症状和体征常不明显,可行如下检查:尿脱落细胞检查和逆行刷洗活检直接发现癌细胞;内镜检查:因泌尿上皮肿瘤有多中心发生的特点,输尿管肿瘤有时可能同时发生膀胱肿瘤,所以应使用膀胱镜检查以便对膀胱进行观察,输尿管镜可以直接看到肿瘤。肾盂输尿管造影,包括经静脉造影和逆行造影,可见输尿管阻塞,有时可见充盈缺损征象,B超、CT 和 MRI 检查具有重要价值,其中 CT 检查除可用于诊断外,还可判断肿瘤浸润范围。

2. 鉴别诊断

(1) 结石:输尿管肿瘤有时须与 X 线不显影的阴性结石相鉴别,目前,CT 和超声检查均有鉴别意义。

(2) 输尿管息肉:输尿管息肉有时在影响学上很难与输尿管肿瘤相鉴别。一般来说,输尿管息肉属良性疾病,息肉表面光滑。输尿管镜下活检是最重要的鉴别方法。

(3) 血块:与肾盂肿瘤相似,输尿管的血块有时须与输尿管肿瘤相鉴别。其主要鉴别手段同肾盂肿瘤。

(李兰亚　何浩明)

第二十九节　睾 丸 癌

一、概述

睾丸肿瘤比较少见,仅占全身恶性肿瘤的 1%,是 20～40 岁男性最常见的实体肿瘤。

二、病因

睾丸肿瘤的病因尚不十分清楚,有研究证实睾丸肿瘤的发生可能与睾丸外伤、内分泌障碍、遗传等因素有关,但尚缺乏足够的证据,目前认为,隐睾是引起睾丸肿瘤的危险因素。3%～8% 的睾丸肿瘤发生与隐睾。隐睾恶变率比正常睾丸高15～40 倍。隐睾恶变的原因可能是由于睾丸生殖细胞异常,局部温度升高,内分泌功能失调和性腺发育不全。染色体畸变对肿瘤的发生亦有较大的作用,12 号染色体畸变在睾丸生殖细胞肿瘤中被认为是最具有特异性的变化。

三、临床表现

患者多为无意中发现阴囊肿块或者一侧睾丸增大,约 10% 的患者无疼痛,少数患者发现萎缩小睾丸逐渐增大或者隐睾患者出现腹部肿块。男性不育患者和男性乳房发育者应注意是否为睾丸肿瘤引起,约 5% 的睾丸肿瘤患者的最初症状为肿瘤转移。

四、检验诊断

睾丸癌肿瘤标志物是目前实验室诊断睾丸癌最常用的有效指标,并且可用于辅助睾丸癌的分类。另外,染色体、癌基因及其编码蛋白的检查也可用来诊断睾丸癌,可判断睾丸癌的恶性程度及预后情况。

1. 尿常规

睾丸癌尿常规基本正常,但伴感染时可见尿常规异常。

2. 血清 HCG

HCG 是一种多肽糖蛋白,正常男性血清中含量 <51 U/ml,所有绒毛膜上皮癌和 40%~60% 的胚胎癌患者 HCG 阳性,5%~10% 的纯精原细胞瘤 HCG 阳性。

3. AFP

AFP 是一种单链糖蛋白,正常人血清中含量小于 20 ng/ml,睾丸肿瘤中全部卵黄囊瘤,50%~70% 的胚胎癌,畸胎癌有升高;绒毛膜上皮癌和纯精原细胞瘤不升高。

4. LDH

LDH 有 5 种同工酶,睾丸癌时常增高,任何一种升高都有意义,并与肿瘤大小有关,可供临床分期参考。一般 Ⅰ 期患者 LDH 升高的占 8%,Ⅱ 期患者 32% 升高,Ⅲ 期患者 81% 可见升高,LDH 也可以用来提示预后,如 Ⅰ 期、Ⅱ 期患者在治疗前 LDH 已升高,治疗后复发率可达 77%,若治疗前 LDH 正常,则复发率只有 40%。此外,晚期精原细胞瘤 LDH 多数升高,所以也可用于部分晚期肿瘤的监视。但 LDH 广泛存在于不同组织的细胞中,特异性低,易出现假阳性。

5. 胎盘碱性磷酸酶

进展期中的精原细胞瘤升高可达 36%~100%,而非精原细胞瘤只有 10%~

60％升高,故有人认为纯精原细胞瘤能分泌此酶,此外,胎盘碱性磷酸酶可作为精原细胞瘤的分期参考,需注意的是:吸烟人群,由于香烟刺激肺组织,56％的人会有升高,因此有吸烟史者应注意假阳性结果。

6.染色体、癌基因及其编码蛋白

在睾丸癌染色体核型分析中,常发现12号染色体有畸变,且非精原细胞瘤的发生率高于精原细胞瘤,故可作为标记染色体,用于诊断和预后判断。

五、诊断和鉴别诊断

1. 诊断

(1)病史和体征:若睾丸增大或有肿块,质地较硬,用手托起有沉重感应高度怀疑为睾丸肿瘤。

(2)肿瘤标志物:HCG、AFP、LDH 等检测。

(3)影像学检查:包括 B 超、CT、MRI 检查可以诊断。

2. 鉴别诊断

(1)睾丸附睾炎:往往有急慢性炎症的表现,睾丸附睾往往有触痛,超声检查可资鉴别。

(2)睾丸血肿:有外伤史,超声可以确诊,有时应注意,平时未予注意的睾丸肿瘤容易在外伤时破裂。

(3)睾丸扭转:有突发睾丸疼痛,B 超检查可以显示睾丸无血供。

(4)鞘膜积液:透光实验和 B 超检查具有鉴别诊断价值。

(刘 成 刘 多)

参 考 文 献

［1］ 陶志华,张奕雄.泌尿系统疾病的检验诊断［M］.北京：人民卫生出版社,2007.

［2］ 柏树令,应大君.系统解剖学(11 版)［M］.北京：人民卫生出版社,2013：128－145.

［3］ 陆再英,钟南山.内科学(7 版)［M］.北京：人民卫生出版社,2012：5－150.

［4］ 丁振若,于文彬.实用检验医学手册(2 版)［M］.北京：人民军医出版社,2008：294－312.

［5］ 何浩明,姜建平,秦建萍.现代检验医学与临床［M］.上海：同济大学出版社,2001.

［6］ 丁振若,于文彬,苏明权,等.实用检验医学手册［M］.北京：人民军医出版社,2008.

［7］ 尹伯元,李龙,顾文涛.临床特种检验医学［M］.天津：天津科学技术出版社,2004.

中英文名词对照

α₁-微球蛋白 $\alpha 1$ – microspheres，α_1 – m

β₂-微球蛋白 β_2 – microspheres，β_2 – M

B 淋巴细胞   B lymphocyte

DNA 指纹图谱分析   DNA fingerprint analysis

Fanconi 综合征   Fanconi syndrome

IgA 肾病   IgA nephropaphy

N-乙酰-β-葡萄糖苷酶   N – acetyl – β – glucosidase，NAG

Tamm-Horsfall 蛋白   anti-Tamm-horsfall protein，THP

T 淋巴细胞   T lymphocyte

A

艾滋病   acquired immure deficiency syndrome，AIDS

B

补体   complement，C

被动血凝试验   passive hemagglutination assay，PHA

D

单克隆抗体诊断技术   monoclonal antibody diagnostic technique

对流免疫电泳   conterimmunoelectrophoresis，CIEP

动脉数字减影血管造影   intraarterial digital subtraction angiography，IADSA

E

二氧化碳结合力   carbon dioxide binding capacity，CO_2CP

F

反向被动血凝试验   reversed passive hemagglutination assay，RPHA

放射免疫分析技术   radioimmunoassay technique，RIA

分子生物学技术   molecular biology technology

酚红排泌试验   phenolsulfonphthalein excretion test

G

睾丸癌	testicular cancer
胱抑素 C	cystatin C
谷氨酰转换酶	glutamyl transferase，GT

H

化学发光免疫分析技术	chemiluminescence immunoassay，ECLIA
红细胞免疫功能	red blood cell immune function
火箭免疫分析技术	rocket immunoassay technique，RIT

J

间接血凝抑制试验	indirect hemagglutination inhibition assay，IHIA
间接免疫荧光	indirectimmunofluorescence，IIF
间接血凝试验	iIndirect hemagglutination assay，IHA
碱性磷酸酶	alkaline phosphatase，AKP
碱性磷酸酶同工酶	alkaline phosphatase isoenzymes，API
急性肾小管坏死	acute tubular necrosis，ATN
急性肾小球肾炎	acute glomerulonephritis
急进性肾小球肾炎	acute nephritis
急性间质性肾炎	acute interstitial nephritis，AIN
急性肾衰竭	acute renal failure，ARF
静脉尿路造影	intravenous urography，IVU
静脉数字减影血管造影	intravenous digital subtraction angiography，IVDSA
聚合酶链反应	polymerase chain reaction，PCR

K

抗肾抗体	anti-kidney antibody，ARA
抗集合管细胞抗体	anti-collector cell antibody
抗中性粒细胞胞浆抗体	anti-neutrophil cytoplasmic antibody，ANCA

L

亮氨酸氨基肽酶	leucine aminopeptidase，LAP
淋巴毒素	lymphotoxin，LT

M

酶标记对流免疫疫电泳	enzyme-linked antigen counter immuno electrophoresis，ELACIE
酶联免疫分析技术	enzyme-linked immunosorbent assay，ELISA
免疫放射分析	immunoradiometric assay，IRMA

免疫球蛋白	imunoglobulin, Ig
慢性肾小球肾炎	chronic glomerulonephritis
慢性间质性肾炎	chronic interstitial nephritis, CIN
慢性肾衰竭	chronic renal failure, CRF
泌尿系统细菌感染	bacterial infection of urinary system
泌尿系统真菌感染	fungal infection of urinary system
泌尿系统结石	urolithiasis
泌尿系统结核	urinaty tuberculosis

N

内生肌酐清除率	endogenous creatinine clearance rate, ECCR, 简称 Ccr
尿素清除率	urea clearance rate, UCR
尿蛋白盘状电泳	urine protein plate electrophoresis
尿微量白蛋白	urine microalbumin, UM
尿Ⅳ型胶原	urine Ⅳ type collagen

Q

琼脂免疫扩散	agar immunodiflusion, AI
前列腺特异性抗原	prostate specific antigen, PSA
前列腺炎	prostatitis
前列腺增生	prostatic hyperplasia
前列腺癌	prostatic cancer

R

人类免疫缺陷病毒	human immunodeficiency virus, HIV
乳酸脱氢酶	lactate dehydrogenase, LDH

S

肾小球滤过率	glomerular foltration rate, GFR
肾小球基底膜	glomerular basement membrance, GBM
肾脏稀释与浓缩功能	kidney dilution and concentration function
肾小管性酸中毒试验	renal tubular acidosis test
肾小管最大重吸收及排泌能力测定	maximum reabsorption and excretory capacity of renal tubules
肾小管基底膜	renal tubular basement membrance, TBM
肾脏消除率	renal clearance rate, RCR
肾脏超声检查	renal ultrasonography
肾脏核素检查	renal radionuclide examination
肾活检	renal biopsy, RB
肾病综合征	nephrotic syndrome

肾小管酸中毒	renal tubular acidosis
肾动脉狭窄	renal artery thrombosis and thrombosis
肾动脉栓塞和血栓形成	renal artery thrombosis and thrombosis
肾静脉血栓形成	renal vein thrombosis
肾癌	renal carcinoma
肾母细胞瘤	renal cell carcinoma
渗透压	osmotic
视黄醇结合蛋白	retinal binding protein，RBP
输尿管癌	ureteral carcinoma
双向酶标记对流免疫电泳	two-direction enzyme-linked antigen counter immuno electrophoresis，TD - ELACIE

T

吞噬细胞功能	phagocytic function

X

细胞免疫	cellular immunity
细胞因子	cytokine
选择性蛋白尿	selective proteinuria，SP
纤维蛋白肽 A	fibrinopepide-A，FPA
纤维蛋白原降解产物	Fibrinogen degradation product，FDP
小动脉性肾硬化征	arteriolar sclerosing syndrome
血肌肝	serum creatinine，Scr
血清尿素氮	blood urea nitrogen，BUN
血气分析	blood gas analysis
循环免疫复合物	circular immune complex，CIC

Y

隐匿性肾小球肾炎	latent glomerulonephritis

Z

自然杀伤细胞	natural killer cell，NK
植物血凝素	phytohaemagglutinin，PHA
肿瘤坏死因子	tumor necrosis factor，TNF